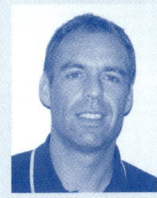

Thilo O. Kromer

- Geboren am 17.04.1967 in Sindelfingen
- Physiotherapeut seit 1993
- Weiterbildungen in verschiedenen manuellen Techniken, PNF, E-Technik, Sportphysiotherapie, ML/KPE, MAT u.a.
- Mehrjährige Erfahrung in der Betreuung und Rehabilitation von Freizeit- und Berufssportlern aus den Bereichen Tennis, Leichtathletik, Judo, Fußball, Squash und Handball
- 1995–2000 Leitung eines EAP-Zentrums
- 1996–1999 Lehrerausbildung an der deutschen und niederländischen Akademie für Orthopädische Medizin Cyriax
- Seit 2000 freiberuflich tätig, seit 2002 in der eigenen Physiotherapiepraxis mit den Schwerpunkten »orthopädische, posttraumatische und postoperative Rehabilitation«

Das Ellenbogengelenk
Grundlagen, Diagnostik,
physiotherapeutische Behandlung

Springer
*Berlin
Heidelberg
New York
Hongkong
London
Mailand
Paris
Tokio*

Thilo O. Kromer

Das Ellenbogengelenk

Grundlagen, Diagnostik,
physiotherapeutische Behandlung

Mit 172 Abbildungen und 10 Tabellen

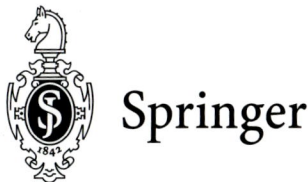

Autor:
Thilo O. Kromer
Ebersberger Straße 3
85570 Markt Schwaben
E-Mail: tokromer@t-online.de

ISBN 3-540-44021-6   Springer-Verlag Berlin Heidelberg New York

Bibliografische Information Der Deutschen Bibliothek
Die Deutsche Bibliothek verzeichnet diese Publikation in der Deutschen Nationalbibliografie; detaillierte bibliografische Daten sind im Internet über <http://dnb.ddb.de> abrufbar

Dieses Werk ist urheberrechtlich geschützt. Die dadurch begründeten Rechte, insbesondere die der Übersetzung, des Nachdrucks, des Vortrags, der Entnahme von Abbildungen und Tabellen, der Funksendung, der Mikroverfilmung oder der Vervielfältigung auf anderen Wegen und der Speicherung in Datenverarbeitungsanlagen, bleiben, auch bei nur auszugsweiser Verwertung, vorbehalten. Eine Vervielfältigung dieses Werkes oder von Teilen dieses Werkes ist auch im Einzelfall nur in den Grenzen der gesetzlichen Bestimmungen des Urheberrechtsgesetzes der Bundesrepublik Deutschland vom 9. September 1965 in der jeweils geltenden Fassung zulässig. Sie ist grundsätzlich vergütungspflichtig. Zuwiderhandlungen unterliegen den Strafbestimmungen des Urheberrechtsgesetzes.

Springer-Verlag ist ein Unternehmen von Springer Science+Business Media

springer.de

© Springer-Verlag Berlin Heidelberg 2004
Printed in Germany

Die Wiedergabe von Gebrauchsnamen, Handelsnamen, Warenbezeichnungen usw. in diesem Werk berechtigt auch ohne besondere Kennzeichnung nicht zu der Annahme, daß solche Namen im Sinne der Warenzeichen- und Markenschutzgesetzgebung als frei zu betrachten wären und daher von jedermann benutzt werden dürften.

Produkthaftung: Für Angaben über Dosierungsanweisungen und Applikationsformen kann vom Verlag keine Gewähr übernommen werden. Derartige Angaben müssen vom jeweiligen Anwender im Einzelfall anhand anderer Literaturstellen auf ihre Richtigkeit überprüft werden.

Planung: Marga Botsch, Heidelberg
Desk Editing: Claudia Bauer, Heidelberg
Lektorat: Susanne Reimann, Lübeck
Herstellung: PRO EDIT GmbH, Heidelberg
Zeichnungen: BITmap, Mannheim
Umschlaggestaltung: deblik, Berlin
Satz und Repro: AM-productions GmbH, Wiesloch
Gedruckt auf säurefreiem Papier   22/3160/So – 5 4 3 2 1 0

Vorwort

Für fast jedes Gelenk gibt es Untersuchungsschemata und Behandlungsprotokolle. Man kann sich inzwischen in der Literatur mühelos umfangreiche Informationen darüber beschaffen. Leider wird jedoch das Ellenbogengelenk in vielen Fällen nur in einem Unterkapitel abgehandelt. Die Inhalte beschränken sich auf wenige Untersuchungs- und Mobilisationstechniken, wobei fast nie eindeutige Indikationen für diese Behandlungstechniken angegeben werden. Wichtige Informationen zu möglichen Pathologien, klinischen Bildern, spezifischen Tests und den daraus resultierenden Behandlungsansätzen werden eher selten angeboten. All das hat mich motiviert, dieses Buch über die Grundlagen, die Diagnostik und die physiotherapeutische Behandlung des Ellenbogengelenkes zu schreiben.

Ziel war es einerseits, bekannte Fakten zusammenzufassen, andererseits aber auch, aktuelle wissenschaftliche Erkenntnisse einfließen zu lassen und ihre mögliche Konsequenz für die Praxis darzustellen. Somit erhält der Leser einen aktuellen und umfangreichen Überblick über die theoretischen Grundlagen und viele Anregungen für die praktische Arbeit am Patienten.

Es ist sicherlich sinnvoll, Behandlungen auf
- den Grundlagen der Anatomie und Biomechanik,
- dem Wissen über Entzündungs- und Heilungsprozesse und
- den Fakten aus wissenschaftlichen Untersuchungen

aufzubauen, anstatt sich auf dogmatische Vorgaben zu verlassen. Selbstverständlich fließen auch die praktischen Erfahrungen aus dem Therapiealltag mit in die Diagnostik und die Behandlungsempfehlungen ein.

Die Grundlage für die Theorie und Praxis dieses Buches bildet die Orthopädische Medizin nach Dr. James Cyriax (1904–1985), die sich durch ihre Einfachheit und Logik in der konservativ-orthopädischen und sportmedizinischen Praxis täglich aufs Neue bewährt. Auch im Rahmen der Physiotherapie bildet sie eine wichtige Grundlage, und sie stellt auch hier immer wieder ihre Genialität unter Beweis.

Danksagung

Zunächst möchte ich mich bei Frau Botsch und Frau Bauer vom Springer Verlag für die Chance und die Unterstützung bei der Verwirklichung dieses Buches bedanken. Frau Reimann bin ich dankbar für die hervorragende Korrektur des Texts, wodurch nicht zuletzt ein übersichtliches und gut lesbares Buch entstanden ist. Auch für das Anfertigen der Zeichnungen und Bilder ein ganz großes Dankeschön an Frau Bittermann für die gute Arbeit. Natürlich bedanke ich mich auch bei den »Fotomodellen« Marcus, Tim und Ansgar für ihr Engagement und ihre Geduld und bei meinen Patienten, ohne die das Ganze nicht möglich gewesen wäre.

Ein ganz herzliches Dankeschön gilt meinem Lehrer Rene de Bruijn, der mir den »Spirit« der Orthopädischen Medizin nach J. Cyriax in Unterrichten, Diskussionen, langen Gesprächen und praktischen Demonstrationen an Patienten vermittelte. Niemand hätte das besser gekonnt. Seine Fähigkeit, sowohl enormes Hintergrundwissen als auch komplizierte Zusammenhänge genial einfach und praxisbezogen weiterzugeben und zu erklären wie auch bestehende Dogmen und Meinungen zu hinterfragen und an neueste Erkenntnisse anzupassen, haben mich beeindruckt, begeistert und meine Denken und Handeln als Physiotherapeut beeinflusst.

Nicht vergessen möchte ich Rutger der Kinderen und ihm für die freundschaftliche Unterstützung, die Motivation, und die gute Zusammenarbeit danken, sowie Jürgen Braun für seine langjährige Freundschaft und das sehr effektive Coaching, das meine Zweifel beseitigte, dieses Buch überhaupt zu schreiben.

Meinen großartigen Eltern bin ich für ihre Liebe und ihre tiefe Freundschaft besonders dankbar.

Thilo O. Kromer
Forsterm, im Dezember 2003

Inhaltsverzeichnis

1	Einleitung 1
1.1	Der Ellenbogen 2
1.2	Ursachen für Ellenbogenbeschwerden 2

2	Anatomie 5
2.1	Anatomie des Ellenbogengelenkes 6
2.1.1	Art. humeroulnaris 8
2.1.2	Art. humeroradialis 8
2.1.3	Art. radioulnaris proximalis 9
2.2	Anatomie des Kapsel-Band-Systems 10
2.2.1	Gelenkkapsel 10
2.2.2	Lig. collaterale mediale – LCM 11
2.2.3	Lateraler Bandkomplex – LBK 12
2.2.4	Bewegungsbegrenzende Strukturen 14
2.3	Anatomie der Muskulatur 15
2.3.1	Flexoren des Ellenbogens 15
2.3.2	Extensoren des Ellenbogens 16
2.3.3	Pronatoren des Unterarmes 17
2.3.4	Supinatoren des Unterarmes 17
3.5	Flexoren der Hand 18
2.3.6	Extensoren der Hand 18
2.4	Muskuläre Innervationsmuster im Sport 19
2.4.1	Wurf und Wurfbewegung 20
2.4.2	Aufschlag beim Tennis 25
2.4.3	Grundschläge im Tennis 26
2.4.4	Golfschwung 30
2.5	Anatomie des neuralen Systems 31
2.5.1	Plexus brachialis 31
2.5.2	Verlauf des N. radialis 33
2.5.3	Verlauf des N. ulnaris 33
2.5.4	Verlauf des N. medianus 35
2.6	Anatomie in vivo 35
2.6.1	Laterale Ansicht, knöcherne Referenzpunkte 35
2.6.2	Laterale Ansicht, Weichteilstrukturen 36
2.6.3	Mediale Ansicht, knöcherne Strukturen 37
2.6.4	Mediale Ansicht, Weichteilstrukturen 37
2.6.5	Ventrale Ansicht, Weichteilstrukturen 38
2.6.6	Dorsale Ansicht, knöcherne und Weichteilstrukturen 38

3	Biomechanik des Ellenbogengelenkes 41
3.1	Grundbegriffe 42
3.1.1	Anatomisch deskriptive Bewegung 42
3.1.2	Osteokinematik 42
3.1.3	Arthrokinematik 43
3.1.4	Rollbewegung und Translation 43
3.1.5	Rollen und Schub des konvexen Gelenkpartners gegenüber der Konkavität 43
3.1.6	Schwingen und Gleiten des konkaven Gelenkpartners gegenüber der Konvexität 44
3.1.7	Die Bewegung der axialen Rotation 45
3.1.8	Die Evolute 46
3.1.9	Die Zentrode 46
3.1.10	Physiologische Koppelung von Schwingen (Rollen) und Gleiten (Schub) 47
3.1.11	»Close packed position« oder verriegelte Stellung – CPP 48
3.1.12	»Loose packed position« oder (aktuelle) Ruhestellung – LPP 48
3.2	Bewegungen des Ellenbogengelenkes 48
3.2.1	Flexion im Ellenbogen 48
3.2.2	Extension im Ellenbogen 49

3.2.3	Pro- und Supination im proximalen Radioulnargelenk 49		5.2.5	Schmerzklassifizierung/ -charakteristik bei Sehnenaffektionen nach Nirschl (1992) 76
3.2.4	Kraftübertragung im Ellenbogengelenk 52		5.2.6	Lokalisation des Tennisellenbogens 78
3.3	Gelenksteuerung 53		5.2.7	Klinisches Bild 78
3.3.1	»Closed loop theory« 53		5.2.8	Differenzialdiagnosen zum klassischen Tennisellenbogen 79
3.3.2	»Open loop theory« 54		5.2.9	Lokale konservative Therapie der Epicondylitis lateralis 82
3.3.3	Stufen des Lernens 54		5.3	Epicondylitis medialis (Golferellenbogen) 85
3.3.4	Problemstellung 54		5.3.1	Definition 85
3.3.5	Rehabilitation der Propriozeption und neuromuskulären Kontrolle 55		5.3.2	Ätiologie 85
			5.3.3	Klinisches Bild 86
4	**Klinische Untersuchung und Diagnostik 57**		5.3.4	Differenzialdiagnosen zum klassischen Golferellenbogen 86
4.1	Allgemeines 58		5.3.5	Lokale konservative Therapie der Epicondylitis medialis 87
4.2	Hinweise zu den Testbewegungen der Basisuntersuchung 58		5.4	Weitere Überlastungssyndrome am Ellenbogen 89
4.2.1	Aktive Bewegungen 58		5.4.1	Affektionen des M. biceps brachii 89
4.2.2	Passive Bewegungen 58		5.4.2	Affektionen des M. brachialis 90
4.2.3	Isometrische Widerstandstests 60		5.4.3	Affektionen des M. triceps brachii 90
4.2.4	Provokationstests 60		5.4.4	Differenzialdiagnosen zu einer Affektion des M. triceps brachii am Olekranon 91
4.2.5	Unterscheidung zwischen lokalen Ellenbogenschmerzen – neuralen Strukturen 60			
4.3	Klinische Untersuchung 60		**6**	**Instabilitäten 93**
4.3.1	Anamnese 61		6.1	Grundlagen 94
4.3.2	Inspektion 63		6.1.1	Einteilung der Instabilitäten 94
4.3.3	Basisfunktionsprüfung 64		6.1.2	Mechanismen, die zu einer Instabilität führen können 95
4.3.4	Interpretation der Untersuchung 69		6.2	Mediale Instabilität 97
5	**Überlastungssyndrome 71**		6.2.1	Pathologie 97
5.1	Anatomie 72		6.2.2	Klinisches Bild der medialen Instabilität 98
5.1.1	Sehneninsertion 72			
5.1.2	Sehne 73		6.2.3	Differenzialdiagnosen zur medialen Instabilität 100
5.1.3	Muskel-Sehnen-Übergang – MSÜ 73		6.3	Posterolaterale Rotationsinstabilität (PRI) 100
5.2	Epicondylitis lateralis humeri (Tennisellenbogen) 74			
5.2.1	Definition 74		6.3.1	Pathologie 101
5.2.2	Geschichte der Epicondylitis radialis 75		6.3.2	Klinisches Bild 102
5.2.3	Ätiologie 75		6.3.3	Differenzialdiagnosen zur posterolateralen Instabilität 104
5.2.4	Stadieneinteilung der Sehnenschädigung 76			

7	**Bewegungseinschränkungen** 107	7.6.2	Translatorisches Testing und Mobilisation für das Art. humeroradialis 123
7.1	Allgemeines 109		
7.2	Ursachen für Bewegungseinschränkungen am Ellenbogen 109	7.6.3	Translatorisches Testing und Mobilisation für das Art. radioulnaris proximalis 124
7.2.1	Arthrose 109		
7.2.2	Kapsulitis 112		
7.2.3	Immobilisation 113	7.6.4	Tests und Mobilisationen unter neuraler Vorspannung 125
7.2.4	Frakturen 113		
7.2.5	Heterotope Ossifikation (HO) 113	7.7	Aktiv-funktionelle Mobilisation – AFM 125
7.2.6	Therapie bei Bewegungseinschränkungen am Ellenbogen 113	7.7.1	AFM der Flexion 126
7.3	Spezifische Untersuchung und Mobilisation der Ellenbogengelenke 114	7.7.2	AFM der Extension 126
		7.7.3	AFM der Pronation 126
		7.7.4	AFM der Supination 127
7.3.1	Artikuläre Einschränkung 114	7.8	Einklemmungssymptomatik am Ellenbogen 127
7.3.2	Muskuläre Einschränkung 114		
7.3.3	Neurale Einschränkung 114	7.8.1	Arthrose 127
7.4	Spezifische Gelenkuntersuchung und Mobilisation 115	7.8.2	Osteochondrosis dissecans – OD 128
		7.8.3	(Osteo-)Chondromatose 128
7.4.1	Überwiegend reflektorisch bedingte Einschränkungen 115	7.8.4	Idiopathisch 129
		7.8.5	Nach Frakturen 129
7.4.2	Überwiegend strukturell bedingte Einschränkungen 115	7.8.6	Hypertropher Corpus adiposum, hypertrophe Plica oder hypertrophe Kapselanteile 129
7.4.3	Allgemeine Wirkung und Ziel der Gelenkmobilisation 116		
		7.8.7	Therapie bei einer Einklemmungssymptomatik am Ellenbogen 129
7.4.4	Wirkung und Ziel der dynamisch-funktionellen Mobilisation – DFM 116		
		8	**Kompressionsphänomene** 133
7.4.5	Wirkung und Ziel der translatorischen Gelenkmobilisation 116	8.1	Allgemeine klinische Zeichen einer peripheren Nervenkompression 134
7.4.6	Wirkung und Ziel der aktiv-funktionellen Mobilisation – AFM 117	8.2	Kompressionsneuropathien im Verlauf des N. ulnaris 134
7.5	Dynamisch-funktionelle Mobilisationstechniken – DFM 117	8.2.1	Sensibles Versorgungsgebiet des N. ulnaris 134
7.5.1	DFM der Flexion 117	8.2.2	N.-ulnaris-versorgte Muskeln und deren Tests 134
7.5.2	DFM der Extension 118		
7.5.3	DFM der Supination 120	8.2.3	Kompression unter der Arkade von Struthers 136
7.5.4	DFM der Pronation 121		
7.6	Translatorische Untersuchung und Mobilisation 122	8.2.4	Kompression im Sulcus des N. ulnaris 137
7.6.1	Translatorisches Testing und Mobilisation für das Art. humeroulnaris 122	8.2.5	Kompression unter der Aponeurose des M. flexor carpi ulnaris 140

8.3	Kompressionsneuropathien im Verlauf des N. medianus 140	9.1.3	Physiotherapie und manuelle Therapie 149	
8.3.1	Sensibles Versorgungsgebiet des N. medianus 140	9.1.4	Orthesen 150	
		9.1.5	Immobilisationsfolgen 150	
8.3.2	N.-medianus-versorgte Muskeln und deren Tests 140	9.1.6	Wundheilungsphasen 151	
		9.1.7	Das Prinzip der kinetischen Kette 154	
8.3.3	Kompressionen 141	9.1.8	Das »Total Arm Strength Concept« 154	
A8.4	Kompressionsmöglichkeiten im Verlauf des N. radialis 143	9.2	Rehabilitation 155	
		9.2.1	Rehabilitation der Gelenksteuerung 155	
8.4.1	Sensibles Versorgungsgebiet des N. radialis 143	9.2.2	Rehabilitation der Kraft 160	
8.4.2	N.-radialis-versorgte Muskeln und deren Tests 143	9.3	Allgemeiner und spezifischer Rehabilitationsaufbau 163	
8.4.3	Kompression im Hiatus N. radialis 143	9.3.1	Allgemeiner Aufbau 164	
8.4.4	Kompression unter der Arkade von Frohse (Supinator-Syndrom) 144	9.3.2	Rehabilitation von Überlastungssyndromen (Schema) 164	
8.4.5	Kompression zwischen den zwei Köpfen des M. supinator 145	9.3.3	Rehabilitation bei Instabilitäten 165	
8.4.6	Weitere Kompressionsstellen 145	**10**	**Zitierte und weiterführende Literatur** 167	
8.5	Therapie der Kompressionssyndrome 145		Anatomie, Biomechanik, Gelenksteuerung 168	
9	**Behandlung und Rehabilitation** 147		Klinische Untersuchung 169	
			Überlastungssyndrome 169	
9.1	Allgemeine Prinzipien für die Rehabilitation des Ellenbogengelenkes 148		Instabilitäten 170	
			Bewegungseinschränkungen am Ellenbogen 171	
9.1.1	Ultraschall, Elektrotherapie, Lasertherapie und Stoßwellenbehandlung 148		Kompressionsneuropathien 172	
			Allgemeine Behandlungskriterien und Rehabilitation 172	
9.1.2	Nichtsteroidale Antiphlogistika (NSARs, NSAIDs) und lokale Kortisoninjektionen 148			

Einleitung

1.1 Der Ellenbogen – 2

1.2 Ursachen für Ellenbogenbeschwerden – 2

1.1 Der Ellenbogen

Ebenso häufig wie am Schulter- und Handgelenk treten orthopädische und traumatische Probleme im Bereich des Ellenbogengelenkes auf.

Da Ellenbogenpatienten mitunter schwer zu behandeln sind, stoßen Therapeuten in manchen Fällen an ihre Grenzen. Tatsächlich kann man sagen, dass der Ellenbogen sehr sensibel mit Schmerzen und/oder Bewegungseinschränkung auf ein »Zuviel« an Therapie reagiert oder auf zu wenige oder zu vorsichtige Therapie gar keine Reaktion zeigt. Die Anzahl der Untersuchungen und bekannten Fakten über die Diagnostik und Therapie des Ellenbogens, vor allem im Bereich der Physiotherapie, sind rar gesät, sodass nur wenig Literatur über dieses Thema zu finden ist.

Genau das hat mich motiviert, dieses Buch zu schreiben und die Grundlagen der Anatomie, der Biomechanik und vor allem die klinische Untersuchung und Diagnostik, welche die Basis für die daraus resultierende Therapie ist, zusammenzufassen. Ziel dieses Buches ist es nicht, fertige »Kochrezepte« anzubieten, sondern bestehende Fakten und Erkenntnisse darzustellen, mögliche Konsequenzen aufzuzeigen, Erfahrungen weiterzugeben, Anregungen und Ideen zu geben, aber auch Fragen aufzuwerfen.

Da einzelne Pathologien und die dazugehörigen klinischen Bilder wichtig sind, um diese im Alltag erkennen und diagnostizieren zu können, habe ich mich bemüht, die für den orthopädischen Bereich wichtigsten Krankheitsbilder mit ihren klinischen Bildern, speziellen Tests und Besonderheiten aufzuzeigen. Trotz einiger für das Verständnis notwendiger theoretischer Ausführungen steht der Bezug zur Praxis im Vordergrund.

1.2 Ursachen für Ellenbogenbeschwerden

Der Ellenbogen ist nach dem Schultergelenk das Gelenk, das am häufigsten luxiert, sodass das Thema **Instabilität** sicher keine unwichtige Rolle spielt.

Bedingt durch die Kongruenz der Gelenkflächen kann es schon bei geringen Gelenkaffektionen schnell zu einer relativ großen **Einschränkung der Beweglichkeit** kommen.

> **Tipp**
>
> Klagt ein Patient über Schmerzen im Bereich des Ellenbogens und deutet die Anamnese auf eine lokale Ursache hin, ist es sinnvoll, **direkt mit der Untersuchung des Ellenbogens zu beginnen**. Das bedeutet nicht, andere beeinflussende Faktoren aus anderen Regionen außer Acht zu lassen. Im Gegensatz zu Beschwerden im Bereich des Schultergelenks ist die Wahrscheinlichkeit, dass es sich bei lokalen Beschwerden im Bereich des Ellenbogens um übertragene Schmerzen (»referred pain«) handelt, jedoch eher als gering einzustufen.
>
> **Affektionen des Ellenbogengelenkes strahlen bis auf wenige Ausnahmen nicht nach proximal oder distal aus.** Besteht trotzdem Unsicherheit darüber, ob die Beschwerden tatsächlich direkt vom Ellenbogen kommen, muss auch proximal oder distal davon untersucht werden. Die Anamnese ist dabei in vielen Fällen die wichtigste Orientierungshilfe.

Trotz der häufig lokalen Ursache ist es oft nicht einfach, klinisch eine klare Diagnose zu stellen und die zur Entstehung dieser Beschwerden evtl. beitragenden Zusatzfaktoren zu identifizieren.

In ◘ Übersicht 1.1 sind die möglichen Ursachen für Beschwerden im Bereich des Ellenbogens zusammengefasst. Diese Aufstellung beinhaltet gleichzeitig die wichtigsten Pathologien, die in diesem Buch besprochen werden.

1.2 · Ursachen für Ellenbogenbeschwerden

Übersicht 1.1
Mögliche Ursachen für Beschwerden im Bereich des Ellenbogengelenkes

Mediale Schmerzursachen
- Epicondylitis medialis (Golferellenbogen)
- Affektionen des M. pronator teres
- Abrissfraktur des Epicondylus medialis
- Beginnende (traumatische) Kapsulitis
- Kompression des N. ulnaris
- Affektionen des Lig. collaterale mediale/mediale Instabilität
- »Referred Pain« aus der BWS oder der oberen Thoraxapertur (»Thoracic outlet«-Kompressionssyndrom)
- Frakturen

Laterale Schmerzursachen
- Epicondylitis lateralis (Tennisellenbogen)
- Abriss der Extensoren der Hand
- Affektionen des Lig. collaterale laterale/laterale Instabilität
- Osteochondrosis dissecans
- Corpus librum/Einklemmungssymptomatik
- Affektionen des Humeroradialgelenkes
- Kompression des N. radialis
- »Referred Pain« aus der HWS oder der Schulter
- Frakturen

Dorsale Schmerzursachen
- Affektionen des M. triceps brachii
- Bursitis olecrani
- Frakturen
- Einklemmungssymptomatik

Ventrale Schmerzursachen
- Affektionen des M. biceps brachii
- Affektionen des M. brachialis
- Kompression des N. medianus
- Corpus librum/Einklemmungssymptomatik

Anatomie

2.1 Anatomie des Ellenbogengelenkes – 6
2.1.1 Art. humeroulnaris – 8
2.1.2 Art. humeroradialis – 8
2.1.3 Art. radioulnaris proximalis – 9

2.2 Anatomie des Kapsel-Band-Systems – 10
2.2.1 Gelenkkapsel – 10
2.2.2 Lig. collaterale mediale – LCM – 11
2.2.3 Lateraler Bandkomplex – LBK – 12
2.2.4 Bewegungsbegrenzende Strukturen – 14

2.3 Anatomie der Muskulatur – 15
2.3.1 Flexoren des Ellenbogens – 15
2.3.2 Extensoren des Ellenbogens – 16
2.3.3 Pronatoren des Unterarmes – 17
2.3.4 Supinatoren des Unterarmes – 17
2.3.5 Flexoren der Hand – 18
2.3.6 Extensoren der Hand – 18

2.4 Muskuläre Innervationsmuster im Sport – 19
2.4.1 Wurf und Wurfbewegung – 20
2.4.2 Aufschlag beim Tennis – 25
2.4.3 Grundschläge im Tennis – 26
2.4.4 Golfschwung – 30

2.5 Anatomie des neuralen Systems – 31
2.5.1 Plexus brachialis – 31
2.5.2 Verlauf des N. radialis – 33
2.5.3 Verlauf des N. ulnaris – 33
2.5.4 Verlauf des N. medianus – 35

2.6 Anatomie in vivo – 35
2.6.1 Laterale Ansicht, knöcherne Referenzpunkte – 35
2.6.2 Laterale Ansicht, Weichteilstrukturen – 36
2.6.3 Mediale Ansicht, knöcherne Strukturen – 37
2.6.4 Mediale Ansicht, Weichteilstrukturen – 37
2.6.5 Ventrale Ansicht, Weichteilstrukturen – 38
2.6.6 Dorsale Ansicht, knöcherne und Weichteilstrukturen – 38

Die folgende Darstellung von Anatomie und Biomechanik des Ellenbogengelenkes bildet die Grundlage für die weiteren Kapitel dieses Buches.

Die spezifischen Kenntnisse über
- die **beschreibende und funktionelle Anatomie**,
- die **Anatomie in vivo**,
- die **Osteo- und Arthrokinematik** sowie
- **Grundlagen über spezifische muskuläre Aktivitätsmuster**

sind für den Therapeuten bei der Untersuchung, Interpretation, Diagnostik und Behandlung von Ellenbogenbeschwerden hilfreich und nahezu unerlässlich.

Die klinische Erfahrung bildet einen wesentlichen Bestandteil qualifizierter Arbeit, setzt jedoch voraus, dass diese Erfahrung auf der Grundlage fundierter theoretischer Vorkenntnisse durchgeführt wird, und dass sie in ein aussagefähiges Befund- und Arbeitssystem integriert werden kann. Nur so kann klinische Erfahrung verwertbar und wertvoll gemacht werden.

Die in der Physiotherapie häufig gebrauchte Methode »try and error« ist wenig effektiv und stellt den Therapeuten bei jedem Patienten erneut vor dieselben Probleme. Aus diesem Grund sind die Kapitel der Anatomie und Biomechanik für den Therapeuten grundlegend.

2.1 Anatomie des Ellenbogengelenkes

Der Ellenbogen (◘ Abb. 2.1) ist, anatomisch betrachtet, ein einfaches, mechanisch gesehen, ein zusammengesetztes Gelenk, bestehend aus dem
- Articulatio humeroulnaris,
- Articulatio humeroradialis,
- Articulatio radioulnaris proximalis.

Alle drei Gelenke liegen in **einer einzigen Gelenkkapsel** und ermöglichen die Flexion, die Extension und in Verbindung mit dem distalen Radioulnargelenk die Pro- und Supination des Unterarmes.

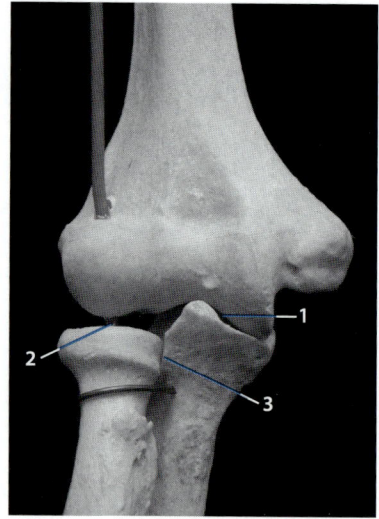

◘ Abb. 2.1 Das Ellenbogengelenk.
1 Articulatio humeroulnaris;
2 Articulatio humeroradialis;
3 Articulatio radioulnaris proximalis

Das **distale Humerusende** (◘ Abb. 2.2 a) wird von der **Trochlea humeri (1)** und dem **Capitulum humeri (2)** gebildet. Die Trochlea humeri artikuliert mit der Incisura ulnae, das Capitulum humeri artikuliert mit der Facies articularis radii.

In der Sagittalebene bildet die Ebene des distalen Humerusendes **mit der Diaphysenachse** einen Winkel von etwa 30–45 Grad und liegt somit komplett ventral dieser Achse (◘ Abb. 2.3).

Speziell für die Artikulation zwischen Trochlea humeri und Incisura ulnae, die ebenfalls um 30–45 Grad nach vorne und oben geneigt ist, hat diese Konstruktion den Vorteil, dass selbst bei maximaler Beugung immer noch Platz sowohl für den Processus coronoideus ulnae, das Caput radii als auch für die Muskulatur bleibt (◘ Abb. 2.4).

Durch die Tatsache, dass die Trochlea humeri medial einen größeren Durchmesser aufweist als lateral, bildet ihre Achse in der Frontalebene einen Winkel von ca. 5–8 Grad mit der Horizontalen (◘ Abb. 2.5).

2.1 · Anatomie des Ellenbogengelenkes

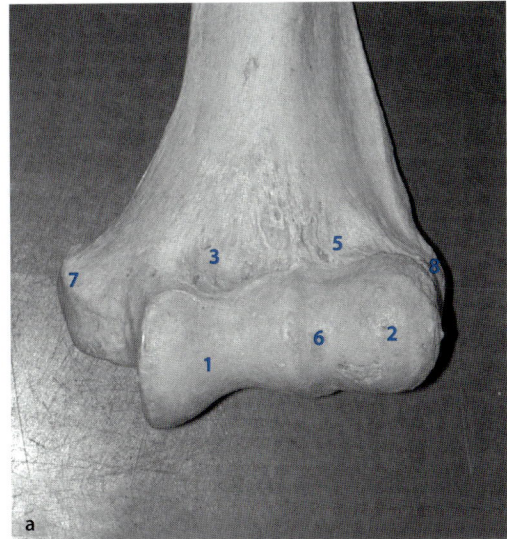

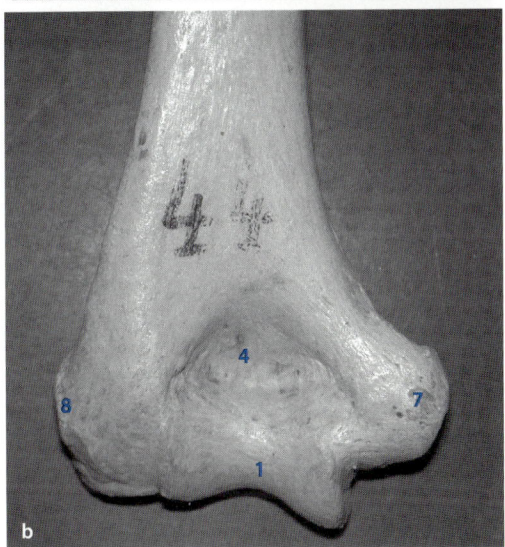

Abb 2.2 a,b. Das distale Humerusende von vorne (a) und hinten (b).
1 Trochlea humeri
2 Capitulum humeri
3 Fossa coronoideus ulnae
4 Fossa olecrani
5 Fossa radialis
6 Sulcus capitulotrochlearis
7 Epicondylus medialis
8 Epicondylus lateralis

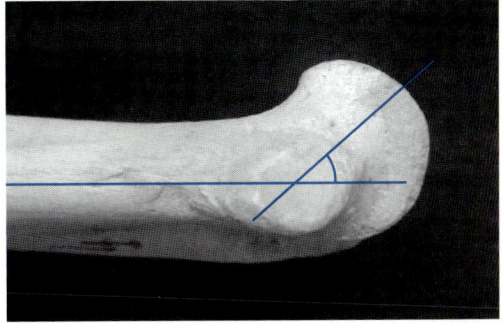

Abb 2.3. Das distale Humerusende bildet in der Sagittalebene mit der Diaphysenachse einen Winkel von ca. 30–45 Grad

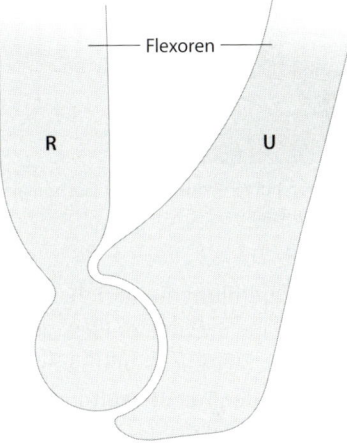

Abb 2.4. Endstellung in Flexion: Durch die Konstruktion der Epiphysen und die Ausrichtung der Gelenkflächen kann eine Flexion von bis zu 160 Grad erreicht werden. Die Flexoren behalten dabei ausreichend Platz (*R* Radius; *U* Ulna)

Zusätzlich bildet auch die Incisura trochlearis ulnae mit der Längsachse des Ulnaschaftes einen Winkel von ca. 4 Grad. Diese beiden Faktoren tragen zur **physiologischen Valgusstellung** des Ellenbogens bei.

Die Trochlea humeri ist über einen Radius von ca. 300°–330° mit Knorpel überzogen. Proximal der Trochlea befindet sich auf der ventralen Seite die **Fossa coronoidea (3)**, die bei Ellenbogenflexion den Processus coronoideus ulnae aufnimmt und dorsal die **Fossa olecrani (4)**, die bei maximaler Extension vom Olekranon ausgefüllt wird.

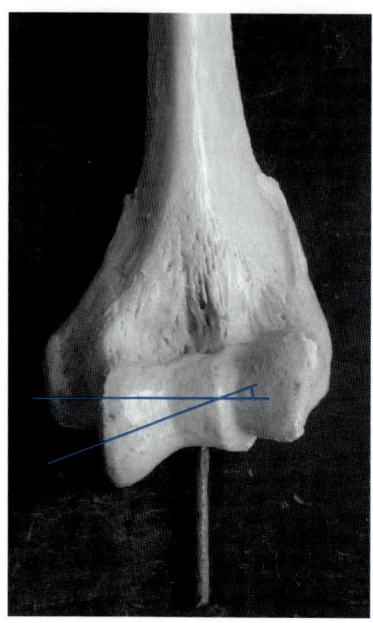

Abb 2.5. Die Trochlea humeri bildet mit der Horizontalen einen Winkel von ca. 5–8 Grad

in mediolaterale Richtung konkav und in anterioposteriore Richtung konvex. Die damit artikulierende Incisura trochlearis ulnae zeigt eine entgegengesetzte Form.

In diesem Gelenk spielen sich vor allem Flexion und Extension, aber auch ein bestimmtes Maß an Ab- bzw. Adduktion der Ulna gegenüber dem Humerus ab.

Form der Trochlea

Die mediale Seitenfläche der Trochlea hat einen größeren Durchmesser als die laterale Seite. Die Anatomie der Trochlea trägt zur **physiologischen Valgusstellung** bei.

Die Rinne auf der Vorderseite der Trochlea weist **3 mögliche Varianten** auf. Sie steht entweder **senkrecht, schräg nach oben/außen** oder **schräg nach oben/innen** gerichtet. Dorsal zeigt die Rinne in allen Fällen mehr oder weniger ausgeprägt nach **außen/unten**.

Aufgrund dieser unterschiedlichen ventralen Ausrichtungen wird die Ulna entsprechend geführt und endet in maximaler Flexion entweder in **Null-Stellung**, einer **Cubitus-valgus-** oder einer **Cubitus-varus-Stellung** (Abb. 2.6).

Diese drei möglichen Endstellungen sind bei der klinischen Funktionsuntersuchung zu berücksichtigen, damit das Gelenk endgradig bewegt werden kann.

Je nach Ausrichtung der trochlearen Rinne gelten für diese beiden Abschnitte **unterschiedliche Bewegungsachsen,** die bei der Mobilisation des Gelenkes beachtet werden müssen.

Proximal des Capitulum humeri liegt die **Fossa radialis (5)**, die bei maximaler Flexion das Caput radii aufnimmt. Zwischen Capitulum und Trochlea humeri liegt der **Sulcus capitulotrochlearis (6)** in dem der Randwulst des Radius während Flexion, Extension, Pro- und Supination geführt wird. Damit wird das Gelenk zusätzlich stabilisiert (s. Abb. 2.2 a).

Weiter proximal befinden sich der massive **Epicondylus medialis (7)**, der als Ansatz für die Handflexoren, den Pronator teres und den medialen Ligamentkomplex dient. Auf der lateralen Seite befindet sich der kleinere **Epicondylus lateralis (8)**, der das Insertionsgebiet für die Unterarmextensoren, den M. anconeus und den lateralen Bandkomplex bildet (s. Abb. 2.2 b).

2.1.1 Art. humeroulnaris

Das Humeroulnargelenk ist ein **unverändert sattelförmiges Gelenk**. Die Trochlea humeri ist

2.1.2 Art. humeroradialis

Das Humeroradialgelenk ist ein **unverändert eiförmiges Gelenk**. Das konvexe Capitulum humeri artikuliert mit der konkaven Fovea articularis radii.

Das Capitulum ist nur auf der ventralen und kaudalen Seite mit Knorpel bedeckt, die Rückseite bleibt unbedeckt.

2.1 · Anatomie des Ellenbogengelenkes

Dieses Gelenk hat zusammen mit dem Humeroulnargelenk die Möglichkeit der Flexion und Extension sowie einer axialen Rotation während der Pro- bzw. Supination des Unterarmes in Verbindung mit dem distalen Radioulnargelenk.

Außerdem sind geringe Ab- und Adduktionsbewegungen entweder zusammen mit dem Humeroulnargelenk bei Flexion und Extension oder aber auch während der Pro- und Supination möglich.

In Extension artikuliert nur der ventrale Teil der Fovea mit dem Capitulum. Bei maximaler Flexion kommt das Caput radii in die Fossa radialis des Humerus.

2.1.3 Art. radioulnaris proximalis

Das proximale Radioulnargelenk ist ein **sattelförmiges Gelenk**. Die Circumferentia radii ist in anteroposteriorer Richtung konvex und in proximodistaler Richtung konkav. Die Incisura radialis ulnae zeigt eine entgegengesetzte Form (◘ Abb. 2.7).

Durch das Lig. anulare, einem Teil des lateralen Bandkomplexes wird der Radius an der Ulna fixiert und stabilisiert. Die Innenseite des Ligamentes ist mit hyalinem Knorpel überzogen und artikuliert so auch mit der Zirkumferenz des Radius.

Da das Caput radii keine runde, sondern eher eine ovale Form hat, kommt es bei der Bewegung des Unterarmes von Supination nach Pronation zu einer vermehrten Spannung auf das Lig. anulare. Dies geschieht, wenn der lange Durchmesser senkrecht auf der Incisura radii ulnae steht; das ist etwa **in Mittelstellung** zwischen Pro- und Supination der Fall. Der Radius

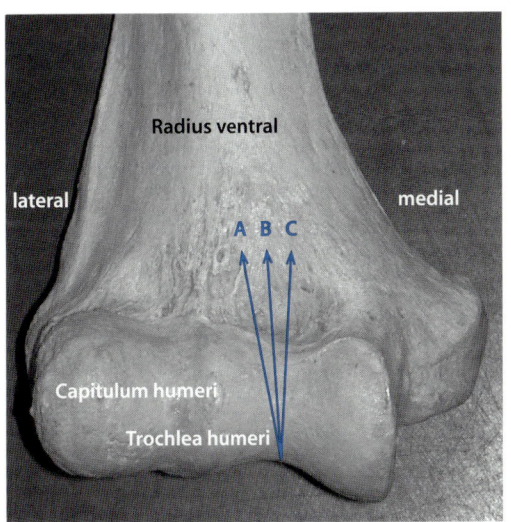

◘ **Abb 2.6.** Drei möglichen Endstellungen in Flexion. *A* Flexion in Valgusstellung, *B* Flexion in Nullstellung, *C* Flexion in Varusstellung.

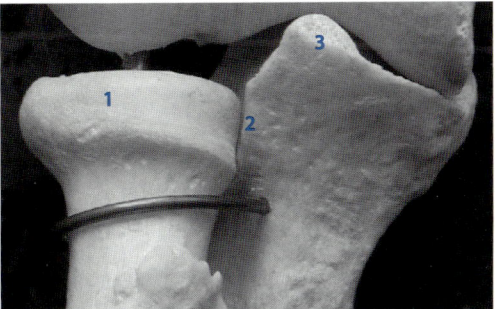

◘ **Abb 2.7.** Das proximale Radioulnargelenk – PRUG.
1 Circumferentia radii,
2 Incisura radialis ulnae,
3 Processus coronoideus ulnae

und die Ulna werden dadurch etwas auseinander gedrückt. Diese Tatsache ermöglicht es der Tuberositas radii und somit der Insertion des M. biceps brachii, sich ohne Probleme zwischen Radius und Ulna hindurchzubewegen. Bei einer Schwellung der Insertion oder der Bursa subtendinea bicipitalis kann es zu **Schmerzen während der Pronation** kommen, ähnlich dem schmerzhaften Bogen bei einer Impingementsymptomatik der Schulter.

2.2 Anatomie des Kapsel-Band-Systems

Trotz der auffallend ausgeprägten Kongruenz der Gelenkflächen und der daraus resultierenden knöchernen Gelenkstabilität, leistet auch das Kapsel-Band-System in Abhängigkeit von der Gelenkstellung einen wichtigen Beitrag zur **Stabilität des Ellenbogens**.

2.2.1 Gelenkkapsel

Die Kapsel des Ellenbogengelenkes (◘ Abb. 2.8 a,b) umschließt **alle drei Gelenke**. Sie beinhaltet auch die Fossa olecrani dorsal sowie die Fossa coronoidea und die Fossa radialis an der ventralen Seite. Die Kapsel strahlt in das Lig. anulare ein. Die Enden des Epicondylus lateralis und medialis liegen außerhalb der Kapsel.

Die Kapsel ist ventral und dorsal relativ dünn, seitlich wird sie durch die Kollateralbänder verstärkt.

Die **dorsalen Kapselanteile** werden bei Flexion, die **anterioren Anteile** bei Extension gespannt und helfen somit, diese beiden Bewegungen passiv zu begrenzen.

Kapselinnervation
- **Anteriore Kapsel:** N. musculocutaneus (C5–C6), N. medianus (C6–Th1).
- **Posteriore Kapsel:** N. radialis (C5–C8), N. ulnaris (C7–Th1).

Im Bereich **der Bandinsertionen** sowohl medial als auch lateral finden sich Ansammlungen von **Golgi-Organen, Ruffini-** und **Pacini-Körperchen** sowie **freie Nervenendigungen**, was darauf schließen lässt, dass der Kapsel-Band-Apparat einen Beitrag zur **Gelenksteuerung** leistet.

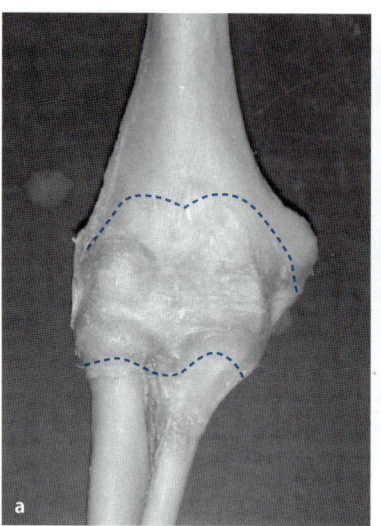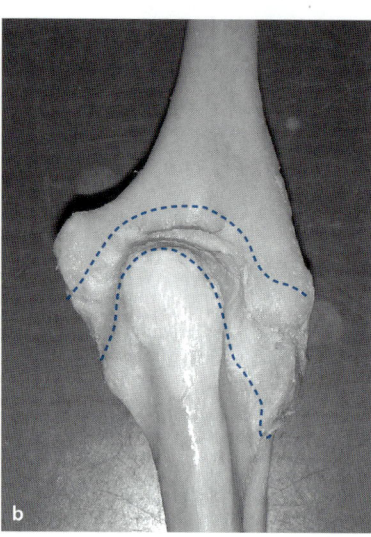

◘ Abb 2.8 a,b. Gelenkkapsel ventral (a) und dorsal (b): Die *gestrichelte Linie* deutet die Begrenzung der Kapsel an

2.2 · Anatomie des Kapsel-Band-Systems

> **Beachte**
> Probleme im Verlauf dieser Nerven oder aber schon weiter proximal im Bereich des Plexus brachialis oder der Nervenwurzeln können sich somit nicht nur auf die Muskulatur, sondern auch auf die **propriozeptiven Fähigkeiten** und die **Gelenksteuerung** auswirken.

2.2.2 Lig. collaterale mediale – LCM

Das mediale oder auch ulnare Kollateralligament (◘ Abb. 2.9) wird in **drei verschiedene Anteile** geteilt:

Pars anterior

Der Pars anterior des LCM wird auch als **Hauptstabilisator des medialen Ellenbogenkomplexes** bezeichnet. Es setzt posterior der Rotationsachse des Ellenbogens an der inferioren Fläche des Epicondylus medialis an und zieht zum anteriomedialen Aspekt des Processus coronoideus ulnae (◘ Abb. 2.10).

Pars posterior

Der Pars posterior des LCM setzt noch weiter posterior der Rotationsachse an als der Pars anterior und inseriert an der Medialseite des Olekranon (s. ◘ Abb. 2.10).

Pars transversum

Der **Pars transversum (Lig. von Cooper)** ist ein **intrinsisches Ligament**, das die untere Kapsel verstärkt. Da dieser Teil nicht zur Gelenkstabilität beiträgt, wird das Lig. von Cooper nicht näher besprochen.

Der Pars posterior und vor allem der Pars anterior des LCM bestehen aus einer **tiefen Schicht, die Teil der Kapsel ist**, und aus einer **oberflächlichen Schicht, die der Kapsel aufliegt**.

Deshalb sind während der Arthroskopie des Ellenbogengelenkes nur die tiefen Schichten dieser Bänder zu sehen und zu beurteilen.

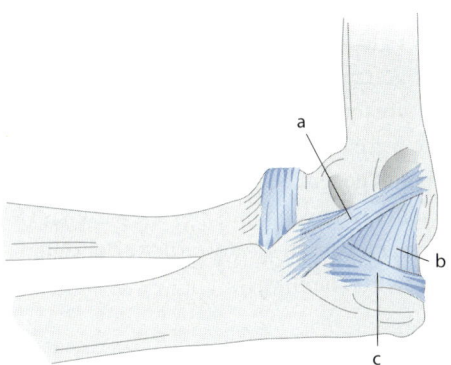

◘ Abb 2.9. Ligamentum collaterale mediale – LCM: *a* Pars anterior; *b* Pars posterior; *c* Pars transversum

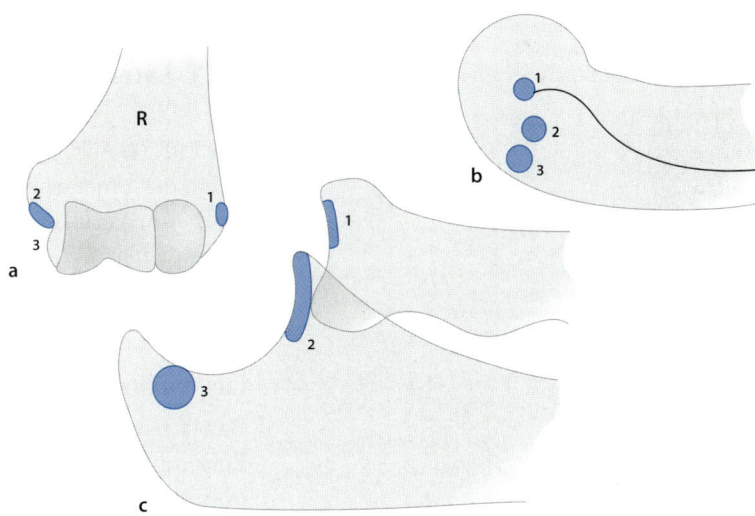

◘ Abb 2.10 a–c. Insertion der lateralen und medialen Bänder: **a** Humerus von ventral, **b** Humerus sagittal, **c** Ulna und Radius von medial; *1* LBK, *2* LCM-Pars anterior, *3* LCM-Pars posterior

Da nicht alle klinischen Befunde arthroskopisch verifiziert sind, kann der klinischen Diagnostik bei **Instabilitätsproblemen des Ellenbogens** ein wesentlicher Stellenwert beigemessen werden.

Aufgabe und Funktion des LCM

Durch die **exzentrische Lage** der Bandinsertionen im Bereich des Epicondylus medialis spannen sich die verschiedenen Anteile in unterschiedlichen Gelenkpositionen und stabilisieren so den Ellenbogen während der Beugung.

Die Spannungsverhältnisse in den einzelnen Anteilen von 0° Extension zu 140° Flexion sind in ◘ Abb. 2.11 dargestellt.

Sowohl **der anteriore** als auch **der posteriore Anteil** sind in anteriore, intermediäre und posteriore Fasern unterteilt. Die Flexionsbewegung wurde neutral und jeweils unter Valgus- oder Varusstress durchgeführt.

Das LCM stabilisiert die Valgusbewegung im Ellenbogen und die Innenrotation des Unterarmes gegenüber dem Oberarm zwischen 20 und 120 Grad Flexion mit einem Maximum zwischen 30 und 70 Grad.

Die **anterioren Fasern** des Pars anterior stellen die primäre, die **posterioren Fasern** des Pars anterior die sekundäre und der Pars posterior die tertiäre Bremse dar.

Die **anterioren Fasern** des Pars anterior stabilisieren neben der Valgusbewegung auch die Extension. So kann es bei einem **Hyperextensionstrauma** auch gleichzeitig zu einer Instabilität in Valgus kommen und umgekehrt. Die klinische Untersuchung bestätigt dies.

Die **posterioren Fasern** des Pars anterior sind die primäre Bremse der Innenrotation des Unterarmes gegenüber dem Oberarm.

In voller Extension und Flexion wird das Gelenk vermehrt durch die **Kongruenz der Gelenkflächen** selbst stabilisiert.

> **Beachte**
> Ein Hyperextensionstrauma kann gleichzeitig zu einer **Instabilität in Valgus** führen und umgekehrt.

2.2.3 Lateraler Bandkomplex – LBK

Der LBK (◘ Abb. 2.12) stabilisiert die Außenrotation des Unterarms gegenüber dem Oberarm und die Varusbewegung des Ellenbogens. Außerdem garantiert er die Stabilität des Caput radii. Dieser **Bandkomplex** wird in die folgenden **vier Anteile** unterteilt:

Lig. collaterale laterale – LCL

Das LCL ist ein kapsuläres Band und zieht vom Epicondylus lateralis zum Lig. anulare, mit dem es verwoben ist. Zusätzlich strahlt es in den Ur-

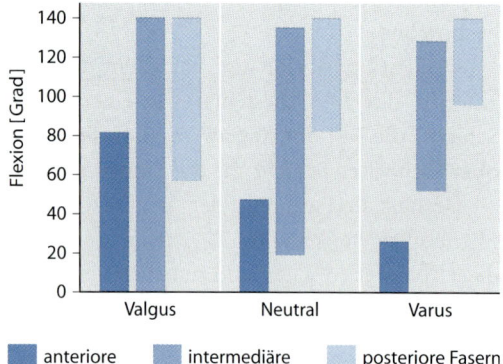

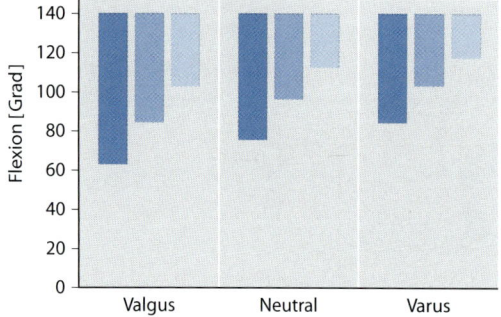

◘ Abb 2.11 a,b. Spannung im LCM während Ellenbogenflexion von 0–140 Grad: Neutral und unter Varus- und Valgusstress

2.2 · Anatomie des Kapsel-Band-Systems

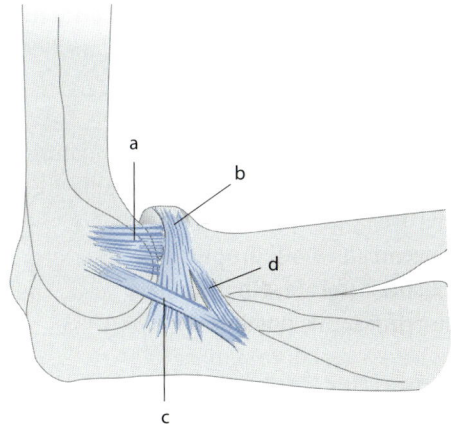

Abb. 2.12. Lateraler Bandkomplex – LBK: *a* Lig. collaterale laterale – LCL; *b* Lig. anulare – LA; *c* Laterales ulnares Kollateralligament – LUKL; *d* akzessorisches Kollateralligament – AKL

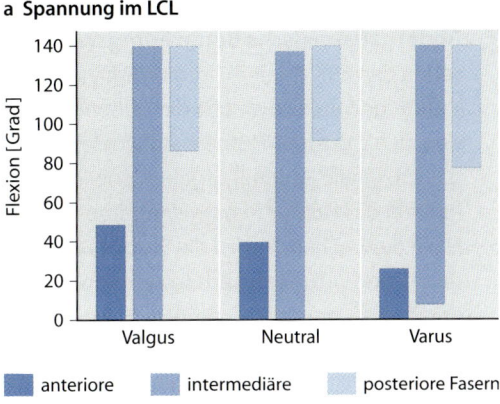

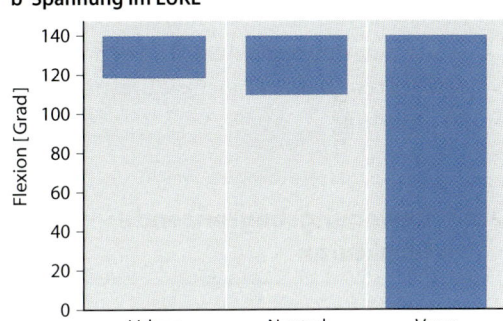

Abb. 2.13 a,b. Spannung im LBK während Ellenbogenflexion von 0–140 Grad: Neutral und unter Varus- und Valgusstress

sprung des M. supinator und der Extensoren ein. Das LCL hat mit dem Caput radii einen mobilen Fixpunkt am Unterarm. Die **laterale Stabilität** wird außerdem durch die muskuläre Aktivität unterstützt.

Laterales, ulnares Kollateralligament – LUKL

Das LUKL entspringt ebenfalls zusammen mit den Extensoren vom Epicondylus lateralis und inseriert an der Crista supinatores ulnae, direkt distal des Lig. anulare.

Dieses Band stellt eher einen Anteil des kapsuloligamentären Komplexes dar als eine eigenständige Struktur und ist makroskopisch kaum von der Fascia intermusculare des ECU (M. extensor carpi ulnaris) und des M. supinator zu unterscheiden.

Zusammen mit dem LCL stabilisiert das LUKL die Varusbewegung im Ellenbogen und die Außenrotation des Unterarmes gegenüber dem Oberarm. Aufgrund der schwachen Ausprägung des LUKL wird jedoch das LCL **als Hauptstabilisator** dieser Bewegungen favorisiert. Diese beiden Bänder stehen im direkten Zusammenhang mit der Pathologie der posterolateralen Rotationsinstabilität des Ellenbogens.

Das LCL zeigt aufgrund seiner Insertion auf der Drehachse über die ganze Bewegungsbahn eine **isometrische Spannung**. Die Spannungen im LCL und LUKL sind in Abb. 2.13 dargestellt.

Lig. anulare – LA

Das LA inseriert anterior und posterior an der Incisura radialis ulnae und fixiert den Radius an der Ulna. Es bildet ca. 4/5 des osseofibrösen Rings, der das Caput radii umschließt.

Akzessorisches Kollateralligament – AKL

Das AKL wird von verschiedenen Autoren als variabel beschrieben. Es stabilisiert zusätzlich das Lig. anulare gegen den Varusstress.

> **ℹ Tipp**
> Andere anatomische Betrachtungsweisen sehen den LBK als eine 3-dimensionale, Y-förmige Struktur, welche die Außenrotation, den Varus, das Humeroradialgelenk, das proximale Radioulnargelenk sowie indirekt das Humeroulnargelenk stabilisiert. Nach dieser Theorie wird die Stabilität durch eine virtuelle Insertion auf dem Caput radii, dem sog. »conjoint point« erreicht.

> **❗ Beachte**
> Der LBK steht anatomisch und funktionell in direktem Zusammenhang **mit den Extensoren** des Handgelenkes und dem M. supinator.

2.2.4 Bewegungsbegrenzende Strukturen

Um bei der klinischen Untersuchung eine Beziehung zwischen den passiven Bewegungen und den bewegungslimitierenden bzw. stabilisierenden Strukturen herstellen zu können, sind für jede Bewegung die bewegungsbegrenzenden Strukturen aufgezählt.

Hemmung der Extension

Schon aus morphologischen und physiologischen Überlegungen heraus ist das Anschlagen des Olekranon in die Fossa olecrani bei der Extension sowie die Begrenzung während der Flexion durch den Kontakt zwischen Caput radii und Processus coronoideus ulnae in den entsprechenden Gruben im Humerus schwer nachvollziehbar. Kommt es doch zu einem Kontakt dieser Strukturen, so stellt das eine **pathologische Situation** dar, wie sie z. B. nach Kapsel-Band-Rupturen zu sehen ist.

Die Extension wird passiv begrenzt durch:
- die anteriore Kapsel,
- das Lig. collaterale mediale pars anterior.

Bei einer **traumatischen Hyperextension** treten nachweislich progressiv folgende Verletzungen auf:
- anteriore Kapselruptur,
- L-förmige Ruptur des Flexoren-/Pronatorursprungs mit Überdehnung des anterioren Teils des LCM,
- gelegentlich eine Teilruptur des LCL,
- Knorpel-Knochen-Kontusionen, evtl. mit Knorpelfragmenten dorsal an der Ulna.

Hemmung der Flexion

Die Flexion wird gehemmt durch:
- die Kompression der Muskulatur zwischen Unter- und Oberarm (abhängig von der Masse),
- die dorsale Kapsel.

Hemmung der Supination

Die Supination wird gehemmt durch:
- das Lig. quadratum,
- die Chorda obliqua,
- die Membrana interossea,
- Kapsel- und Bandanteile des distalen Radioulnargelenkes,
- die passive Dehnung der Antagonisten.

> **❗ Beachte**
> Diese Strukturen sind auch für die **Kraftübertragung** zwischen Ulna und Radius und die **Stabilität** dieser beiden Knochen wichtig.

Hemmung der Pronation

Die Pronation wird gehemmt durch:
- die Muskelkompression zwischen Radius und Ulna,
- das Lig. quadratum,
- Kapsel- und Bandanteile des distalen Radioulnargelenkes.

Hemmung von Varus, Valgus und Distraktion (◻ Tabelle 2.1)

Artikulär wird die **Varusbewegung** durch den distalen Gelenkanteil, die **Valgusbewegung** vor

Tabelle 2.1. Hemmung von Varus, Valgus und Distraktion

Position	Stabilisierende Strukturen	Distraktion	Varus	Valgus
Extension	MCL	12	–	31
	LCL	10	14	–
	Kapsel	78	32	38
	Gelenkflächen	–	54	31
Flexion 90°	MCL	80	–	54
	LCL	10	9	–
	Kapsel	10	13	10
	Gelenkflächen	–	78	36

Der stabilisierende Beitrag der einzelnen Strukturen ist in Prozent (%) dargestellt; der Hauptstabilisator ist mit Fettdruck gekennzeichnet.

allem durch den proximalen Gelenkanteil des Humeroulnargelenkes stabilisiert.

Hauptsächlich wird die **Valgusbewegung** bei Flexion von dem anterioren Anteil des MCL sowie bei der endgradigen Extension von der Kapsel stabilisiert. Das Humeroradialgelenk stabilisiert die Valgusbewegung zusätzlich.

Bei Belastungen in der geschlossenen Kette nimmt die Wichtigkeit des Humeroradialgelenkes für die Stabilität dieser Bewegung an Bedeutung zu.

Muskulärer Beitrag zur Stabilität

Die Muskulatur trägt in folgender Weise zur Stabilität des Ellenbogens bei:
- Kompression der Gelenkflächen in Abhängigkeit von der Gelenkposition,
- aktive Begrenzung der endgradigen Beugung und Streckung im Gelenk,
- aktive Stabilisation von Varus- und Valgusbewegung durch die Flexoren und Extensoren des Handgelenks sowie den M. pronator teres. Diese beiden Bewegungen können jedoch nicht direkt muskulär stabilisiert werden.

2.3 Anatomie der Muskulatur

Viele Affektionen des Ellenbogens betreffen das **aktive System** im Bereich des Muskelbauches, des Muskel-Sehnen-Überganges, der Sehne oder der Insertionen. Außerdem können aufgrund der anatomischen Gegebenheiten verschiedene Muskeln für verschiedene **Nervenkompressionssyndrome** verantwortlich sein.

Über das Ellenbogengelenk ziehen viele Muskeln, die primär das Ellenbogengelenk bewegen, wie z. B. der M. brachialis. Aber auch Muskeln, die primär andere Gelenke bewegen, jedoch im Bereich des Ellenbogens entspringen oder über das Ellenbogengelenk ziehen, wie z. B. die Handgelenksbeweger.

Im Folgenden werden die Muskeln entsprechend ihrer Funktion eingeteilt.

2.3.1 Flexoren des Ellenbogens

Die Hauptmuskeln (Abb. 2.14) dieser Bewegung sind der M. brachialis und der M. biceps brachii.

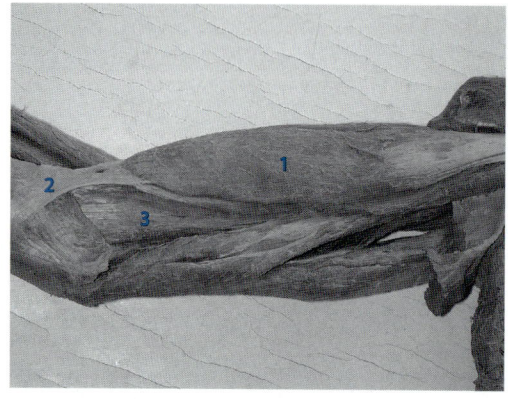

◘ Abb 2.14. Flexoren des Ellenbogens.
1 M. biceps brachii – BB;
2 Lacertus fibrosus;
3 M. brachialis – BR

M. brachialis – BR

Ursprung:	Distale ventrale Fläche des Humerus, intermuskuläre Septen
Ansatz:	Tuberositas ulnae. Mit dem M. articularis des M. brachialis an der Gelenkkapsel.
Affektionen:	Der M. brachialis ist eher selten betroffen. Nach direktem Trauma besteht die Gefahr einer **Myositis ossificans** durch zu frühe lokale Behandlung.
Funktion:	Flexion im Ellenbogengelenk.

M. biceps brachii – BB

Ursprung:	Mit seinem Caput breve am Processus coracoideus. Mit seinem Caput longum am Tuberculum supraglenoidale scapulae und am Labrum glenoidale.
Ansatz:	Tuberositas radii. Über den Lacertus fibrosus an der Unterarmfaszie.
Affektionen:	Insertionstendopathie an der Tuberositas radii; Muskel-Sehnen-Übergang; Muskelbauch; Bursitis subtendinea bicipitalis im Bereich der Tuberositas radii; Kompression des N. medianus unter dem Lacertus fibrosus.
Funktion:	Supination des Unterarmes (nicht in voller Extension); er ist der stärkste Supinator des Unterarmes; Flexion des Unterarmes.

M. brachioradialis – BRR

Ursprung:	Obere zwei Drittel der Crista supracondylaris lateralis humeri.
Ansatz:	Processus stiloideus ulnae.
Affektionen:	Der Muskel ist klinisch kaum von Bedeutung.
Funktion:	Flexion im Ellenbogen. Unterstützt die Pronation aus Supinationsstellung. Unterstützt die Supination aus Pronationsstellung.

Weitere Flexoren sind:
- M. pronator teres,
- Flexoren des Handgelenkes,
- Extensoren des Handgelenkes.

2.3.2 Extensoren des Ellenbogens

Die Hauptmuskeln (◘ Abb. 2.15) dieser Bewegung sind:

M. triceps brachii – TB

Ursprung:	Mit seinem Caput longum am Tuberculum infraglenoidale scapulae. Mit seinem Caput laterale an der dorsolateralen Fläche des proximalen Humerus und am Septum intermusculare laterale. Mit seinem Caput mediale an der distalen dorsomedialen Fläche des Humerus und am Septum intermusculare mediale.

2.3 · Anatomie der Muskulatur

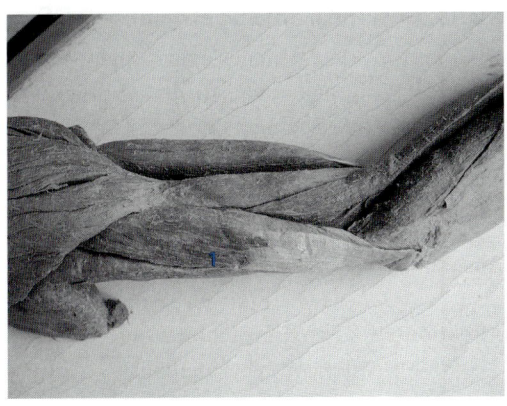

◘ Abb 2.15. Extensoren des Ellenbogens.
1 M. triceps brachii – TB

Ansatz:	Olecranon ulnae. Hintere Kapselwand.
Affektionen:	Insertionstendopathie am Olekranon (Wurfsportarten).
Funktion:	Extension im Ellenbogengelenk.

M. anconeus – AN

Ursprung:	Dorsale Fläche des Epicondylus lateralis humeri.
Ansatz:	Laterale Seite des Olekranon und proximales Viertel der dorsalen Ulna.
Affektionen:	Tennisellenbogen?
Funktion:	Ellenbogenextension; Stabilisation der Ulna; Abduktion der Ulna gegenüber dem Humerus bei endgradiger Pronation des Unterarmes.

2.3.3 Pronatoren des Unterarmes

Für die Pronation des Unterarmes sind vor allem der M. pronator teres und der M. pronator quadratus zuständig.

M. pronator teres – PT

Ursprung:	Mit seinem Caput humerale am Epicondylus medialis humeri. Mit seinem Caput ulnare an der Medialseite des Processus coronoideus ulnae.
Ansatz:	Facies lateralis radii
Affektionen:	Kompression des N. medianus zwischen den beiden Köpfen des Muskels.
Funktion:	Pronation des Unterarmes; Flexion des Unterarmes vor allem bei kräftigen und schnellen Bewegungen.

M. pronator quadratus – PQ

Ursprung:	Distales Viertel der ventralen Fläche der Ulna.
Ansatz:	Distales Viertel der Ventralfläche des Radius.
Funktion:	Pronation des Unterarmes.

2.3.4 Supinatoren des Unterarmes

Hauptsächliche Supinatoren sind der M. biceps brachii und der M. supinator.

M. supinator – SU

Ursprung:	Epicondylus lateralis humeri. Lig. collaterale laterale. Lig. anulare radii.
Ansatz:	~~Crista m. supinatores ulnae.~~ *Prox. Drittel des ventralen Corpus radii weiter u. distal der Tuberositas radii*
Affektionen:	Kompression des N. radialis unter der Arkade von Frohse.
Funktion:	Supination des Unterarmes.

Weitere Supinatoren sind:
- M. brachioradialis (→ S9),
- Mm. extensores carpi radialis longus et brevis.

2.3.5 Flexoren der Hand

Die Hauptmuskeln (○ Abb. 2.16) sind:

M. flexor carpi ulnaris – FCU

Ursprung:	Mit seinem Caput humerale Epicondylus medialis humeri. Mit seinem Caput ulnare an der medialen Fläche des Olecranon humeri.
Ansatz:	Os pisiforme. Os hamatum über das Lig. pisohamate. Basis des Os metacarpale 5 über das Lig. pisometacarpale
Affektionen:	Insertionstendopathie am Epicondylus medialis; Kompression des N. ulnaris zwischen seinen beiden Köpfen.

M. flexor carpi radialis – FCR

Ursprung:	Epicondylus medialis humeri; Fascia antebrachii.
Ansatz:	Palmare Fläche der Basis des Os metacarpale 2. Basis des Os metacarpale 3
Affektionen:	Insertionstendopathie am Epicondylus medialis.

M. flexor digitorum superficialis – FDS

Ursprung:	Mit seinem Caput humerale am Epicondylus medialis humeri. Mit seinem Caput ulnare am Processus coronoideus ulnae. Mit dem Caput radiale am Radius.
Ansatz:	Mitte der Mittelphalangen 2 bis 5.
Affektionen:	Insertionstendopathie am Epicondylus medialis; Kompression des N. medianus.

Im Gegensatz zu den Extensoren der Hand verbinden sich die Flexoren im Bereich des Epicondylus medialis humeri zu einer **gemeinsamen Sehnenplatte**, wobei der M. pronator teres eher in der proximalen, die Handflexoren eher in der distalen Hälfte inserieren.

> **❗ Beachte**
> Durch die gemeinsame Insertionsstelle kann bei einer **Insertionstendopathie der Flexoren (»golfer's elbow«)** der isometrische Widerstand gegen die Pronation des Unterarms ebenfalls leicht schmerzhaft sein.

2.3.6 Extensoren der Hand

Die Hauptmuskeln (○ Abb. 2.17) sind:

M. extensor carpi radialis longus – ECRL

Ursprung:	Crista supracondylaris lateralis humeri. Septum intermusculare laterale bis zum Epicondylus lateralis humeri.
Ansatz:	Basis Os metacarpale 2.
Funktion:	Radiale Abduktion; Dorsalextension des Handgelenkes. Flexion des Ellenbogens; Supination des Unterarmes aus der Pronationsstellung.

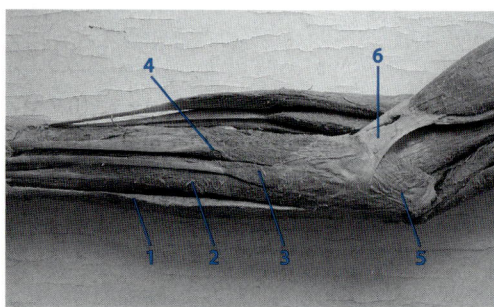

○ **Abb 2.16.** Flexoren der Hand.
1 M. flexor carpi ulnaris – FCU;
2 M. flexor digitorum communis – FDC;
3 M. palmaris longus – PL;
4 M. flexor carpi radialis – FCR;
5 gemeinsamer Ursprung der Flexoren und des M. pronator teres am Epicondylus medialis;
6 Lacertus fibrosus

2.4 · Muskuläre Innervationsmuster im Sport

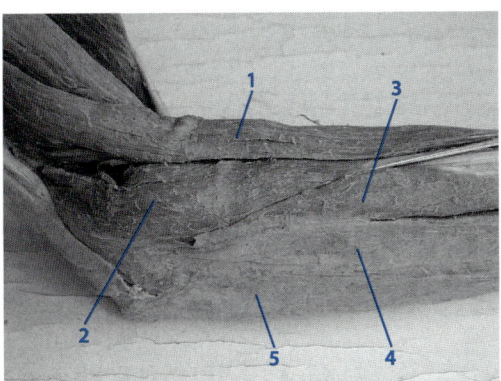

Abb 2.17. Extensoren der Hand.
1 M. brachioradialis – BRR;
2 M. extensor carpi radialis longus – ECRL;
3 M. extensor carpi radialis brevis – ECRB;
4 M. extensor digitorum communis – EDC;
5 M. extensor carpi ulnaris – ECU

M. extensor carpi radialis brevis – ECRB

Ursprung:	Plateau des Epicondylus lateralis. Lig. collaterale laterale. Lig. anulare radii. Septum intermusculare laterale. Die Sehne des ECRB hat Verbindung zum EDC.
Ansatz:	Basis Os metacarpale 3
Affektionen:	Insertionstendopathie am Epicondylus medialis; Muskel-Sehnen-Übergang; Muskelbauch
Funktion:	Vor allem die Extension des Handgelenks. Radiale Abduktion des Handgelenkes; Supination des Unterarmes aus der Pronationsstellung; Flexion des Ellenbogens.

M. extensor carpi ulnaris – ECU

Ursprung:	Unterseite des Epicondylus lateralis humeri. An der Ulna
Ansatz:	Basis Os metacarpale 5.
Affektionen:	Der ECU ist vor allem im Handbereich betroffen.
Funktion:	Ulnare Abduktion; Extension des Handgelenkes.

M. extensor digitorum communis – EDC

Ursprung:	Ventrale Seite des Epicondylus lateralis humeri; Lig. collaterale laterale; Fascia antebrachii; Lig anulare radii.
Ansatz:	Basis der Grundphalangen 2–5.
Affektionen:	Insertionstendopathie am Epicondylus lateralis.
Funktion:	Extension der Finger; Dorsalextension der Hand.

Eine Übersicht über die Muskulatur ist in ◘ Tabelle 2.2 aufgeführt.

2.4 Muskuläre Innervationsmuster im Sport

Außer an Gelenken wie der Schulter, dem Knie oder der Lendenwirbelsäule sind auch am Ellenbogengelenk **Muskelaktivitäten mittels EMG** in Kombination mit High-Speed-Videoaufnahmen gemessen worden.

Diese Messungen wurden hauptsächlich bei sportlichen Aktivitäten, wie z. B. beim Baseball, beim Tennis und beim Golf, durchgeführt.

Mit Hilfe dieser Methode kann beurteilt werden, welche Strukturen aufgrund ihrer Beanspruchung eher überlasten und welche nicht. Diese Messungen zeigen auch die Unterschiede in den **muskulären Aktivitätsmustern** bei Bewegungsabläufen mit korrekter und mit fehlerhafter Technik sowie zwischen **Innervationsmustern** bei normalen oder pathologischen Gegebenheiten wie Instabilitäten oder Überlastungssyndromen. Damit können wertvolle Informationen für die Diagnostik und die Behandlung dieser Pathologien gewonnen werden.

Interessanterweise ist auch zu sehen, dass nicht jede Schmerzsituation automatisch in einer **Hemmung der Muskelaktivität** resultiert. Im Folgenden sollen die einzelnen Aktivitäten besprochen werden.

Tabelle 2.2. Die Muskelgruppen des Ellenbogen

Muskelgruppe	Muskulatur	Periphere/segmentale Innervation
Flexoren des Ellenbogengelenkes:		
M. brachialis	N. musculocutaneus	C5–C6
M. biceps brachii	N. musculocutaneus	C5–C6
M. brachioradialis	N. radialis	C5–C6
M. pronator teres	N. medianus	C6–C7
Extensoren des Ellenbogengelenkes:		
M. triceps brachii	N. radialis	C6–C7–C8
M. anconeus	N. radialis	C7–C8
Pronatoren des Unterarmes:		
M. pronator teres	N. medianus	C6–C7
M. pronator quadratum	N. medianus	C7–C8
M. flexor carpi radialis	N. medianus	C6–C7
Supinatoren des Unterarmes:		
M. biceps brachii	N. musculocutaneus	C5–C6
M. supinator	N. radialis	C5–C6–C7
M. brachioradialis	N. radialis	C5–C6
Ext. carpi radialis long.	N. radialis	C6–C7
Flexoren der Hand:		
M. palmaris longus	N. medianus	C7–C8–T1
M. flexor carpi ulnaris	N. ulnaris	C7–8
M. flexor carpi radialis	N. medianus	C6–C7
M. flexor digit. superf.	N. medianus	C7–C8–T1
M. flex. digit. prof.(4.+5.F)	N. ulnaris	C7–C8–T1
Extensoren der Hand:		
M. ext. carpi rad. long.	N. radialis	C6–C7
M. ext. carpi rad. brevis	N. radialis	C7
M. ext. carpi ulnaris	N. radialis	C7–C8
M. ext. digitorum comm.	N. radialis	C6–C7–C8

2.4.1 Wurf und Wurfbewegung

Um die Muskelaktivitäten beim Werfen besser einordnen zu können, ist es sinnvoll, zuerst die einzelnen Phasen der Wurfbewegung zu betrachten.

Die vier Hauptphasen der Wurfbewegung (Abb. 2.18)

1. Vorbereitungsphase (»Wind up«)
2a. Frühe Ausholphase (»Early cocking«)
2b. Späte Ausholphase (»Late cocking«)
3. Beschleunigungsphase (»Acceleration«)
4a. Phase der maximalen Verzögerung (»Deceleration«)
4b. Ausschwungphase (»Follow through«)

Vorbereitungsphase

Die Vorbereitungsphase endet, wenn die Ballhand die Frontalebene des Körpers passiert.
  Muskulatur:
— Die getestete Muskulatur zeigt hier nur wenig Aktivität.

2.4 · Muskuläre Innervationsmuster im Sport

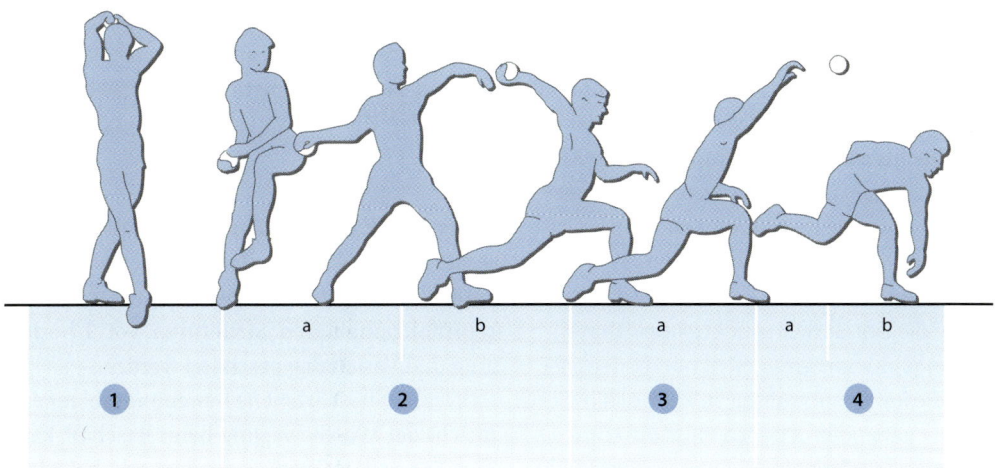

Abb 2.18. Phaseneinteilung der Wurfbewegung.
1 Vorbereitungsphase (»Wind up«);
2a frühe Ausholphase (»Early cocking«);
2b späte Ausholphase (»Late cocking«);
3 Beschleunigungsphase (»Acceleration«);
4a Phase der maximalen Verzögerung (»Decelleration«);
4b Ausschwungphase (»Follow through«)

Ausholphase

Die Ausholphase kann nochmals in eine **frühe Ausholphase** (»**Early cocking**«) und eine **späte Ausholphase** (»**Late cocking**«) unterteilt werden.

Die **frühe Ausholphase** endet kurz bevor die Schulter die maximale Außenrotationsstellung erreicht.

Die **späte Ausholphase** endet in der maximalen Außenrotationsstellung der Schulter und dem Beginn der konzentrischen Beschleunigung.

In dieser Phase ist der Ellenbogen ca. 90 Grad gebeugt, der Unterarm ist proniert und das Handgelenk extendiert.
Muskulatur:
- Hohe Aktivität der Handgelenksextensoren.
- Hohe Aktivität des M. biceps brachii. Dies kann auf seine Aufgabe als Schultergelenksstabilisator des abduzierten und außenrotierten Arms zurückzuführen sein.

Beschleunigungsphase

Die Beschleunigungsphase endet, wenn der Ball die Hand verlässt.

In dieser Phase wird der Ellenbogen schnell gestreckt; hierbei entstehen im Ellenbogen Winkelgeschwindigkeiten von bis zu 2.300°/s. Durch die Impulsübertragung von Rumpf und Schulter auf den Ellenbogen und das Handgelenk muss die Muskulatur die Position des Handgelenkes und des Ellenbogens stabilisieren.
Muskulatur:
- Der Flexor carpi radialis (FCR), der M. pronator teres und der M. anconeus zeigen eine hohe Aktivität, was vor allem auf diese **Stabilisationsaufgabe** zurückzuführen ist. Die Stabilität wird vor allem über vermehrte Gelenkflächenkompression durch Muskelkontraktion erreicht.
- Es kommt zu Spitzenwerten im M. triceps brachii.
- Die Stabilität des Ellenbogens ist in dieser Phase vom **dynamischen Stabilisationsvermögen** abhängig; auch als muskuläre Reaktivität oder muskuläre Kompetenz im Dehnungs-Verkürzungs-Zyklus (DVZ) bekannt.

Aufgrund der erwähnten **Impulsübertragung** ist ein kräftiger Wurf nicht nur auf eine kräftige

Kontraktion des M. triceps brachii, sondern auch auf eine optimale Impulsübertragung von den Beinen auf den Rumpf und vom Rumpf auf den Arm zurückzuführen. Das bedeutet, dass bei einer **schlechten Impulsübertragung** mehr Aktivität der Schulter- und Armmuskulatur notwendig ist, um dasselbe Ergebnis zu erzielen.

> **! Beachte**
> Unter diesem Gesichtspunkt ist **bei Überlastungsphänomenen** nicht nur die Technik und die lokale Muskulatur zu kontrollieren und zu behandeln, ebenso muss die komplette kinetische Kette der oberen Extremität auf Schwachstellen überprüft werden.

Ausschwungphase

Der erste Teil der Ausschwungphase kann als **Phase der maximalen Verzögerung (exzentrische Muskelaktivität)** betrachtet werden.

In der **letzten Phase der Ausschwungphase** rotiert der Humerus nach innen, der Unterarm proniert weiter und das Handgelenk beugt.
Muskulatur:
- Der M. biceps brachii, der M. pronator teres, der M. anconeus und die Handgelenksbeweger halten exzentrisch den Traktionskräften im Ellenbogengelenk entgegen und unterstützen somit gleichzeitig den Kapsel-Band-Apparat.
- Da in dieser Phase der Ellenbogen in Extension, der Unterarm in Pronation und das Handgelenk in Flexion geht, leisten sowohl der M. pronator teres als auch die Flexoren des Handgelenkes im Ellenbogengelenk **exzentrische Arbeit**. Gleichzeitig arbeiten die Handgelenksflexoren im Handgelenk und der M. pronator teres **konzentrisch** bei der Unterarmpronation. Die Anforderung an die biartikuläre Muskulatur, gleichzeitig in einem Gelenk konzentrische und im anderen Gelenk exzentrische Arbeit zu leisten, bedarf eines hohen Maßes an **Koordination** und **Ausdauer**.

- Grundsätzlich kann man sagen, dass während des Werfens außer in der Vorbereitungsphase **mittlere bis hohe Aktivitätsmuster** der Unterarmmuskulatur benötigt werden.

Daher sind **Kraft**, **Ausdauer** und **Steuerung** der gesamten Muskulatur in der kinetische Kette Voraussetzungen dafür, dass das Gelenk und die kapsuloligamentären Strukturen vor Überlastung und Verletzung geschützt werden.

Der hier beschriebene Bewegungsablauf entspricht der Wurfbewegung beim Baseball, kann aber auf andere Wurfsportarten, wie beispielsweise Handball oder Speerwurf, übertragen werden.

Veränderung muskulärer Muster bei medialer Instabilität

Die **mediale Instabilität** ist vor allem bei Wurfsportarten eine häufig auftretende Pathologie. Funktionell gesehen, sollten vor allem die Pronatoren- sowie die Flexorengruppe ihre Aktivität erhöhen, um so den beschädigten medialen Kapsel-Band-Apparat zu schützen und die mediale Stabilität zu verbessern. Vom anatomischen Verlauf wären dazu der **M. flexor digitorum superficialis (FDS)**, der **M. flexor carpi ulnaris (FCU)** und der **M. flexor carpi radialis (FCR)** gut geeignet. Im Gegensatz zum gesunden Sportler zeigen die auftretenden muskulären Muster bei Werfern mit einer medialen Instabilität Folgendes:

- Schon **während der Aushol- und Ausschwungphase** haben diese Muskeln wenig Aktivität. Der FDS, der FCU und der FCR sind geringer aktiv, vor allem in der Beschleunigungs- und Verzögerungsphase, wo der Stress auf die medialen Strukturen des Ellenbogens am größten ist. Auch schon in der Aushol- und Ausschwungphase zeigen diese Muskeln wenig Aktivität.

2.4 · Muskuläre Innervationsmuster im Sport

Tabelle 2.3. Muskelaktivitäten bei Werfern mit und ohne mediale Instabilität. (Nach Glousman et al.)

Muskel	»Windup«	»Early cocking«	»Late cocking«	»Acceleration«	»Deceleration«	»Follow-through«
FCR						
Gesund	12±9	14±8	47±32	115±58	79±34	35±15
Verletzt	7±7	15±16	34±25	72±34	50±22	13±9
FCU						
Gesund	7±5	25±17	34±14	103±53	77±39	24±17
Verletzt	4±4	9±8	27±26	68±31	44±26	11±10
FDS						
Gesund	10±6	22±21	44±44	88±56	68±29	20±10
Verletzt	5±4	11±6	59±29	86±32	49±20	14±8
PT						
Gesund	14±9	19±15	33±16	81±34	51±20	21±20
Verletzt	14±11	20±18	55±32	83±27	48±14	23±31
ECRL						
Gesund	11±8	55±22	73±37	31±20	45±23	22±14
Verletzt	6±4	35±15	63±27	48±42	49±34	14±13
ECRB						
Gesund	16±16	45±25	73±40	43±32	47±25	27±17
Verletzt	12±16	42±20	77±34	46±31	57±38	15±11
EDC						
Gesund	18±12	31±19	55±22	32±34	42±19	19±9
Verletzt	13±7	29±19	44±20	48±37	51±26	13±8
SUP						
Gesund	7±5	35±19	54±34	52±30	57±29	19±17
Verletzt	5±4	37±21	65±40	60±50	66±37	16±15

Eine Erklärung hierfür kann die **Hemmung dieser Muskelgruppe** durch den verletzten medialen Kapsel-Band-Apparat oder eine **Verletzung des Sehnenursprungs** sein. Dieser **reflektorische Hemmmechanismus** ist von Verletzungen an anderen Gelenken bekannt, wie z. B. die verminderte Aktivität des M. quadriceps femoris bei Knieinstabilitäten oder des M. infraspinatus und M. serratus anterior bei anteriorer Schulterinstabilität.

— Die Extensorengruppe (M. extensor carpi radialis brevis=ECRB) und M. extensor carpi radialis longus=ECRL) hat eine Tendenz zur **vermehrten Aktivität** in diesen Phasen, was die mediale Instabilität eher noch begünstigt. Diese Tendenz könnte damit erklärt werden, dass die Extensoren durch Fixierung des Handgelenkes in Extension versuchen, die **Effektivität der Flexorengruppe** durch Vordehnung zu erhöhen.

Der M. brachioradialis zeigt in der Ausschwungphase eine erhöhte Aktivität, um die Endextension des Ellenbogens und somit Stress auf den Pars anterior des LCM zu vermeiden.

Auch der M. triceps brachii hat eine **verminderte Aktivität** in der **Beschleunigungsphase**.

Tabelle 2.4. Muskelaktivitäten bei Werfern mit und ohne mediale Instabilität. (Nach Hamilton et al.)

Muskel	»Early cocking«	»Late cocking«	»Acceleration«	»Follow-through«
FCR				
Gesund	16±23	27±33	66±36	39±21
Verletzt	24±35	47±34	120±66	60±27
PT				
Gesund	17±17	32±28	69±67	36±8
Verletzt	18±15	39±28	85±40	34±19
ECRL				
Gesund	39±16	78±28	54±30	31±21
Verletzt	53±24	72±37	30±20	29±15
ECRB				
Gesund	47±26	128±89	103±80	60±64
Verletzt	46±26	75±41	55±55	37±22
BR				
Gesund	28±16	44±28	31±20	19±8
Verletzt	35±20	31±24	16±12	30±21
BB				
Gesund	23±29	34±23	25±17	27±18
Verletzt	22±14	26±20	20±16	26±20
TB				
Gesund	22±23	33±33	65±28	41±14
Verletzt	17±17	37±32	89±40	42±21
SUP				
Gesund	30±13	63±40	101±100	101±123
Verletzt	38±20	54±38	55±31	65±36

Die Winkel- und Wurfgeschwindigkeit wird dadurch jedoch nur minimal beeinflusst.

In ◘ Tabelle 2.3 und ◘ Tabelle 2.4 sind die **Unterschiede der Muskelaktivitäten** zwischen gesunden Werfern und Werfern mit klinisch und radiologisch bestätigter medialer Instabilität in %MMT dargestellt.

Grundsätzlich besteht die Frage, ob eine mediale Instabilität aufgrund eines beschädigten MCLs über muskuläres Training vollständig kompensiert werden kann oder ob unter den oben beschriebenen Tendenzen die Instabilität nicht eher begünstigt wird und somit progredient verläuft.

Für die Behandlung stehen folgende Punkte im Vordergrund:
- Regeneration des Kapsel-Band-Apparates,
- Reaktivierung der Handgelenksflexoren,
- Detonisierung der Handgelenksextensoren,
- Wiederherstellen des muskulären Gleichgewichts lokal und innerhalb der kinetischen Kette.

2.4.2 Aufschlag beim Tennis

Phasen der Aufschlagbewegung (◘ Abb. 2.19)
1. **Vorbereitungsphase, Bild 1–3**, endet, wenn der Ball die Hand verlässt.
2. **Frühe Ausholphase** (»Early cocking«), **Bild 4–6**, endet kurz vor der maximalen Außenrotationsstellung der Schulter.
3. **Späte Ausholphase** (»Late cocking«), **Bild 7**, der Moment der maximalen Außenrotationsposition der Schulter.
4. **Beschleunigungsphase** (»Acceleration«) **Bild 8–11**, endet mit dem Ballkontakt.
5. **Frühe Ausschwungphase** (»Early follow through«), **Bild 12–13**.
6. **Späte Ausschwungphase** (»Late follow through«), **Bild 14–16**.

Muskuläre Aktivitäten beim Tennisaufschlag

Die Muskelaktivitäten des M. extensor carpi radialis brevis (ECRL), M. extensor carpi radialis longus (ECRB), M. brachialis, M. pronator teres, M. biceps brachii, M. extensor digitorum communis (EDC), M. flexor carpi radialis (FCR) und des M. triceps brachii wurden während der einzelnen Phasen gemessen. Sie sind in ◘ Tabelle 2.5 aufgeführt.

Vorbereitungsphase
- Alle Muskeln zeigen wenig Aktivität (<25 % MMT).
- Der ECRB und der ECRL erhöhen ihre Aktivität während der **frühen Ausholphase** auf über 25 % MMT und in der **späten Ausholphase** auf über 60 % MMT zusammen mit dem EDC (>40 % MMT).

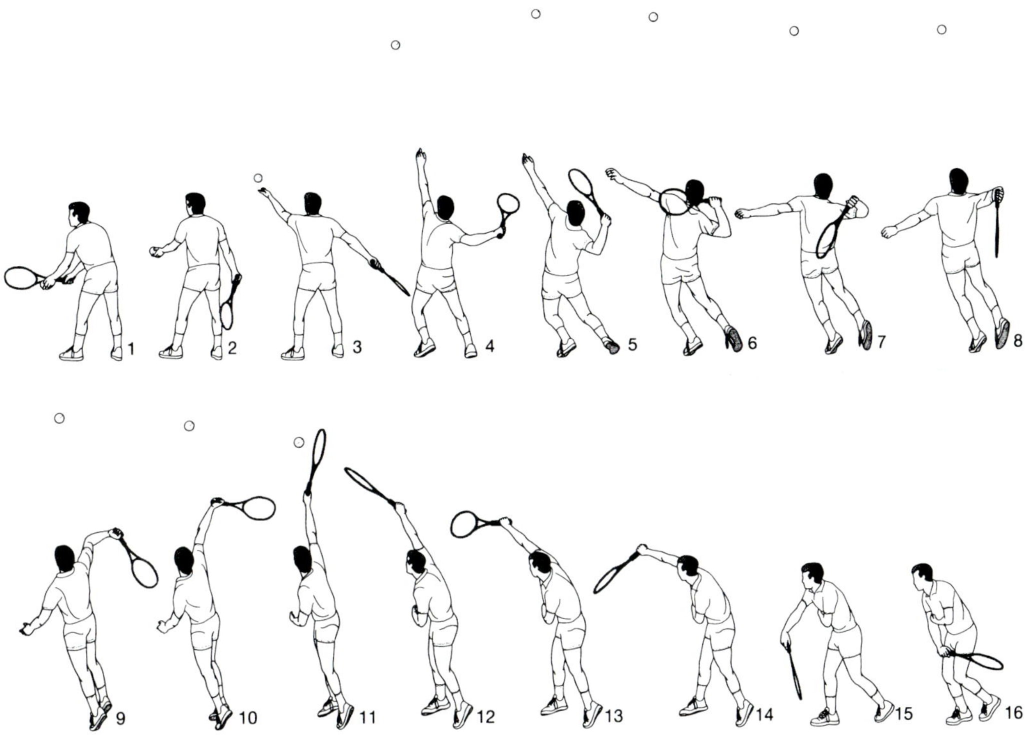

◘ Abb. 2.19. Phasen des Tennisaufschlags (DTB, BLV-Verlag)

Tabelle 2.5. Muskelaktivitäten beim Tennisaufschlag

Muskulatur Phase	ECRL	ECRB	BR	PT	BB	EDC	FCR	TB
»Wind-up«	22	17	5	8	9	14	5	5
»Early cocking«	17	33	10	8	7	32	9	2
»Late cocking«	63	17	18	14	11	50	24	36
»Acceleration«	31	49	20	67	12	39	41	65
»Early follow through«	29	21	9	18	14	11	25	20
»Late follow through«	18	25	9	14	34	7	11	9

Angaben in %MMT.

Beschleunigungsphase
- Der Triceps brachii und der Pronator teres zeigen einen Anstieg auf über 60 % MMT.
- Der ECRB und der FCR sind in dieser Phase immer noch über 40 % MMT.

Frühe und späte Ausschwungphase
- Nur noch der ECRL ist über 25 % MMT.
- In der **späten Ausschwungphase** erhöht der M. biceps brachii seine Aktivität nochmals auf 34 % MMT. Er bremst die Extensions- und Pronationsbewegung des Ellenbogens, generiert durch den M. triceps und den M. pronator teres in der Beschleunigungsphase.

> **Tipp**
> Neben einer medialen Instabilität, bedingt durch wiederholte Mikrotraumata, können folgende Probleme auftreten:

- Überlastung der Handgelenksextensoren in der Vorbereitungs- und Beschleunigungsphase.
- Überlastung des M. triceps brachii in der Beschleunigungsphase.
- Eine Überlastung des M. pronator teres und der Handgelenksflexoren in der Beschleunigungsphase, insbesondere während des Topspinaufschlages.
- Überlastung des M. biceps brachii in der Ausschwungphase durch die exzentrische Belastung.

Eine **genaue Anamnese** wann und wo genau innerhalb der Aufschlagbewegung die Schmerzen auftreten, ist für die Diagnose, die anschließende Therapie und die Korrektur der Technik wichtig.

2.4.3 Grundschläge im Tennis

Die Phasen der Tennisgrundschläge
(Abb. 2.20 a,b)
1. Vorbereitungsphase (»Preparation«), **Bild 1–5**, endet mit der ersten Vorwärtsbewegung des Schlägers.
2. Beschleunigungsphase (»Acceleration«), **Bild 6–8**, endet mit dem Ballkontakt.
3. Frühe Ausschwungphase (»Early follow through«), **Bild 9–10**, beginnt mit Ballkontakt und beschreibt ca. die ersten 25 % der kompletten Ausschwungphase.

2.4 · Muskuläre Innervationsmuster im Sport

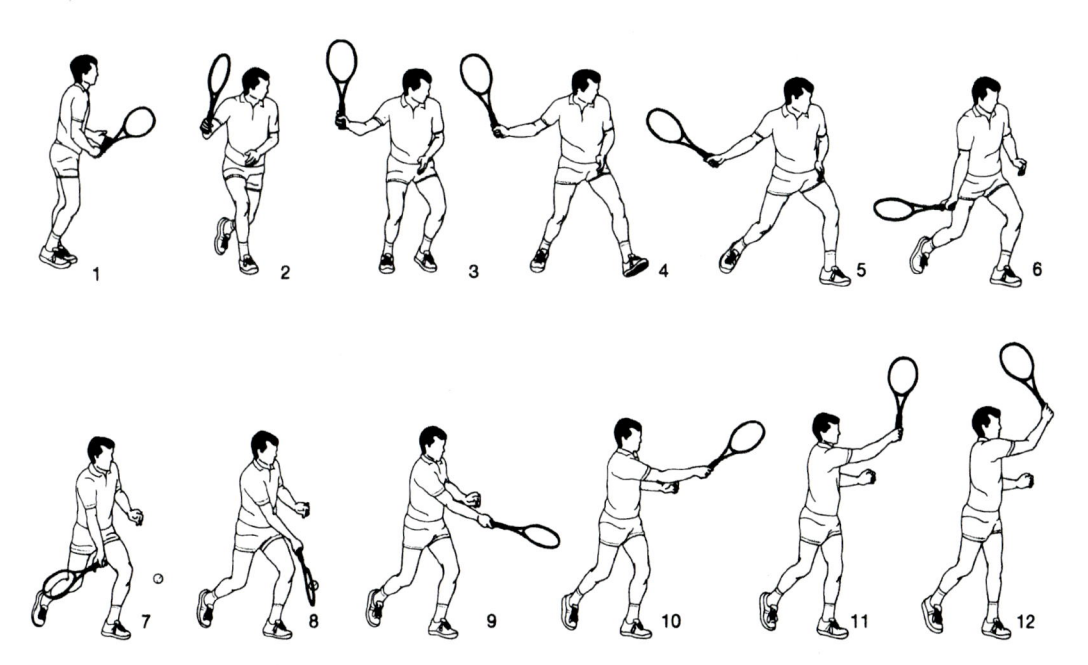

◘ **Abb 2.20.** a Phasen des Vorhand-Grundschlages (DTB, BLV-Verlag)

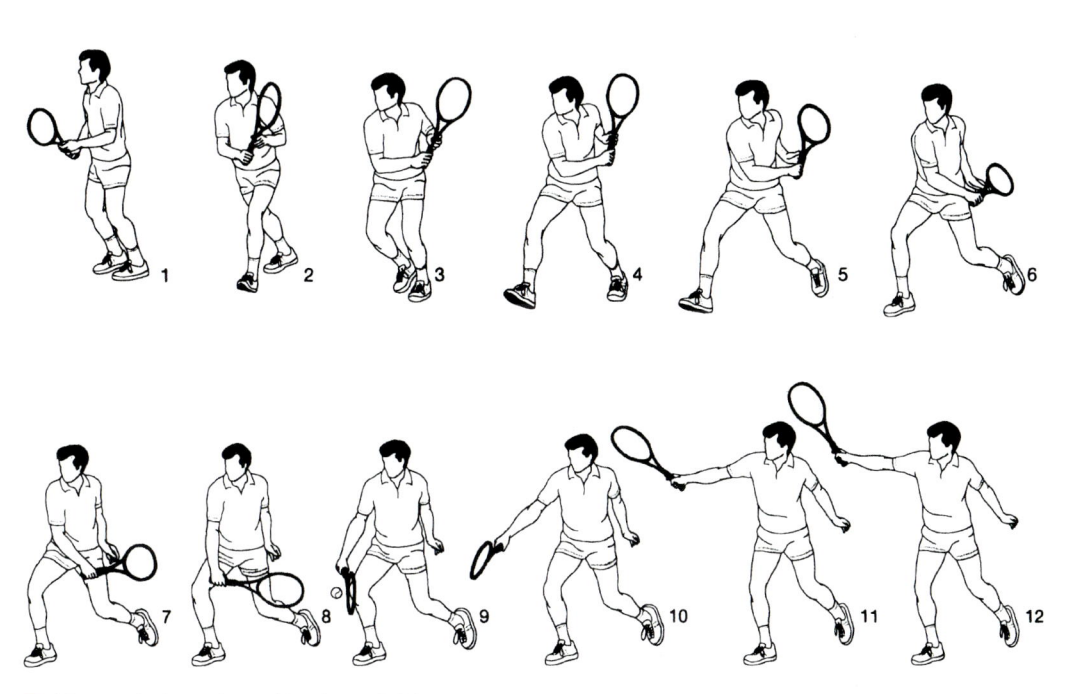

◘ **Abb 2.20.** b Phasen des Rückhand-Grundschlages (DTB, BLV-Verlag)

Tabelle 2.6. Muskelaktivitäten bei Vor- und Rückhand im Tennis

Muskulatur Phase	ECRL	ECRB	PT	BR	BB	EDC	FCR	TB
Vorhand								
»Preparation«	26	24	12	14	21	17	15	2
»Acceleration«	48	58	24	55	55	44	36	30
»Early follow through«	15	49	22	16	48	31	34	17
»Late follow through«	29	27	7	9	17	22	5	7
Rückhand								
»Preparation«	6	7	4	8	13	16	5	8
»Acceleration«	48	60	33	31	35	69	19	39
»Early follow through«	39	47	28	36	16	33	26	17

Angaben in %MMT.

4. Späte Ausschwungphase (»Late follow through«), **Bild 11–12**, beschreibt die letzten 75 % der Ausschwungphase bis der Schlag zu Ende ist.

Muskuläre Aktivitäten bei der Vorhand
(○ Tabelle 2.6)

Vorbereitungsphase
— Außer dem ECRL zeigten alle Muskeln eine **schwache Aktivität** (<25 % MMT).

Beschleunigungsphase
— Bis auf den FCR, den Pronator teres und den M. triceps zeigen alle Muskeln einen deutlichen **Anstieg der Aktivität** über 40 %MMT, wodurch sowohl das Handgelenk als auch die Unterarmrotation und Ellenbogenflexion stabilisiert wird.

Frühe Ausschwungphase
— Der EDC, der ECRB und der M. biceps brachii halten ihre **hohe Aktivität** zur exzentrischen Kontrolle des Handgelenkes und der Unterarmpronation.

Späte Ausschwungphase
— Nur noch der ECRB und der ECRL sind mit 27 % und 29 % MMT aktiv.
— Alle anderen Muskeln lagen unter 25 % MMT.

Muskuläre Aktivitäten bei der Rückhand
(s. ○ Tabelle 2.6)

Vorbereitungsphase
— Alle Muskeln sind unter 25 % MMT aktiv, da die andere Hand den Schläger mit in die Ausholbewegung zurückführt.

Beschleunigungsphase
— Alle Muskeln steigen auf der Messskala über 25 % MMT an. Der ECRB, ECRL und EDC sogar auf über 40 % MMT.

2.4 · Muskuläre Innervationsmuster im Sport

Frühe Ausschwungphase
- Bis auf den ECRB, der weiterhin über 40 % MMT bleibt, ist an allen anderen Muskeln eine **deutliche Aktivitätsminderung** messbar.

Späte Ausschwungphase
- Alle Muskelwerte liegen unter 25 % MMT.

> **Beachte**
> Bei der Vorhand, vor allem aber bei der Rückhand, sind die **Handgelenksextensoren** die aktivsten Muskeln. Überlastungsschäden der Handgelenksextensoren sind daher häufige Folgen.

Variationen dieser Muster sind nicht nur beim Aufschlag, sondern auch bei den Grundschlägen mit verschiedenen Schlagvarianten, wie z. B. Slice oder Topspin, möglich. So neigt die Flexoren- und Pronatorgruppe bei Spielern mit einer extremen Topspin-Vorhand zu Überlastungen.

Veränderung der Muskelaktivitäten bei Tennisspielern mit einer Epicondylitis lateralis

- Die Pronatoren- und Extensorengruppe (ECRB, ECRL) weist **in 4 von 6 Phasen** eine deutlich **höhere Aktivität** als in der gesunden Gruppe auf. Bei den Messungen wurde die Beschleunigungsphase in eine **frühe** und **späte Beschleunigungsphase** unterteilt und der Ballkontakt als eine eigenständige Phase gewertet.
- Am deutlichsten waren die Unterschiede im Moment des Ballkontaktes und der frühen Ausschwungphase.

Eine Übersicht der Differenzen ist in ◘ Tabelle 2.7 dargestellt.

> **Beachte**
> Die **übermäßige Aktivität** bei einer Epikondylitis konnte direkt mit einer **fehlerhaften Technik** in Verbindung gebracht werden. Das erklärt auch, warum Tennisspieler im Moment des Ballkontaktes die meisten Beschwerden verspüren.

◘ Tabelle 2.7. Muskelaktivitäten bei Spielern mit einer Epicondylitis lateralis

Muskulatur / Phase	ECRB G	ECRB V	ECRL G	ECRL V	EDC G	EDC V	PRON G	PRON V	FCR G	FCR V
»Preparation«	18	28	13	28	11	13	13	14	9	27
»Early acceleration«	62	28	35	36	57	44	16	11	14	19
»Late acceleration«	83	78	72	81	77	81	29	17	38	53
»Ball impact«	40	94	43	89	72	42	26	60	56	70
»Early follow through«	43	67	42	62	50	45	32	61	41	53
»Late follow through«	18	28	15	23	21	16	13	24	11	23

Angaben in % MMT.
G Gesund; V Verletzt.

Andere Autoren führen auf, dass auch Tennisspieler mit einer beidhändigen Rückhand etwa die gleichen Muster und Intensitäten der Handgelenksextensoren zeigen wie Spieler, die mit einer einhändigen Rückhand spielen und trotzdem seltener eine Epicondylitis lateralis entwickeln. Technische Mängel treten eher bei einer einhändigen Rückhand auf. Bei einer beidhändigen Rückhand wird ein starker Impuls infolge eines zu späten oder ungenauen Treffpunktes eher mit dem zweiten Arm abgefangen.

Eine weitere Ursachen für die häufigen Überlastungen des ECRB wird in der **verminderten reaktiven Kompetenz** des Muskels während des Ballkontaktes gesehen.

Die Untersuchungen ergaben, dass **die verletzte Muskulatur** im Gegensatz zur gesunden eine **höhere Aktivität** hat. Es widerspricht der allgemeinen Erfahrung und Beobachtung, dass zum Schutz einer Struktur bei Verletzungen eher eine Abschwächung der Kontraktionskraft die Folge ist. Eine Erklärung dafür kann sein, dass sich die Spieler in einer subakuten Phase befanden und somit, wenn auch unter Schmerzen, mit ihrer fehlerhaften Technik spielen konnten.

Konsequenzen dieser Messungen für die Therapie

- Überlastungen sind häufig Folge einer **fehlerhaften Technik**, sodass der Therapeut grundsätzlich die Technik kontrollieren muss.
- Überlastungen oder Instabilitäten entstehen außerdem durch eine **schlechte Impulsübertragung** im Gesamtbewegungsablauf. Der Gesamtablauf sowie die einzelnen Gelenke sollten daher auf muskuläre Defizite oder andere Probleme geprüft werden:
- Reduktion der Belastungsintensität,
- Techniken zur Spannungsverminderung der Extensoren,
- Verbesserung der muskulären Reaktivität allgemein und sportartspezifisch.

2.4.4 Golfschwung

Die Phasen beim Golfschwung

1. **Initialphase:** ist ein konstantes Zeitintervall (0,1 s) bevor der Schläger vom Ball weggeführt wird.
2. **Schwungphase:** beginnt mit dem Wegführen des Schlägers vom Ball und endet mit dem Beginn der Kontaktphase.
3. **Kontaktphase:** beginnt mit dem plötzlichen EMG-Ausschlag der Flexorengruppe und endet, wenn der Ball vom Schläger geht.
4. **Post-Kontaktphase:** ist der Zeitraum von 0,1 s nach Ballkontakt.

Muskuläre Aktivitäten mit und ohne eine Epicondylitis medialis

- Das spielerische Niveau beeinflusste die Messungen nicht.
- Weder das spielerische Niveau noch das Bestehen einer Epicondylitis medialis hatten Auswirkungen auf die Gesamtschlagdauer.
- Die Aktivität der Handgelenksextensoren lag bei durchschnittlich 33,6 % des MVC in der Initialphase und bei 58,8 % des MVC in der Kontaktphase.
- Die Flexoren des Unterarmes sind in den ersten zwei Phasen bei den gesunden Probanden wenig aktiv, hatten jedoch einen starken EMG-Ausschlag in der Kontaktphase mit 90,8 % der MVC.
- Spieler mit einer Epicondylitis medialis zeigten im Vergleich zur gesunden Gruppe eine **höhere Aktivität** der Flexorengruppe **in allen 4 Phasen**. In der Initial- und der Schwungphase waren diese Unterschiede signifikant, weniger in der Kontakt- und Post-Kontaktphase.

2.5 Anatomie des neuralen Systems

2.5.1 Plexus brachialis (■ Abb. 2.21 a)

Der Plexus brachialis entwickelt sich aus den zervikalen Wurzeln C5–Th1.

Hieraus ergeben sich die zunächst die **Trunci superior**, **medius** und **inferior**.

Aus den Trunci entwickeln sich die **Fasciculi lateralis**, **medialis** und **posterior**.

- **N. radialis** und der N. axillaris entwickeln sich aus dem Fasciculus posterior.
- **N. ulnaris**, der N. cutaneus brachii medialis und der N. cutaneus antebrachii medialis entwickeln sich aus dem Fasciculus medialis.
- **N. medianus** wird gebildet durch die Radix medialis des Fasciculus medialis zusammen mit der Radix lateralis des Fasciculus lateralis.
- **N. musculocutaneus** bildet sich aus dem Fasciculus lateralis.

■ Abb. 2.21. a Plexus brachialis und der Verlauf des N. radialis, des N. medianus und des N. ulnaris.

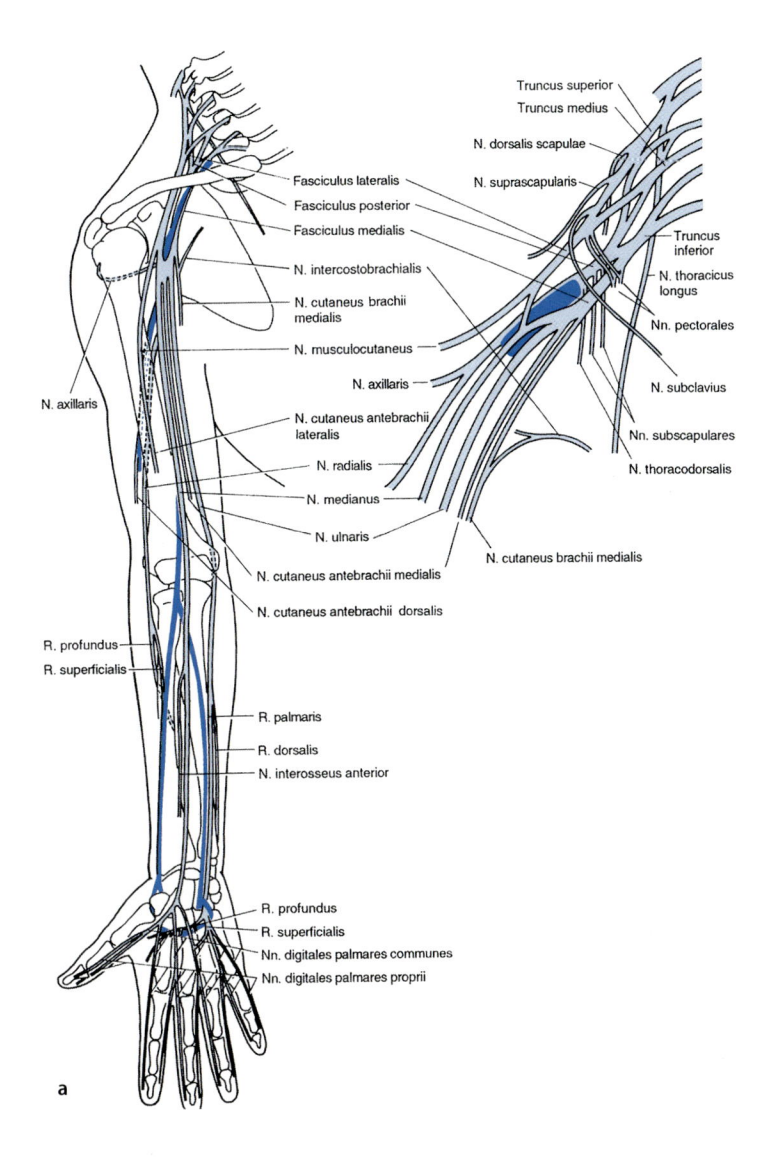

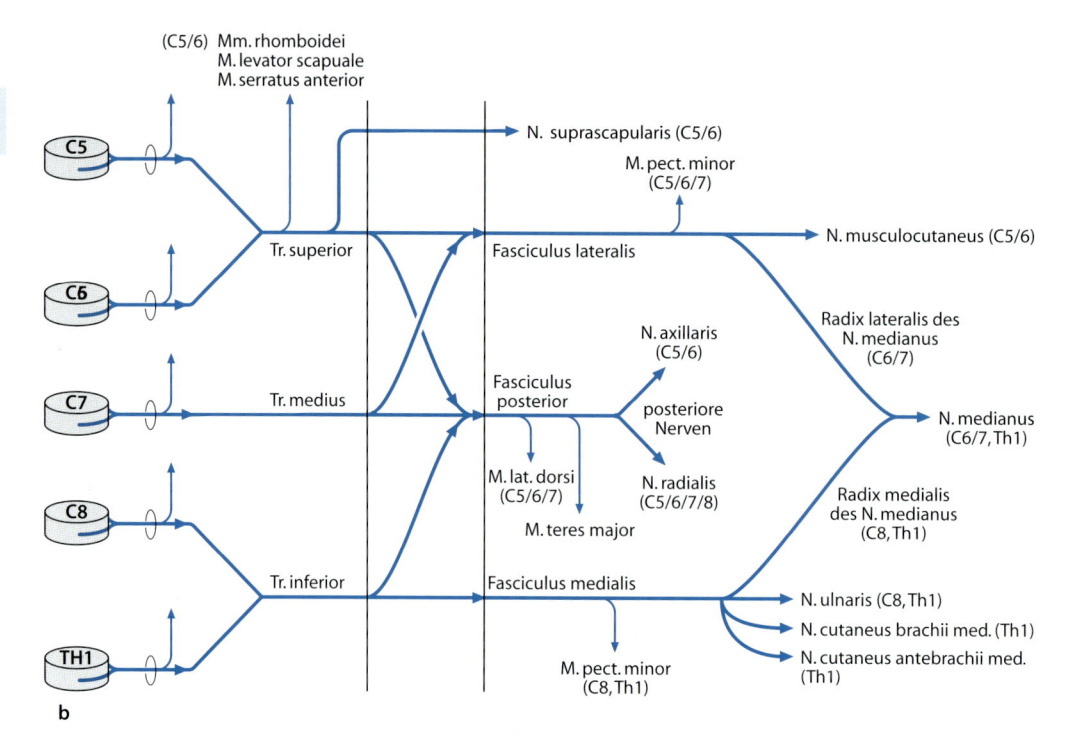

Abb. 2.21. b Schematische Darstellung des Plexus brachialis

Sowohl die Fasciculi als auch schon teilweise die Trunci geben Äste an verschiedene Muskeln ab.

Engpässe

Der Plexus brachialis passiert zusammen mit der V. und A. subclavia in seinem Verlauf folgende Engpässe:
- die Skalenuslücke,
- den kostoklavikulären Raum,
- den Korakothorakopektoralraum.

In diesen Bereichen kann es infolge anatomischer, funktioneller oder pathologischer Veränderungen zur **Kompression** von Anteilen des Plexus brachialis kommen. Seltener steht klinisch eine Kompression der Blutgefäße im Vordergrund.

Klinisches Bild bei einer Kompression in der oberen Thoraxapertur (»Thoracic outlet«-Kompressionssyndrom – TOKS)

- **Kribbelparästhesien** in den Armen und/oder bis zum Hinterkopf.
- Beschwerden treten **tagsüber bei bestimmten Aktivitäten** auf.
- **Nachts** wacht der Patient aufgrund seiner Beschwerden auf.
- **Müdigkeitsgefühl in den Armen** bei bestimmten Tätigkeiten oder Haltungen.
- Häufig sind die **Dermatome C8 und Th1** betroffen.
- Meist **keine monosegmentale Zuordnung** der Symptomatik möglich.

2.5.2 Verlauf des N. radialis
(s. ◘ Abb. 2.21)

Die segmentale Beteiligung wird je nach Autor von C4/C5/C6–TH1 angegeben. Seine **Hauptinnervation** erhält er wohl aus den Segmenten C5–C8.

Der N. radialis beginnt in Höhe der Axilla, läuft von dort auf die dorsale Fläche des Humerus und zieht durch den Sulcus N. radialis, wo sich der N. cutaneus antebrachii posterior abspaltet.

Er tritt durch das Septum intermusculare lateralis, ca. 10 cm proximal des lateralen Humerusepikondyls aus.

Weiter läuft er in einem bindegewebigen Kanal (Radialtunnel) zwischen dem M. brachioradialis, dem ECRB und M. extensor carpi radialis longus (ECRL) lateral dem M. brachialis und dem M. biceps brachii medial.

Aufästelungen finden sich im M. brachioradialis, ECRL, der Kapsel des Humeroradialgelenkes und teilweise auch im M. brachialis.

Etwas proximal des Humeroradialgelenkes teilt sich der N. radialis in den **motorischen Ramus profundus** und den **sensiblen Ramus superficialis**.

Der R. profundus gibt Äste an den ECRB und den Supinator ab. Er tritt in den Supinator ein und läuft spiralig um den proximalen Radius bis hin zur Dorsalseite.

Der R. profundus ist bei seinem Eintritt in den Supinator von straffem Bindegewebe umgeben. Diese Stelle wird auch als »**Arkade von Frohse**« bezeichnet.

Nach seinem Austritt aus dem Supinator innerviert er den M. extensor digitorum communis (EDC), den M. extensor digiti minimi und den M. extensor carpi ulnaris (ECU).

Die anterioren Äste innervieren den M. extensor pollicis longus, den M. abductor pollicis longus und den M. extensor indicis proprius.

Der Endast des R. profundus zieht als **N. interosseus posterior** auf der Membrana interossea bis auf die Dorsalseite des Handgelenkes und innerviert dort die Kapsel des Handgelenkes.

Der R. superficialis zieht zwischen dem M. brachioradialis und dem ECRB nach distal und tritt ulnar der Sehne des M. brachioradialis in die Subkutis ein. Er innerviert sensibel Teile der Hand.

2.5.3 Verlauf des N. ulnaris
(s. ◘ Abb. 2.21 a,b)

Der N. ulnaris entspringt aus dem **Fasciculus medialis** des **Plexus brachialis** (C7, C8, TH1) und verläuft im Septum intermusculare mediale entlang des M. triceps brachii nach distal.

Er verläuft 7–10 cm proximal des Epicondylus medialis unter der **Arkade von Struthers**, einem bindegewebigen Bogen, über dem Caput mediale des M. triceps brachii.

Anschließend läuft der Nerv in einen osteofibrösen Kanal, den sog. »**Cubitaltunnel**«. Das Dach wird vom Sulcus des N. ulnaris hinter dem Epicondylus medialis gebildet, lateral von der medialen Seite des Olekranons und dem Lig. collaterale ulnare. Medial wird der Nerv in diesem Kanal vom **Lig. epitrochleaolecrani** fixiert.

> ❗ **Beachte**
> Ist dieses Band beschädigt oder kongenial nicht ausgebildet, kann es zur **(Sub-)Luxation des Nervs** aus dem Sulcus kommen, was nicht mit einem Springen des M. triceps brachii am Caput mediale verwechselt werden darf.

Direkt distal vom Kubitaltunnel zieht der N. ulnaris unter einer fibrösen Arkade, die sich zwischen den beiden Köpfen des FCU ausspannt. Sie wird auch als »**Arkade von Osborne**« bezeichnet. Lateral liegen das Olekranon und das Lig. collaterale ulnare.

Unterhalb des Sulcus N. ulnaris innerviert der N. ulnaris folgende Muskeln:

M. flexor carpi ulnaris und die ulnaren Anteile des M. flexor digitorum profundus.

Im weiteren Verlauf zieht der Nerv im Bereich der Hand durch den **Tunnel von Guyon** (auch »Ulnartunnel«) und innerviert die Muskeln des Hypothenars, die Mm. interossei, die beiden ulnaren Mm. lumbricales, den M. adductor pollicis, den tiefen Anteil des M. flexor pollicis brevis, sowie sensible Teile der Hand und der Finger.

Um zu erkennen, wo eine mögliche Kompression liegt, ist es wichtig zu wissen, welche Hautareale und Muskelgruppen von den jeweiligen Nerven innerviert werden.

! **Beachte**

Ein peripherer Nerv hat immer eine relativ **scharfe sensible Begrenzung** im Gegensatz zu den Dermatomen, die z. B. bei einer Wurzelkompression betroffen sind.

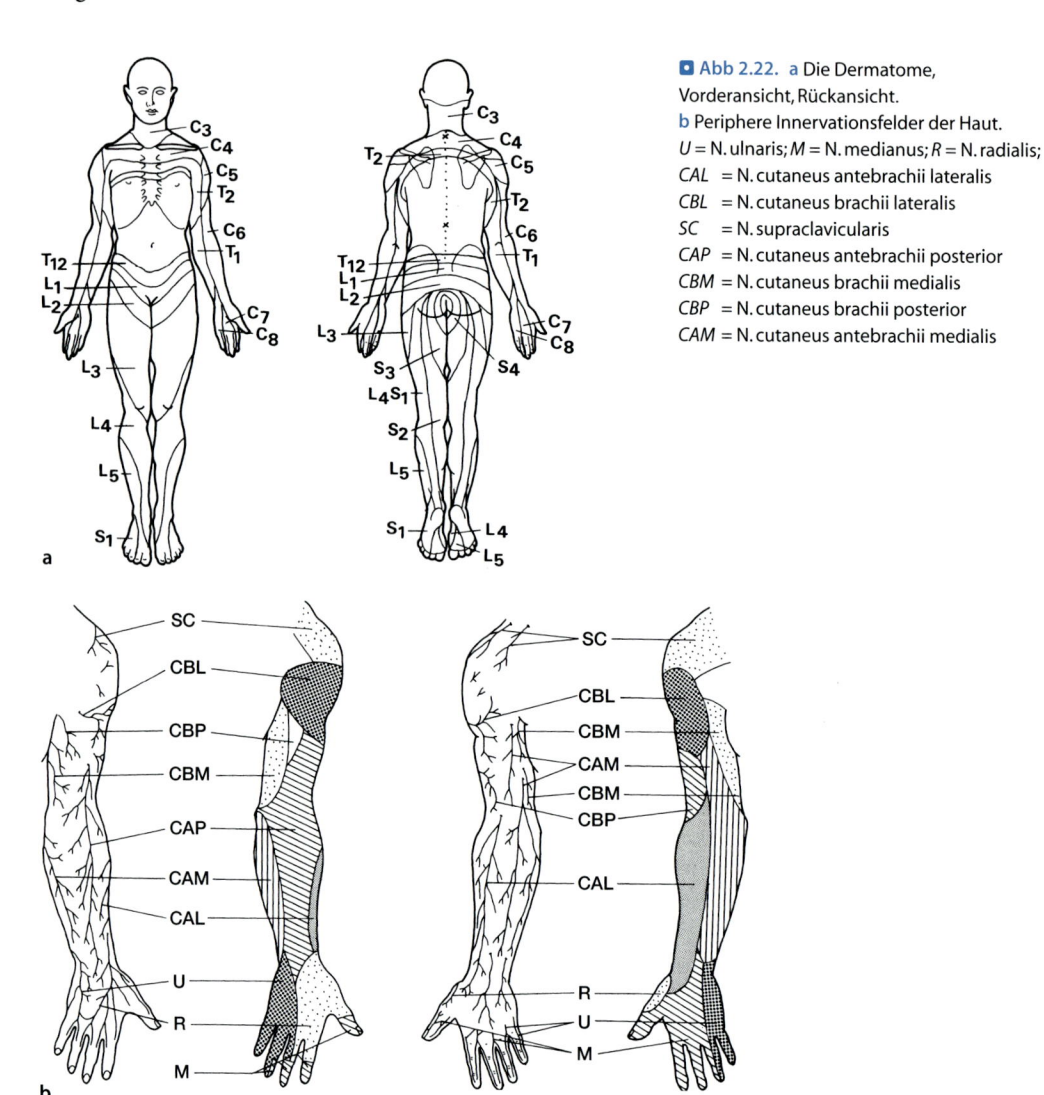

◻ Abb. 2.22. a Die Dermatome, Vorderansicht, Rückansicht.
b Periphere Innervationsfelder der Haut.
U = N. ulnaris; M = N. medianus; R = N. radialis;
CAL = N. cutaneus antebrachii lateralis
CBL = N. cutaneus brachii lateralis
SC = N. supraclavicularis
CAP = N. cutaneus antebrachii posterior
CBM = N. cutaneus brachii medialis
CBP = N. cutaneus brachii posterior
CAM = N. cutaneus antebrachii medialis

Die Art der Symptome, die durch diese unterschiedlichen Möglichkeiten möglich sind, lassen sich, wenn auch nicht immer deutlich, voneinander unterscheiden.

In ◘ Abb. 2.22 a,b sind die periphere Hautinnervation sowie die Dermatome, welche die obere Extremität betreffen, abgebildet.

2.5.4 Verlauf des N. medianus (s. ◘ Abb. 2.21 a,b)

Der N. medianus formt sich aus dem **Fasciculus lateralis** (C5–C7) und dem **Fasciculus medialis** (C8–TH1). Seine Hauptinnervation erhält er aus den Segmenten C6–TH1.

Der Nerv liegt anterior auf dem M. brachialis und verläuft relativ gerade und gut tastbar im Sulcus bicipitalis nach distal. Medial der A. brachialis lässt sich der N. medianus ebenfalls gut palpieren.

Bevor der Nerv die Fossa cubiti erreicht, passiert er das sog. **Ligament von Struthers**, das in ca. 1 % der Fälle vorhanden ist. Im weiteren Verlauf zieht er unter dem Lacertus fibrosus des M. biceps brachii hindurch, zwischen die beiden Köpfe des M. pronator teres und anschließend unter die fibröse Arkade des M. flexor digitorum superficialis (FDS).

Der N. medianus gibt Äste an den M. pronator teres, den M. flexor carpi radialis (FCR), den M. flexor digitorum superficialis (FDS), den M. palmaris longus ab und strahlt außerdem zur Kapsel des proximalen Radioulnargelenkes.

Unterhalb des M. pronator teres, ca. 5–8 cm distal des Epicondylus lateralis spaltet sich vom N. medianus der **N. interosseus anterior** ab, der auf der anterioren Membrana interossea weiter nach distal zieht. Der N. interosseus anterior ist vorwiegend motorisch und innerviert den M. flexor pollicis longus, den M. pronator quadratus und einen Teil des M. flexor digitorum profundus (Teil zum Zeige- und teilweise Mittelfinger).

Der Nerv innerviert palmar die Kapsel des Handgelenks.

Im weiteren Verlauf gibt der N. medianus ca. 5–8 cm proximal des Handgelenkes einen sensiblen Ast ab, den **Ramus palmaris**, der sensibel die Eminenz des Daumenballens innerviert und bei einem Karpaltunnelsyndrom nicht betroffen ist.

Der N. medianus verläuft durch den **Karpaltunnel** und innerviert dort Teile der Daumenballenmuskulatur sowie Teile der Hand und Finger sensibel (variabel durch mögliche Anastomosen zwischen N. ulnaris und N. medianus).

Auch im Bereich der Finger sind Variationen der sensiblen Innervation durch Überkreuzungen des N. radialis, R. superficialis und des N. ulnaris mit dem N. medianus nicht selten, sodass auch bei peripheren Nervenaffektionen nicht immer sensible Störungen vorzufinden sind.

2.6 Anatomie in vivo

In diesem Abschnitt wird die Anatomie in vivo aufgeführt.

Dabei werden speziell diejenigen Strukturen und Stellen palpiert, die zur Orientierung notwendig sind und die am häufigsten **klinische Relevanz** finden.

Die Muskelbäuche des ECU und EDC, die klinisch nicht betroffen sind, werden nicht berücksichtigt.

Für dieses Kapitel wird der Ellenbogen von ventral, lateral, medial und dorsal betrachtet.

2.6.1 Laterale Ansicht, knöcherne Referenzpunkte (◘ Abb. 2.23 a)

Der Ellenbogen befindet sich in 90 Grad Flexion, der Unterarm in Supination und die Hand in Dorsalextension.

Die **Crista supracondylaris humeri (1)** lässt sich bei transversaler Palpation gut als scharfe

Erhebung tasten. Am unteren Ende dieser Struktur erreicht man das obere Plateau des Epicondylus lateralis humeri, den knöchernen Ursprung des **ECRB (2)**. Wird entlang der dorsalen Seite der Crista supracondylaris nach kaudal palpiert, so erreicht man automatisch auch die dorsale Seite des **Capitulum humeri (3)** und im weiteren Verlauf den Gelenkspalt zwischen Capitulum und **Caput radii (4)**.

Entlang der **Ventralseite** der Crista befindet sich die vordere Begrenzung des Capitulum humeri. In diesem Bereich liegt die **Bursa humeroradialis,** die auch als sog. **Bursa von Osgood** bezeichnet wird. Dem Verlauf folgend, können der ventrale Gelenkspalt zwischen Capitulum humeri und **Caput radii (4),** der weitere Gelenkspalt sowie distal davon das **Caput radii (5)** ertastet werden. Direkt an das Caput radii schließt das **Collum radii (6)** an.

2.6.2 Laterale Ansicht, Weichteilstrukturen (s. Abb. 2.23 b)

Der Unterarm ist in Nullstellung. Bei isometrischer Ellenbogenflexion kann die **Oberseite** des M. brachioradialis zur **Crista supracondylaris humeri (1)** bis hin zur oberen Begrenzung des Ansatzes verfolgt werden. Die **Unterseite** des M. brachioradialis wird durch den Muskelbauch des **ECRL (8b)** begrenzt. Deutlich ist dieser bei Widerstand gegen die Dorsalextension und Radialabduktion des Handgelenkes zu tasten. Die Insertionen des **ECRL (8a)** und des **Brachioradialis (7)** sind am besten zu palpieren, indem der Daumen mit leichtem Druck gegen die Ventralseite der Crista supracondylaris gesetzt wird und dann quer zum Faserverlauf bewegt.

Um die Insertion des ECRB zu finden, verfolgt man die scharfe Kante der Linea supracondylaris weiter nach unten und erreicht so automatisch das obere Plateau des Epicondylus lateralis humeri, den knöchernen Ursprung des **ECRB (9b)**. Wird der Oberarm bei ca. 45 Grad Ab-

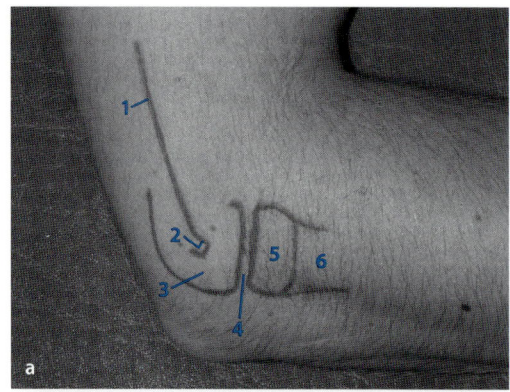

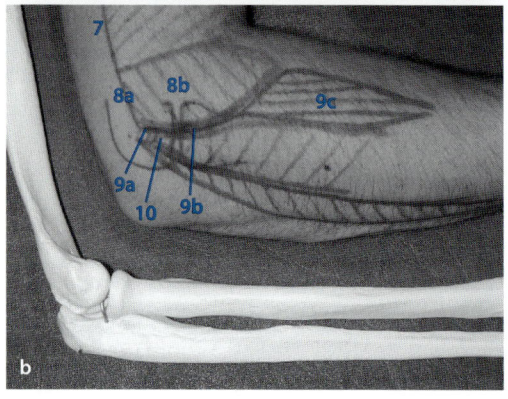

Abb 2.23. a Laterale Ansicht, knöcherne Referenzpunkte,
1 Linea supracondylaris humeri,
2 Epicondylus lateralis humeri,
3 Capitulum humeri,
4 humeroradialer Gelenkspalt,
5 Caput radii und
6 Collum radii.
b Laterale Ansicht, Weichteilstrukturen.
7 Insertion des M. brachioradialis;
8a Insertion und
8b Muskelbauch des ECRL;
9a Insertion;
9b Sehne und
9c Muskelbauch
10 des ECRB; Insertion des EDC

duktion der Schulter auf den Tisch gelegt, steht das Plateau nahezu parallel zur Unterlage. Für die Palpation und auch die Behandlung der Insertionen mit Querfriktion wird allgemein eine muskulär entspannte Situation in Supination des Unterarmes und Dorsalextension des Handgelenkes gewählt. Das Plateau kann aus dieser

Ausgangsstellung mit dem Daumen getastet werden.

Die Palpation der Sehne des ECRB (◘ Abb. 2.24) erfolgt unter **Sehnenvorspannung**.

Die Sehne liegt in einer muskulären Delle ventral des Caput radii. Bedingt durch die anatomischen Verbindungen des ECRB mit dem EDC tritt bei Friktion über die Sehne eine leichte Extension des Mittelfingers auf.

Bei Widerstand gegen die reine Dorsalextension des Handgelenkes wird der Muskelbauch des **ECRB (9c)** deutlich. Dieser liegt genau distal des Muskelbauches des ECRL.

Die Insertion des EDC kann am besten bei fast extendiertem Ellenbogen palpiert werden. Direkt proximal des humeroradialen Gelenkspaltes lässt sich von kaudal und ventral kommend die Insertion am distalen Plateau des Epicondylus lateralis tasten (◘ Abb. 2.25).

Die Bursa humeroradialis wird am distalen Ende der ventralen Seite der Crista supracondylaris humeri erreicht. In 90 Grad Flexion liegt sie medial des ventralen Plateaus des Epicondylus lateralis humeri.

2.6.3 Mediale Ansicht, knöcherne Strukturen (◘ Abb. 2.26)

Der **Epicondylus medialis humeri (1)** kann leicht palpiert werden, da er sehr prominent ist. Die gemeinsame Insertion des Pronator-/Flexorenursprungs wird getastet, indem der Daumen von medial kommend auf die ventrale Seite des Epicondylus medialis schiebt. Der Ursprung des Caput humerale des M. pronator teres liegt in der proximalen Hälfte, während in der distalen Hälfte der gemeinsame Ursprung der Flexorengruppe liegt.

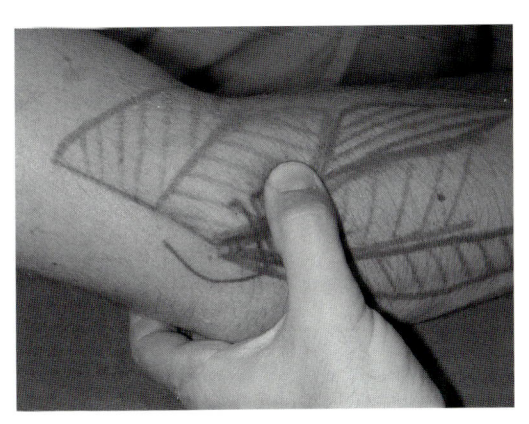

◘ Abb 2.24. Palpation der Sehne des ECRB

2.6.4 Mediale Ansicht, Weichteilstrukturen (s. ◘ Abb. 2.26)

Die **A. brachialis (4)** kann medial in Höhe der Bizepssehne getastet werden. Genau darunter liegt der **N. medianus (5)**, der gut palpiert werden kann. Eine weitere Palpationsstelle liegt im **Sulcus bicipitalis (7)**. Der **N. ulnaris (6)** ist gut im Sulcus **N. ulnaris (2)** tastbar. Der Ursprung der **Flexorengruppe (8)** lässt sich, wie oben beschrieben, mit dem Daumen auf der distalen Hälfte des anterioren Epicondylus medialis tasten. Der **MSÜ (9)** liegt ca. 1–1,5 cm weiter distal. Die runde Flexorensehne ist gut vom Übergang zum Muskelgewebe zu unterscheiden.

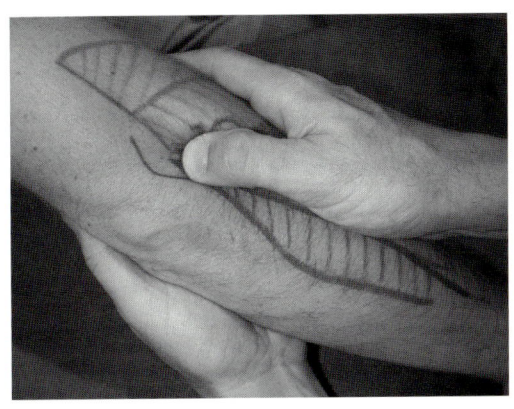

◘ Abb 2.25. Palpation der Insertion des EDC

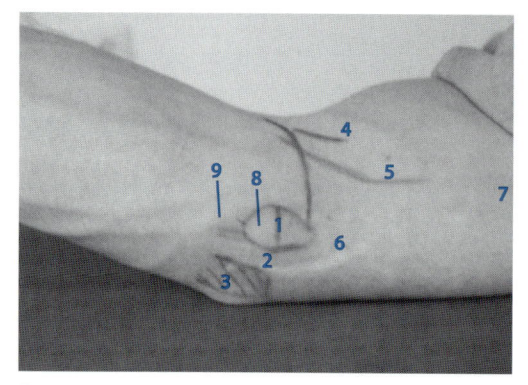

Abb. 2.26. Mediale Ansicht, knöcherne Referenzpunkte und Weichteilstrukturen.
1 Epicondylus medialis humeri;
2 Sulcus N. ulnaris;
3 Medialseite des Olekranons;
4 A. brachialis;
5 N. medianus;
6 N. ulnaris;
7 Sulcus bicipitalis;
8 Insertion und
9 MSÜ der Flexoren

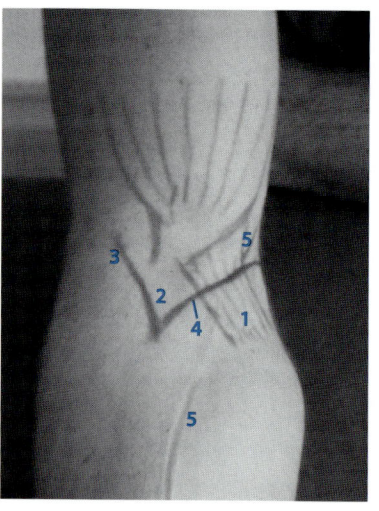

Abb. 2.27. Ventrale Ansicht, Weichteilstrukturen.
1 Lacertus fibrosus;
2 Fossa cubiti;
3 Med. Rand des M. brachioradialis;
4 Rand des M. pronator teres;
5 N. medianus

2.6.5 Ventrale Ansicht, Weichteilstrukturen (Abb. 2.27)

Der **Lacertus fibrosus** (1) ist bei isometrischer Kontraktion des M. biceps gut sicht- und tastbar. Die **Fossa cubiti** (2) wird lateral vom **M. brachioradialis** (3) begrenzt, der durch Flexion gegen Widerstand in neutraler Unterarmrotation sichtbar wird. Bei **isometrischem Widerstand** gegen die Pronation des Unterarmes tritt der **M. pronator teres** (4) deutlich hervor.

Die Tuberositas radii kann in Supination des Unterarmes gut in der Tiefe am Kreuzpunkt des M. brachioradialis mit dem M. pronator teres getastet werden. Durch Unterarmrotation während der Palpation wird sie noch deutlicher.

Der N. medianus kann so weit nach distal verfolgt werden, bis er unter dem Lacertus weggleitet. Von da ab kann sein Verlauf rekonstruiert werden, da er im Bereich des Handgelenkes zwischen dem M. palmaris longus und dem **FCR** verläuft (5).

2.6.6 Dorsale Ansicht, knöcherne und Weichteilstrukturen (Abb. 2.28)

Der Ellenbogen ist gestreckt, der Unterarm befindet sich in maximaler Pronation.

Das **Olekranon** (1) ist nach allen Seiten gut abgrenzbar. In der radialen Grube lässt sich der humeroradiale **Gelenkspalt** (4) sehr gut tasten. Distal vom humeroradialen Gelenkspalt befindet sich das **Caput radii** (5), ca. 1–1,5 cm weiter distal die **Tuberositas radii** (6), die in dieser Ausgangsstellung direkt unter der Haut liegt.

An der **medialen Begrenzung** des Olekranons liegt der **Sulcus N. ulnaris** (2) mit dem **N. ulnaris** (8). An der **proximalen Begrenzung** des Olekranons befindet sich die Insertion des M. triceps brachii, die in 90° Beugung besser zu tasten ist. Etwa 2 cm weiter distal ist der MSÜ zu palpieren.

2.6 · Anatomie in vivo

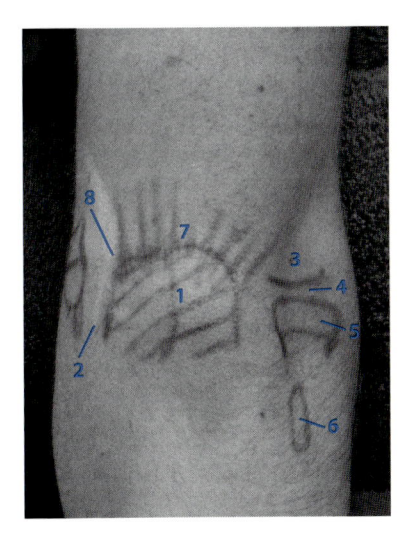

Abb 2.28. Dorsale Ansicht, knöcherne und Weichteilstrukturen.
1 Olekranon;
2 Sulcus N. ulnaris;
3 Capitulum humeri;
4 humeroradialer Gelenkspalt;
5 Caput radii;
6 Tuberositas radii;
7 Insertion des Triceps brachii;
8 N. ulnaris

Biomechanik des Ellenbogengelenkes

3.1 Grundbegriffe – 42

3.1.1 Anatomisch deskriptive Bewegung – 42
3.1.2 Osteokinematik – 42
3.1.3 Arthrokinematik – 43
3.1.4 Rollbewegung und Translation – 43
3.1.5 Rollen und Schub des konvexen Gelenkpartners gegenüber der Konkavität – 43
3.1.6 Schwingen und Gleiten des konkaven Gelenkpartners gegenüber der Konvexität – 44
3.1.7 Die Bewegung der axialen Rotation – 45
3.1.8 Die Evolute – 46
3.1.9 Die Zentrode – 46
3.1.10 Physiologische Koppelung von Schwingen (Rollen) und Gleiten (Schub) – 47
3.1.11 »Close packed position« oder verriegelte Stellung – CPP – 48
3.1.12 »Loose packed position« oder (aktuelle) Ruhestellung – LPP – 48

3.2 Bewegungen des Ellenbogengelenkes – 48

3.2.1 Flexion im Ellenbogen – 48
3.2.2 Extension im Ellenbogen – 49
3.2.3 Pro- und Supination im proximalen Radioulnargelenk – 49
3.2.4 Kraftübertragung im Ellenbogengelenk – 52

3.3 Gelenksteuerung – 53

3.3.1 »Closed loop theory« – 53
3.3.2 »Open loop theory« – 54
3.3.3 Stufen des Lernens – 54
3.3.4 Problemstellung – 54
3.3.5 Rehabilitation der Propriozeption und neuromuskulären Kontrolle – 55

3.1 Grundbegriffe

Bevor näher auf die Biomechanik des Ellenbogengelenkes eingegangen wird, soll die folgende Einleitung sowie die Darstellung der Grundbegriffe zu einem besseren Verständnis beitragen.

3.1.1 Anatomisch deskriptive Bewegung

Die Beschreibung einer Bewegung erfolgt gemäß den definierten anatomischen Achsen und Ebenen. Die Extension und Flexion im Ellenbogengelenk wird als eine Bewegung in der sagittalen Ebene um eine frontale Achse beschrieben (◘ Abb. 3.1 a).

3.1.2 Osteokinematik

Osteokinematik beschreibt die Bewegung zweier Knochen zueinander. Als Beispiel wird das rechte Ellenbogengelenk aufgeführt; das **lokale Achsensystem, durch welches sich die Bewegungen definieren, ist** in System A und B unterteilt. **System A** bezieht sich auf die Trochlea humeri und das Humeroulnargelenk, **System B** auf das Capitulum humeri und das Humeroradialgelenk. Da sich das **anatomische globale Achsensystem** und die beiden lokalen Achsensyste-

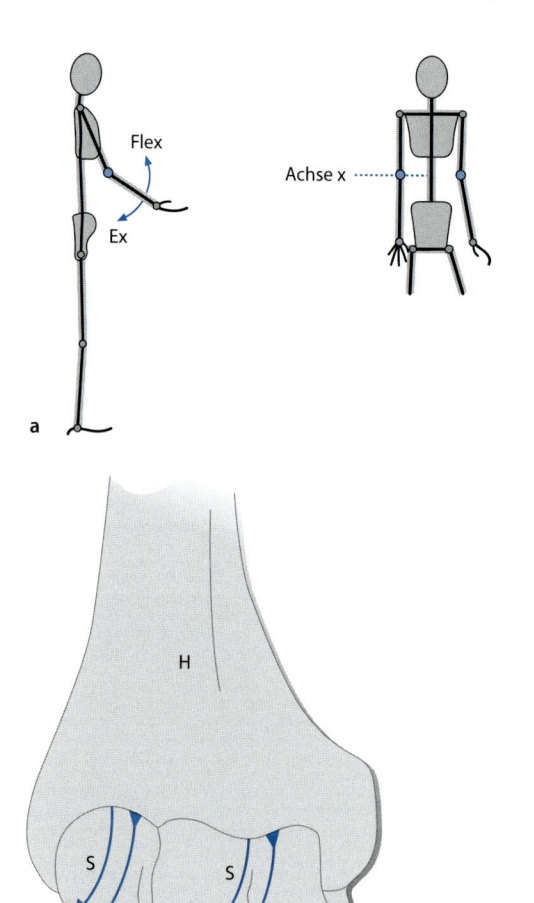

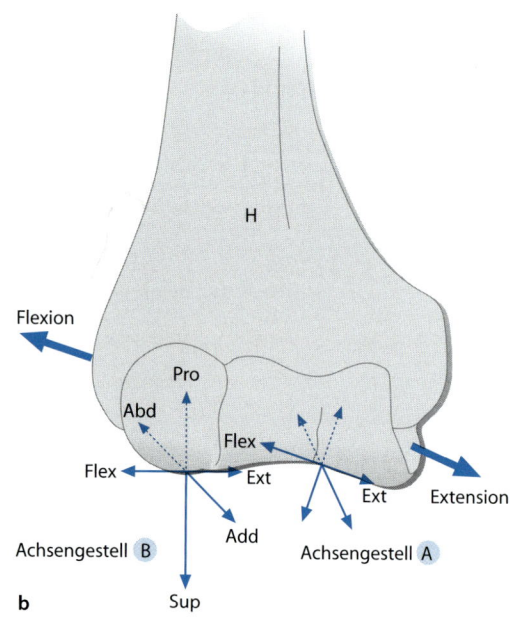

◘ Abb 3.1. a Anatomisch deskriptive Flexion und Extension in der Sagittalebene um eine frontale Achse X. b Die lokalen Achsensysteme und die physiologische osteokinematische Achse für Flexion und Extension im Ellenbogengelenk. c *S* Schwingen und *G* Gleiten von Radius und Ulna gegenüber den humeralen Gelenkflächen

me nicht decken, führt eine reine osteokinematische Extension im Ellenbogen zu einer anatomisch deskriptiven Kombinationsbewegung aus Extension und Abduktion des Unterarmes gegenüber dem Oberarm. Im Humeroulnargelenk kommt es zu einer reinen osteokinematischen Extension. Da der Radius dabei die Ulna begleitet, entsteht im Humeroradialgelenk eine osteokinematische Kombinationsbewegung aus Extension, Abduktion und Supination (s. ◘ Abb. 3.1 b).

Tabelle 3.1. Begriffsdefinitionen: Rollbewegung und Translation

Bewegung Bezeichnung		
Konvexer Gelenkpartner	Rollen	Rollen
	Translation	Schub
Konkaver Gelenkpartner	Rollen	Schwingen
	Translation	Gleiten

3.1.3 Arthrokinematik

Die Arthrokinematik hingegen beschreibt die Artikulation der Gelenkflächen zueinander während einer Bewegung.

Betrachtet man die reine osteokinematische Extension im Humeroulnargelenk kommt es hierbei zu einem Schwingen und Gleiten der ulnaren Gelenkfläche auf der Trochlea humeri senkrecht zur Bewegungsachse. Der Radius begleitet hierbei wiederum die Ulna (s. ◘ Abb. 3.1 c).

3.1.4 Rollbewegung und Translation

Häufig wird beschrieben, dass in jedem Gelenk während der angulären Bewegung arthrokinematisch die Kombination einer Rollbewegung mit einer Translationsbewegung auftritt. Man kann aber auch sagen, dass eine Translation im Gelenk nur dann auftritt, wenn auch angulär bewegt wird. Diese Kombination wird als »**physiologischer Roll-Gleit-Mechanismus**« bezeichnet.

In den seltensten Fällen aber treten Roll- und Translationsbewegungen in ihrer reinen Form auf. Kommt es in einem Gelenk bei der aktiven Bewegung zu einer übermäßigen Translation, wird dies meist als **Instabilität** gewertet. So z. B. nach einer Ruptur des vorderen Kreuzbandes im Kniegelenk. Bei einer **vermehrten Rollbewegung** hingegen, tritt häufig eine anguläre Bewegungseinschränkung auf. Ansonsten können Translationsbewegungen nur passiv ausgelöst werden, beispielsweise beim Testen der Gelenkstabilität oder des Gelenkspiels.

Im Grunde weisen alle Gelenkflächen eine mehr oder weniger starke Krümmung auf. Je nach Krümmungsausrichtung werden diese Gelenkflächen als konvex, konkav oder sattelförmig bezeichnet.

Um eine bessere Orientierung zu gewährleisten, werden zunächst die Begriffe **Rollen** und **Translation** definiert (◘ Tabelle 3.1). Im folgenden Text werden alle Rollbewegungen eines **konvexen Gelenkpartners** als **Rollen**, alle **Translationsbewegungen** als **Schub** bezeichnet.

Die Rollbewegung des **konkaven Gelenkpartners** wird als **Schwingen**, die **Translationsbewegung** als **Gleiten** bezeichnet.

Ein gesundes Gelenk besitzt **maximal drei Freiheitsgrade**. Dabei ist der stetige Kontakt der Gelenkflächen zueinander für eine einwandfreie Funktion Voraussetzung.

3.1.5 Rollen und Schub des konvexen Gelenkpartners gegenüber der Konkavität

Bei einer reinen Rollbewegung kommen die Punkte 1 bis 5 auf der konvexen Gelenkfläche mit den Punkten 1 bis 5 auf der Konkavität in Kon-

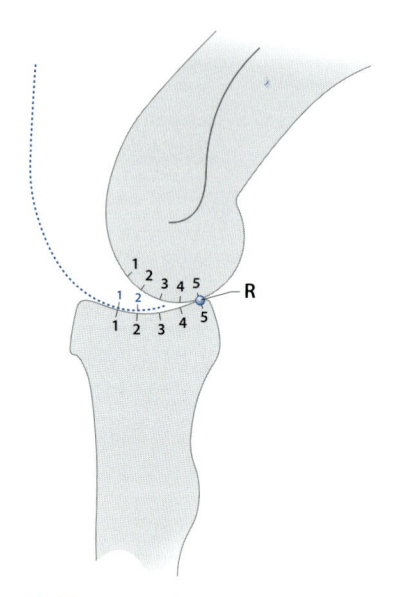

Abb 3.2. Die Rollbewegung: Bei einer reinen Rollbewegung erreicht das Gelenk frühzeitig die Endstellung und es kommt zur Einschränkung (*R* momentane Rotationsachse)

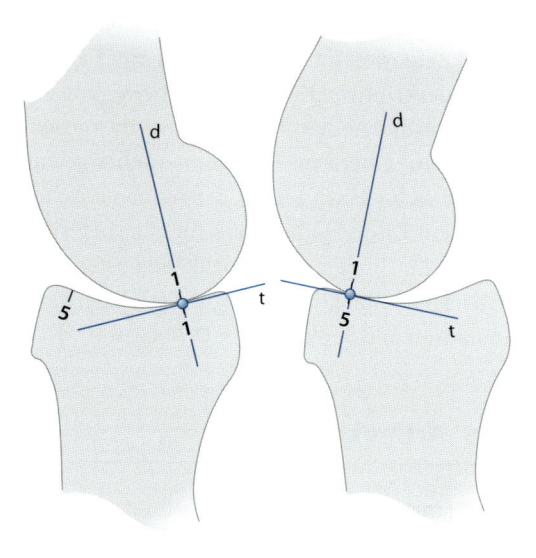

Abb 3.3. Die Schubbewegung (*d* Diaphysenachse, *t* Tangente an den momentanen Kontaktpunkt)

takt. Der Abstand zwischen diesen Punkten ist stets gleich groß (Abb. 3.2).

Die **Rotationsachse R**, um die sich diese Bewegung abspielt, liegt nicht im konvexen Gelenkpartner, sondern im **momentanen Kontaktpunkt** zwischen den beiden Gelenkpartnern. Somit verschiebt sich die Rotationsachse R mit den Kontaktpunkten. Aus diesem Grund könnte eine reine Rollbewegung ein nur kleines anguläres Bewegungsausmaß erlauben.

Bei der reinen **Schubbewegung** (Abb. 3.3) kommt nur der Punkt 1 der Konvexität in Kontakt mit den Punkten 1 bis 5 der Konkavität. Die **Linie D (Diaphysenachse)** steht während der ganzen Bewegung senkrecht auf der Konvexität zur **Tangente (t)** an den Kontaktpunkt.

Am Ende der reinen Schubbewegung hat sich die räumliche Stellung der Linie D verändert. Durch die reine Schubbewegung ist es somit auch zu einer kleinen angulären Bewegung gekommen.

Beachte
Da es kein Gelenk mit wirklich planen Gelenkflächen gibt, sind keine reinen arthrokinematischen Translationen ohne gleichzeitige osteokinematische Bewegung möglich.

3.1.6 Schwingen und Gleiten des konkaven Gelenkpartners gegenüber der Konvexität

Beim reinen **Schwingen** kommt es zum Kontakt von den Punkten 1 bis 5 auf der Konkavität mit den Punkten 1 bis 5 auf der konvexen Fläche (Abb. 3.4).

Der Abstand zwischen diesen Punkten ist stets gleich groß. Die Rotationsachse, um die sich diese Bewegung abspielt, liegt auch bei dieser Bewegung im momentanen Kontaktpunkt zwischen Konvex und Konkav.

3.1 · Grundbegriffe

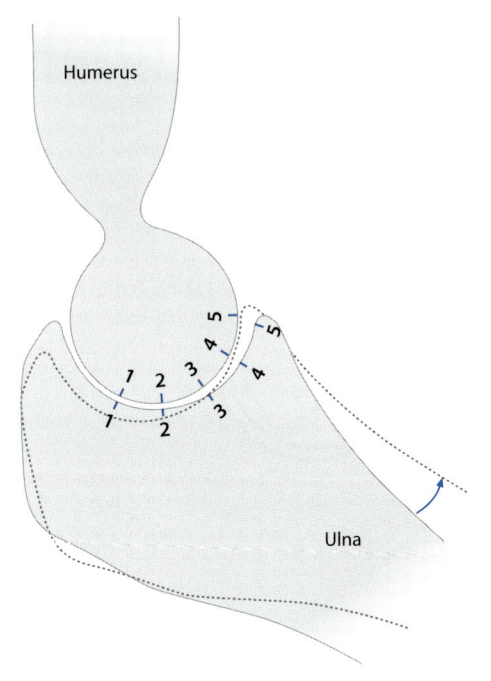

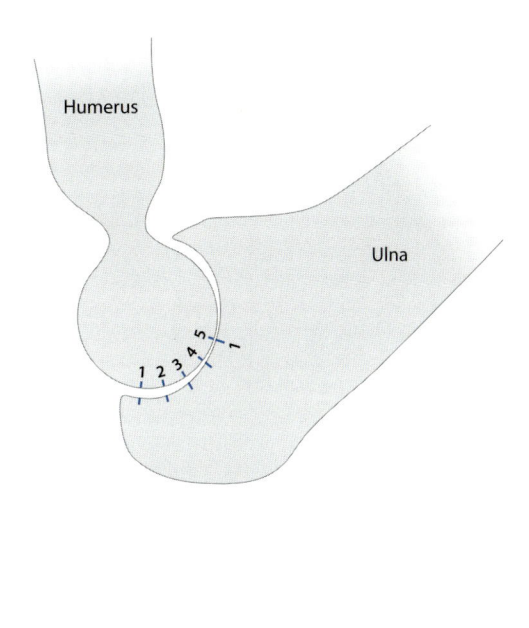

Abb. 3.4. Die Schwingbewegung: Aufgrund der großen Kongruenz der Gelenkflächen im Humeroulnargelenk ist mit reinem Schwingen kaum anguläre Bewegung möglich

Abb. 3.5. Das Gleiten: Hierdurch wird im Humeroulnargelenk in Kombination mit dem Schwingen ein großer Bewegungsausschlag möglich. Dagegen resultieren kleine Einschränkungen der Gleitbewegung in einer relativ großen angulären Einschränkung

> **! Beachte**
> Die Schwingbewegung der Konkavität entspricht der Rollbewegung der Konvexität.

Beim reinen **Gleiten** kommt der Punkt 1 des konkaven Gelenkpartners in Kontakt mit den Punkten 1 bis 5 der Konvexität; auch hier ist zu erkennen, dass es durch die reine Gleitbewegung wiederum zu einer osteokinematischen Bewegung diesmal des konkaven gegenüber des konvexen Gelenkpartners gekommen ist (Abb. 3.5).

Man kann also sagen, dass jede reine **Translation** automatisch zu einer mehr oder weniger großen osteokinematischen bzw. angulären Bewegung führt. Jede geradlinige Translationsbewegung eines Gelenkpartners ist nicht physiologisch und führt zu einer falschen Kombination osteo- und arthrokinematischer Bewegungen.

3.1.7 Die Bewegung der axialen Rotation

Bei der **axialen Rotation** rotiert z. B. der konvexe Gelenkpartner auf dem konkaven in einem Punkt. Die Rotationsachse steht senkrecht auf diesem Punkt.

Da es zu keiner Bewegung von konvex auf konkav im Sinne eines Rollen kommt, entsteht keine translatorische Schubbewegung (Abb. 3.6).

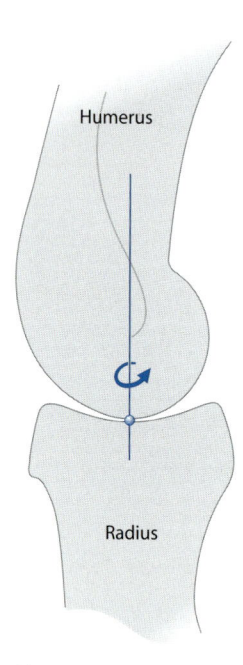

Abb. 3.6. Die axiale Rotation: Sie findet in einem Kontaktpunkt statt

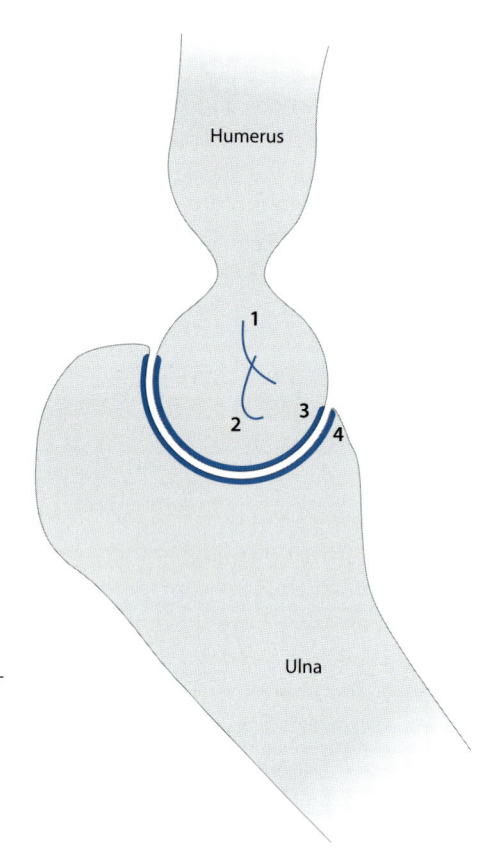

Abb. 3.7.
1 Evolute des konkaven Gelenkpartners/Zentrode der reinen Schubbewegung;
2 Evolute des konvexen Gelenkpartners/Zentrode der reinen Gleitbewegung;
3 Zentrode der reinen Schwingbewegung;
4 Zentrode der reinen Rollbewegung

3.1.8 Die Evolute

Im Gegensatz zu einem Kreis oder einer Kugel zeigen Gelenkflächen in der Regel keine symmetrische Krümmung sondern setzen sich aus Kreissegmenten unterschiedlicher Radii zusammen. Ihre Form ist **anisotrop**.

Werden die Mittelpunkte dieser verschiedenen Kreissegmente gezeichnet und miteinander zu einer Linie verbunden, entsteht die sog. **Evolute**.

Die **Evolute** ist die Ansammlung der Krümmungsmittelpunkte einzelner Gelenkflächensegmente und stellt eine mathematische Wiedergabe der Gelenkform dar.

Geht man davon aus, dass die konkave Gelenkfläche eine geringere Krümmung aufweist als die konvexe Gelenkfläche, so liegt die Evolute des konvexen Gelenkpartners ebenso wie die des konkaven Gelenkpartners in der Konvexität (Abb. 3.7).

3.1.9 Die Zentrode

Eine Zentrode ist die Zusammenfassung der momentanen Bewegungsachsen während der Bewegung. Sie ist die **Kombination** aus **Rollen** und **Schub** sowie **Schwingen** und **Gleiten**.

Wie bereits erwähnt, liegen die momentanen Bewegungsachsen für die **reine Rollbewegung** immer **im momentanen Kontaktpunkt** zwischen der Konkavität und der Konvexität. Werden diese Bewegungsachsen miteinander verbunden, so

3.1 · Grundbegriffe

entsteht die sog. Zentrode der Rollbewegung, die dann im Gelenkspalt liegt (s. ◘ Abb. 3.7).

Für die reine **Schubbewegung,** bei der ein Punkt auf einer Konvexität der Krümmung einer Konkavität folgt, liegen die **momentanen Rotationsachsen** auf der Evolute der Konkavität. Diese entspricht somit der Zentrode für die reine Schubbewegung.

3.1.10 Physiologische Koppelung von Schwingen (Rollen) und Gleiten (Schub)

Bei einer physiologischen Kombination von Schwingen und Gleiten oder Rollen und Schub liegen die **momentanen Bewegungsachsen** auf einer Senkrechten durch den Kontaktpunkt, die den beiden Evoluten anliegt. Je weiter sich die Drehachse der Zentrode für reines Rollen dem Gelenkspalt annähert, desto größer wird der Rollanteil. Je weiter sie sich in Richtung der Zentrode für reinen Schub bewegt, desto größer ist der Schubanteil bei der Bewegung (◘ Abb. 3.8).

> ❗ **Beachte**
> — Jedes Gelenk hat für jeden Bewegungsabschnitt ein festes Verhältnis zwischen Rollen und Schub, Schwingen und Gleiten.
> — Kommt es zu Störungen dieses Verhältnisses irgendwo in der Bewegungsbahn, führt dies zu einem gestörten Bewegungsablauf.

Ist die Translationsbewegung (Schub/Gleiten) vermindert oder das Rollen oder Schwingen vergrößert, kommt es zu einer **Bewegungseinschränkung,** die durch eine entsprechende Mobilisationstechnik behandelt werden kann. Ist hingegen die Translationsbewegung vergrößert, resultiert daraus eine **Gelenkinstabilität.**

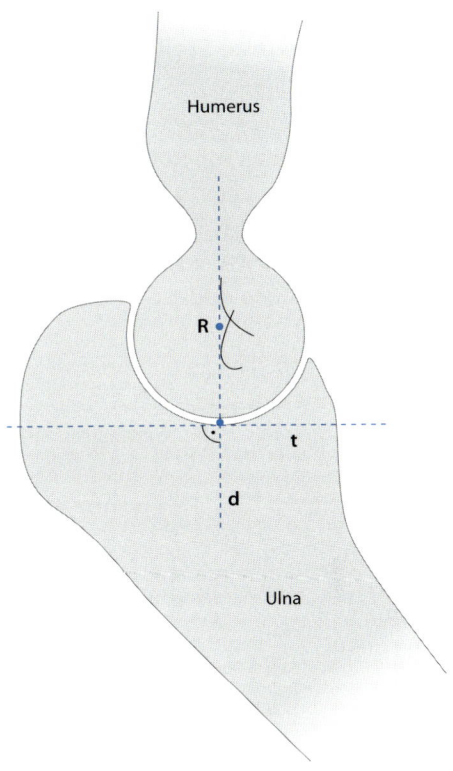

◘ **Abb. 3.8.** Lage der momentanen Rotationsachse R bei einer physiologischen Kombinationsbewegung aus Schwingen und Gleiten (*d* Diaphysenachse; *t* Tangente an den momentanen Kontaktpunkt)

> ℹ️ **Tipp**
> Für eine **physiologische Mobilisation** des Gelenkes ist es notwendig, das Verhältnis von Rollen und Schub zu beachten. Ein **hypomobiles Gelenk** wird nicht nur am Punkt der Einschränkung mit Hilfe einer geradlinigen Traktions- oder Translationsbewegung mobilisiert, sondern das Verhältnis von Rollen und Schub wird vom Anfang der Bewegung, bereits aus der physiologischen Nullstellung beginnend, beeinflusst. Dies ist nur mit einer Technik möglich, welche die translatorische Bewegung während der angulären Bewegung mobilisiert. Die momentane Rotationsachse wird somit vom Gelenkspalt weg in Richtung der Zentrode der Gleit-/Schubbewegung verschoben.

3.1.11 »Close packed position« oder verriegelte Stellung – CPP

Befindet sich ein Gelenk in der CPP (○ Abb. 3.9 a), liegen die Evoluten von Konvex und Konkav aufeinander, das bedeutet, die Gelenkflächen haben den größtmöglichen Kontakt zueinander (Kongruenz), die Gelenkkapsel ist angespannt. In dieser Position ist das Gelenk am stabilsten.

Die verriegelten Stellungen für die einzelnen Gelenke des Ellenbogens sind:
- Humeroulnargelenk: volle Extension und Supination.
- Humeroradialgelenk: 90° Flexion und 5° Supination.
- Proximales Radioulnargelenk: 5° Supination.

3.1.12 »Loose packed position« oder (aktuelle) Ruhestellung – LPP

Als LPP wird die Situation bezeichnet, in welcher
- der geringste Gelenkflächenkontakt besteht,
- die Kapsel am entspanntesten und
- das Gelenkvolumen am größten ist (s. ○ Abb. 3.9 b).

Diese Position wird oft als Schonhaltungsposition verwendet.

Die Ruhestellungen für die einzelnen Gelenke des Ellenbogens sind:
- Humeroulnargelenk: 70° Flexion, 10° Supination.
- Humeroradialgelenk: maximale Extension und Supination.
- Proximales Radioulnargelenk: 35° Supination und 70° Flexion.

3.2 Bewegungen des Ellenbogengelenkes

3.2.1 Flexion im Ellenbogen

An der Flexion im Ellenbogengelenk sind zwei Gelenke beteiligt. Zum einen das Humeroulnargelenk, das als Hauptgelenk für die Flexions- und Extensionsbewegung gilt, zum anderen das Humeroradialgelenk.

Bedingt **durch die Form und Ausrichtung der Trochlea humeri** fällt die osteokinematische **Bewegungsachse (1)** nicht mit der **anatomisch beschriebenen Achse (2)** zusammen. Sie läuft eher von lateral-kranial nach medial-kaudal. Entsprechend senkrecht darauf steht auch die Bewegungsebene, in welcher der Unterarm gegen den Oberarm bewegt (○ Abb. 3.10).

Bei der **osteokinematischen Flexion** kommt es arthrokinematisch zu einem Schwingen und Gleiten der Ulna um die Trochlea humeri nach ventral-kaudal bis 90° Flexion. Ab 90° Flexion schwingt und gleitet die Ulna um die Trochlea

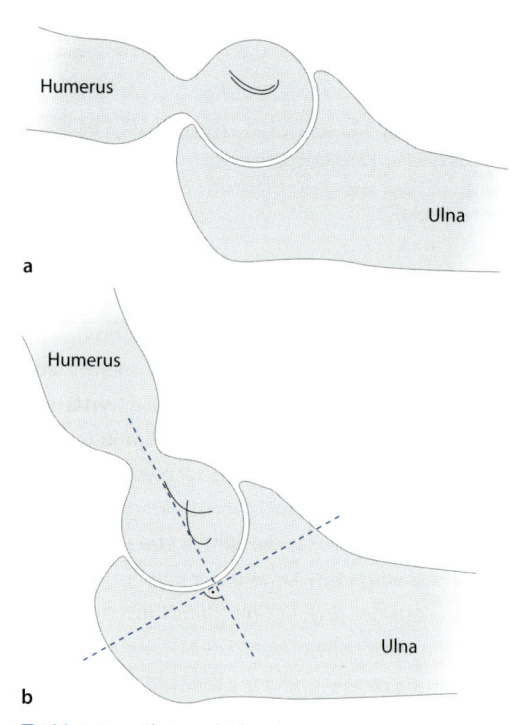

○ Abb 3.9. a »Close packed position«; b »Loose packed position«

3.2 · Bewegungen des Ellenbogengelenkes

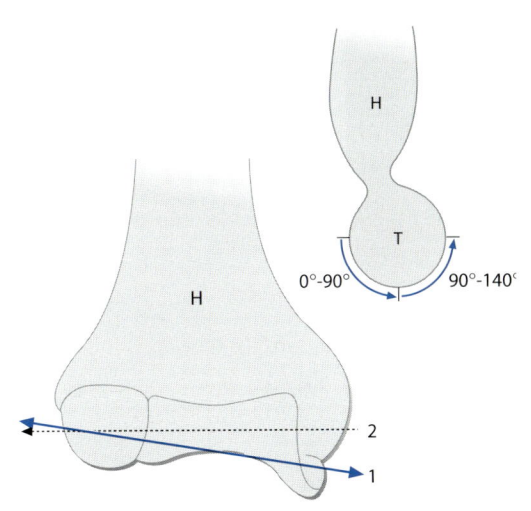

Abb 3.10. Anatomische (*2*) und physiologische (*1*) Bewegungsachsen (*H* Humerus, *T* Trochlea humeri von sagittal)

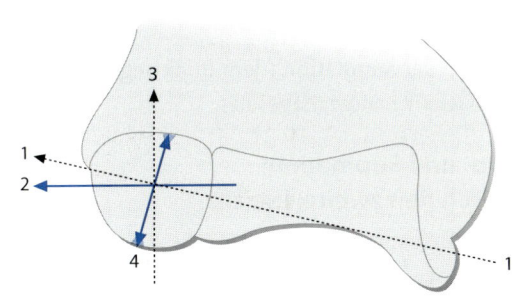

Abb 3.11. *1* Physiologische Flexionsachse;
2 lokale Flexionsachse des HRG;
3 lokale Pronationsachse des HRG;
4 Schwingen und Gleiten des Radius auf dem Capitulum

humeri nach ventral-kranial in der osteokinematischen Bewegungsebene.

Im Humeroradialgelenk, dessen **osteokinematisches Achsensystem** eher den anatomischen Achsen und Ebenen entspricht, spielen sich mehrere osteokinematische Bewegungen ab. Der Radius begleitet die Ulna und bewegt in der Flexions-Extensions-Ebene des Humeroulnargelenkes.

Bei der Beugung des Unterarms kommt es im Humeroradialgelenk zu einer Flexion und einer leichten Pronation des Radius gegenüber dem Humerus. Die radiale Gelenkfläche schwingt und gleitet in den ersten 90 Grad der Bewegung nach ventral-kranial-medial, ab 90° bis zum Ende der Bewegung nach dorsal-kranial-medial (Abb. 3.11).

3.2.2 Extension im Ellenbogen

Bei der **osteokinematischen Extension** tritt arthrokinematisch ein Schwingen und Gleiten der Ulna um die Trochlea humeri nach dorsal-kaudal bis 90° Flexion auf. Ab 90° Flexion schwingt und gleitet die Ulna um die Trochlea humeri nach dorsal-kranial in der osteokinematischen Bewegungsebene.

Im **Humeroradialgelenk** entsteht **bei der Extension** gleichzeitig eine leichte Supination des Radius gegenüber dem Humerus. Die radiale Gelenkfläche schwingt und gleitet in den ersten 90 Grad der Bewegung nach ventral-kaudal-lateral, ab 90° bis zum Ende der Bewegung nach dorsal-kaudal-lateral.

3.2.3 Pro- und Supination im proximalen Radioulnargelenk

An der Pro- und Supination des Unterarms sind mehrere Gelenke beteiligt. Hauptsächlich das proximale und distale Radioulnargelenk, dann das Humeroradialgelenk und zuletzt das Humeroulnargelenk.

Grundsätzlich sind **zwei Arten der Pro-/Supinationsbewegung** möglich:
- die erste um eine Achse, die durch den fünften Finger geht,
- die zweite um eine Achse, die durch den zweiten Finger geht (Abb. 3.12).

Bei der Pronation ist die Bewegung der Ulna um eine Achse, die **durch den 2. Finger** geht, nach neuen biomechanischen Untersuchungen nicht

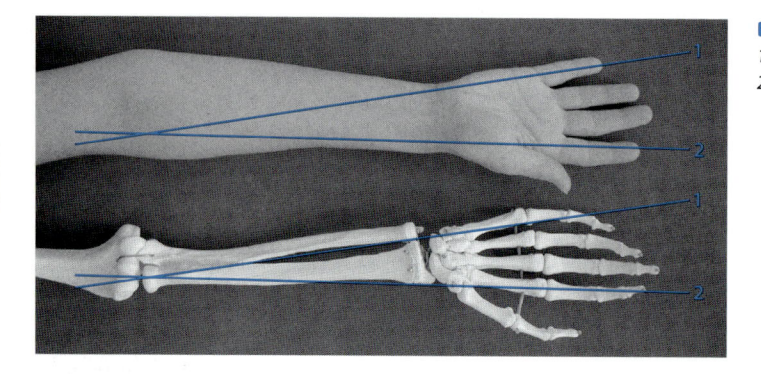

Abb. 3.12. Pronationsachse
1 durch den 5. Strahl,
2 durch den 2. Strahl

auf eine Außenrotation des Humerus zurückzuführen, sondern auf eine Abduktions-/Pronationsbewegung der Ulna gegenüber dem Humerus im Humeroulnargelenk. Daher muss dieses Gelenk auch bei der Mobilisation berücksichtigt werden.

❗ Beachte
Kommt es durch Frakturen, Instabilitäten, Kapsel-Band-Schädigungen o. Ä. zu einer Verlagerung der Achse für die Pro- und Supination, so kann dies zu einer bleibenden **angulären Einschränkung** dieser Gelenke führen.

Pro- und Supination durch den fünften Strahl (Abb. 3.13 a)

Wird der Unterarm mit dem Handrücken auf den Tisch gelegt und der Ellenbogen gestreckt, so steht die Epikondylenachse parallel zur Unterlage. In dieser Position befindet sich der Arm in einer vollständigen Supination.

Bei Drehung der Hand auf den Tisch, ohne Stellungsänderung des Oberarmes oder des Kleinfingers, erfolgt eine Pronation um den 5. Strahl.

Bei dieser Pronationsbewegung dreht der Radius um die Ulna, die ihre Position beibehält.

Osteokinematisch bewegt sich der Radius gegenüber dem Humerus in Pronation, Flexion und Adduktion. **Arthrokinematisch** kommt es zu einem Schwingen und Gleiten der Fovea art. radii auf dem Capitulum humeri nach kranial-medial.

Gegenüber der Ulna bewegt der Radius in Pronation und Flexion, es kommt zu einem Rollen nach ventral-medial und einem Schub nach dorsal-lateral.

Bei der Supination (dem Rückweg) bewegen die Gelenke entgegengesetzt.

Pro- und Supination durch den zweiten Strahl

Die Ausgangsstellung bleibt wie bereits beschrieben. Die Bewegung der Hand wird jedoch vom 2. Finger angeführt, während der Oberarm seine räumliche Position beibehält (s. Abb. 3.13 b).

Die Pronation hat sich um die oben genannte Achse abgespielt. Bei dieser Bewegung dreht sich der Radius um die Ulna, während die Ulna gegenüber dem Humerus eine Abduktion und Pronation ausführt.

Zusätzlich zu den osteo- und arthrokinematischen Bewegungen, die bei einer Pronation durch den **fünften Strahl** stattfinden, bewegt sich die Ulna gegenüber dem Humerus in Abduktion und Pronation. Dabei entstehen ein Rollen nach lateral und ein Schub nach medial.

Die Achse für diese Bewegung liegt in der sagittalen Ebene und bildet mit der Horizontalen einen Winkel von ca. 45 Grad (s. Abb. 3.13 c).

3.2 · Bewegungen des Ellenbogengelenkes

Abb 3.13. a Die Pro- und Supination um den 5. Strahl; der Kleinfinger bleibt auf derselben Stelle liegen.
b Die Pro- und Supination um den 2. Strahl; der Zeigefinger bleibt auf derselben Stelle liegen.
c Bewegungsachse für die Abduktions-/Pronationsbewegung der Ulna gegenüber dem Humerus bei der Unterarmpronation um den 2. Strahl. Durch den schrägen Verlauf der Achse kommt es zu den Bewegungen der Abduktion und Pronation

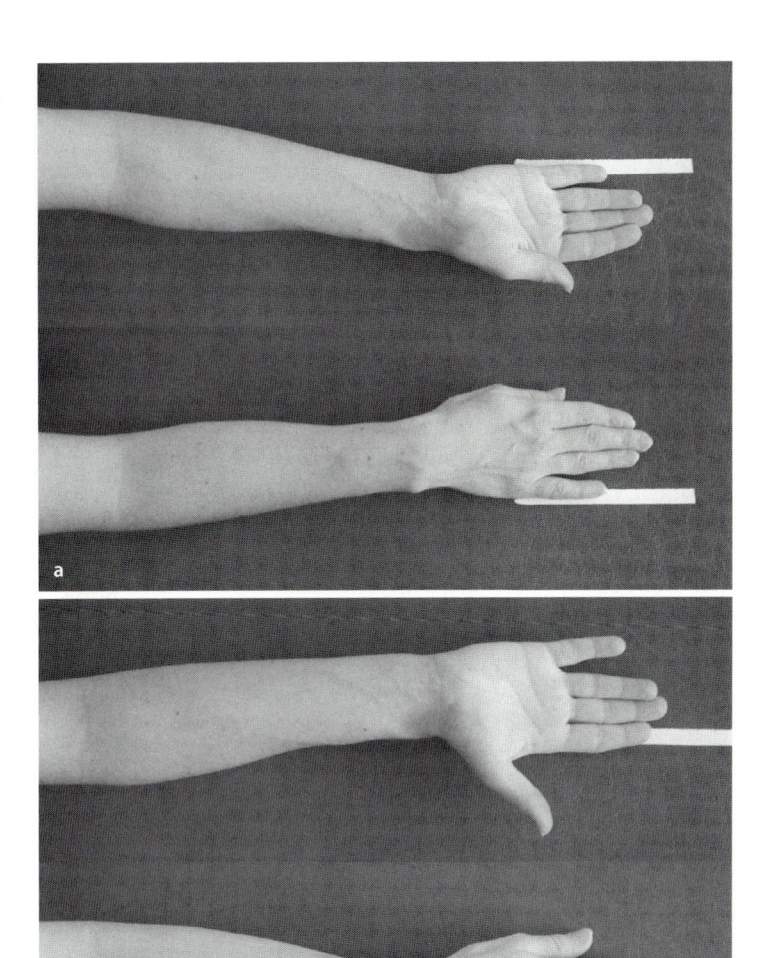

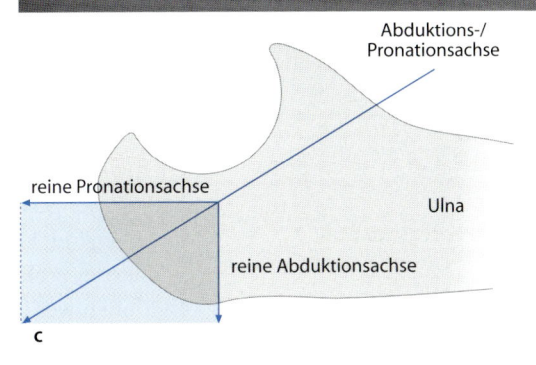

Pro- und Supination im distalen Radioulnargelenk

Die Konkavität des Radius, die Incisura ulnaris radii schwingt und gleitet bei der Pronation nach ventral-medial auf der Konvexität der Ulna, der Circumferentia articularis ulnae. Die osteokinematischen Bewegungen des Radius gegenüber der Ulna sind Flexion, Pronation und Adduktion.

Bei der Supination erfolgen die Bewegungen entsprechend umgekehrt.

3.2.4 Kraftübertragung im Ellenbogengelenk

Infolge von **Muskelspannung** sowie **extern wirkenden Kräften** werden bei der Flexion und Extension gegen Widerstand die humeroulnaren Gelenkflächen komprimiert. Mit zunehmender Flexion wandert die Gelenkflächenkompression auf der Trochlea von kaudal nach ventral. Auf der Inzisur der Ulna wandert sie von ventral nach kaudal. Bei der Extension verlagert sich die Kompression in die umgekehrte Richtung (Abb. 3.14).

Vergleicht man die Belastungsflächen mit dem Zifferblatt einer Uhr, so ist die Trochlea zwischen 3 und 7 Uhr belastet, die Inzisur der Ulna zwischen 4 und 6 Uhr (s. Abb. 3.14).

Im Humeroradialgelenk wird das Capitulum humeri bei Flexion und Extension zwischen 5 und 13 Uhr belastet.

Die **Kompressionsbelastung** auf das Humeroradialgelenk ist am größten, wenn der Arm in 0–30° Extension und Pronation axial belastet wird. Ca. 60 % der Belastung werden vom Radius auf den Humerus übertragen und nur 40 % über die Ulna (Abb. 3.15).

> **Beachte**
> Läsionen des Kapsel-Band-Apparates wirken sich direkt auf die Art und Weise aus, wie die Kräfte vom Unterarm auf den Oberarm übertragen werden. Besteht eine **mediale Bandläsion** erhöht sich die stabilisierende Wirkung des Humeroradialgelenkes, das als sekundärer Stabilisator gegen Valguskräfte gilt.

Die **biomechanischen Betrachtungen** zeigen auf, dass die Referenzbereiche für die Mobilisation den Gelenkflächenabschnitten entsprechen, die am meisten belastet werden. Dabei steht in der geschlossenen Kette das Humeroradialgelenk im Vordergrund.

Bei der praktischen Beschreibung der Mobilisationen werden die wichtigsten Punkte noch einmal erwähnt.

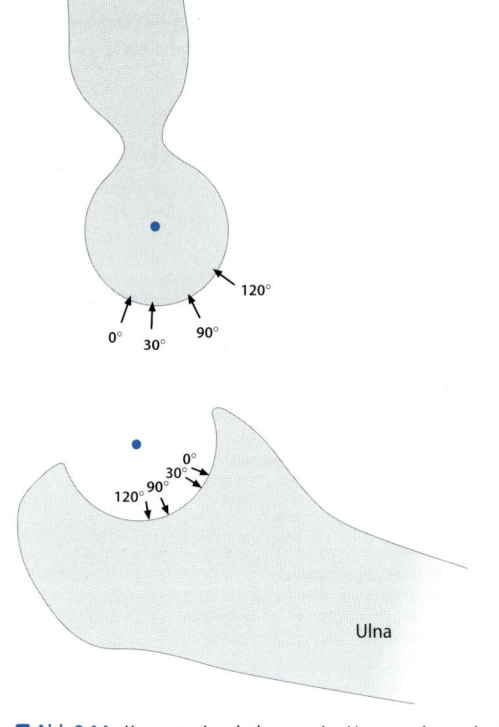

Abb. 3.14. Kompressionsbelastung im Humeroulnargelenk bei verschiedenen Flexionsgraden

Abb 3.15. Kompressionsbelastung in der geschlossenen Kette: Durch den physiologischen Valgusstress werden etwa 60 % der Belastung über das HRG und 40 % über das HUG übertragen.

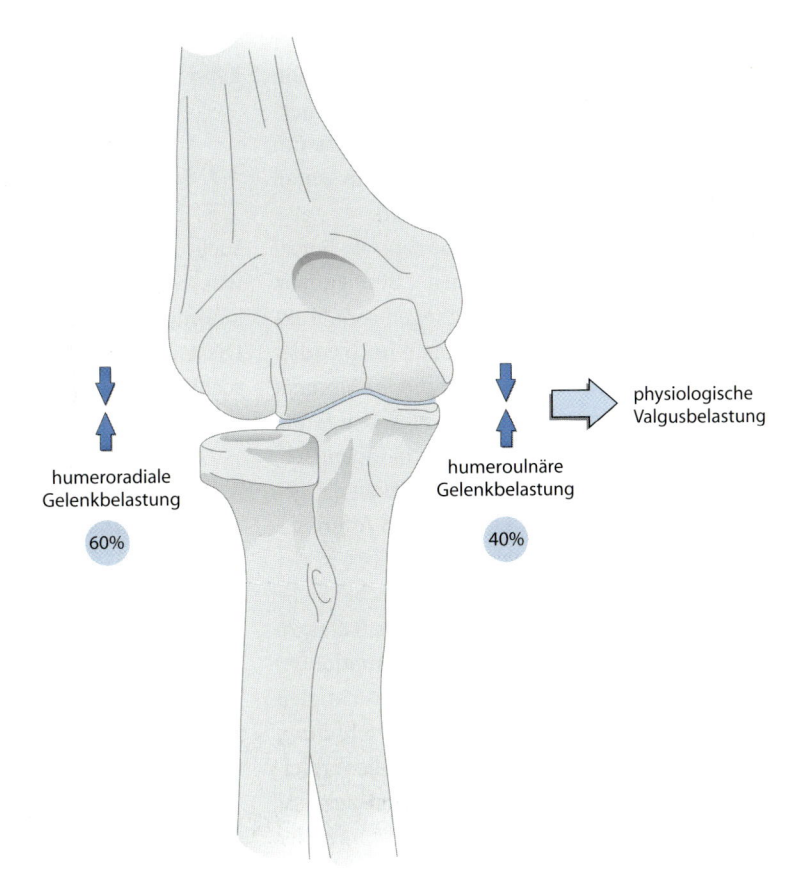

3.3 Gelenksteuerung

Das **propriozeptive Training** nimmt bei den meisten Rehabilitationskonzepten zu Recht einen hohen Stellenwert ein. Vor allem in den ersten Monaten nach einem Trauma oder einem operativen Eingriff steht diese Form der Therapie im Vordergrund. Andere Ziele wie die Kraftausdauer oder Maximalkraft werden in dieser Zeit begleitend angeboten, stellen jedoch nicht den Schwerpunkt dar. Für das Ellenbogengelenk werden in diesem Kapitel die Grundlagen der Gelenkkontrolle und -steuerung darstellt und an einigen Beispielen verdeutlicht.

Der **motorischen Kontrolle** liegen verschiedene Theorien zu Grunde. Bei der Theorie über die motorischen Programme wird das ZNS als ein kontrollierendes und weniger als ein reaktives System gesehen. Dies bedeutet, dass für einen geplanten Bewegungsablauf ein fertiges Programm abgerufen und durchgeführt wird. Es gibt zwei Theorien, welche die Steuerung dieser Programme erklären, die sog. »**Closed loop theory**« sowie die »**Open loop theory**« (Lephart & Fu 2000).

3.3.1 »Closed loop theory«

In dieser Theorie wird Feedback akzeptiert. Folge ist eine Modifikation der Bewegung durch **afferente Informationen**.

Etwa wie bei einer Autowaschanlage, bei der durch das Programm auf der Karte schon vorher Ablauf, Intensität und Dauer der Reinigungsschritte und Komponenten festgelegt sind (**motorisches Programm**). Die Sprühanlage oder der

Lufttrockner sind zwar in der Lage, sich der Form des Autos anzupassen (**Modifikation durch Afferenz**), steigt der Fahrer jedoch unerwartet aus dem Wagen, kann das Programm nicht mehr reagieren, sodass es zu einem Unfall kommt (**ungenügende Reaktionszeit**).

So kann es sein, dass derselbe zentrale Befehl zu verschiedenen motorischen Bewegungen führt, je nachdem welche Bewegungen gerade aktuell sind und welche Informationen noch vorliegen (visuell, auditiv). Dabei wird die im Moment laufende Bewegung mit der geplanten Bewegung verglichen. Sind die beiden nicht identisch, kommt es zur Anpassung der Aktivität an das geplante Programm (**Modifikation durch Afferenz**). Ein gut trainierter Tennisspieler ist daher in der Lage, seine Schlagbewegung an unterschiedliche Ballgeschwindigkeiten, Flugbahnen des Balles, zu laufende Strecke usw. (**afferente Informationen**) so anzupassen, das er seinen beabsichtigten Schlag (**motorisches Programm**) durchführen kann (**ausreichende Reaktionszeit**). Ist die verbleibende Zeit (**nicht ausreichende Reaktionszeit**) zur Anpassung der Bewegung zu kurz, muss entweder das Programm gewechselt werden, oder der Schlag kann nur fehlerhaft ausgeführt werden.

3.3.2 »Open loop theory«

Diese Theorie akzeptiert kein Feedback. Es werden **allgemeine motorische Pattern als Grundlage** gespeichert. Dabei spielen für jedes Pattern folgende vier Eckpunkte eine Rolle:
— die anfänglichen Bedingungen der Bewegung,
— die Parameter des allgemeinen motorischen Pattern,
— das Ergebnis der Bewegung,
— die Auswirkung der Bewegung.

Durch eine ständige Kontrolle des Ergebnisses und der Auswirkung der Bewegung wird die Bewegung so lange verbessert, bis diese mit einem Minimum an Fehlern durchgeführt werden kann und das Ergebnis zufrieden stellend ist.

3.3.3 Stufen des Lernens

Viele Aktivitäten, gerade solche die sich unbewusst oder in sehr kurzer Zeit abspielen, müssen automatisiert werden (**motorisches Programm**). Diese Automatisierung dauert in vielen Fällen recht lange und bedarf vieler Wiederholungszahlen.

Bis zur Automatisierung einer Bewegung werden verschiedene Phasen durchschritten, die beim **Behandlungsaufbau** berücksichtigt werden können:

1. Bewusste Phase

Das **kognitive Verstehen** steht im Vordergrund. Strategien werden entwickelt, verworfen oder angenommen. Der Fortschritt ist in dieser Phase sehr schnell.

2. Assoziative Phase

Hier wird die Fähigkeit verfeinert. Die Fortschritte sind langsam; die **Variabilität der Bewegung** nimm langsam ab.

3. Autonome Phase

Die **Fähigkeit wird automatisch**. Bis zu diesem Punkt sind viele Wiederholungen notwendig.

3.3.4 Problemstellung

Wie erwähnt, benötigt der Wechsel von einem motorischen Programm zum anderen eine bestimmte Zeit, die als **Reaktionszeit** bekannt ist. Muss während einer laufenden Bewegung auf äußere oder innere Veränderungen reagiert werden, stellt diese Reaktionszeit den limitierenden Faktor dar. Diese kann zwischen 15 ms bei kinästhetischen Reizen und bis zu 30 ms bei visuellen und auditiven Reizen dauern. Der Mensch kann nicht gleichzeitig zwei Reize verar-

3.3 · Gelenksteuerung

beiten. Erfolgen die Reize hintereinander, so beträgt die Reaktionszeit z. B. immer 20 ms. Erfolgt der zweite Reiz innerhalb der ersten Reaktionszeit, so verzögert sich die zweite Reaktionszeit. Im Folgenden werden Beispiele aufgeführt:

> **Beispiel**
> - Ein Tennisspieler, der am Netz einen Flugball spielen will, der Ball jedoch die Netzkante berührt und die Flugbahn ändert, führt entweder den Schlag trotzdem aus, ohne den Ball zu treffen (zeitlich keine Programmanpassung mehr möglich), oder die Schlagbewegung kann bei einer zur Verfügung stehenden Zeit von mehr als 20–30 ms noch mehr oder weniger gut angepasst werden.
> - Ein Gegner, der die Bewegung unerwartet beeinflusst. Oder ein insuffizienter Kapsel-Band-Apparat, wodurch wider Erwarten die Gelenkstabilität muskulär kompensiert werden muss.
> - Bei Skifahrern zeigen Messungen, dass das vordere Kreuzband etwa 80 ms nach Stressbeginn auf das Band reist, während die Muskulatur erst nach 213 ms kontrahiert. Dieses Beispiel zeigt, dass der Reflexbogen viel zu langsam ist, um eine Bewegung sinnvoll zu steuern. Nur ein motorisches Programm, bei dem alle notwendigen Muskeln schon im Vorfeld »programmiert« sind, würde eine Verletzung in dieser Situation verhindern.

Nur durch eine sog. »**motorische Vorprogrammierung**« ist es möglich, z. B. eine Bewegung durchzuführen, die innerhalb von 10 ms beginnt und wieder stoppt.

Da viele Bewegungen in Alltag und Sport weniger als 50 ms andauern, spielen motorische Programme hierbei eine wichtige Rolle.

Arthromyogener Reflex

Wird die neurale Verbindung zwischen Gelenk und Muskulatur nur als ein reiner Reflex angesehen, wäre dies für die **Gelenksteuerung** unwichtig. Sieht man diese Reflexbögen jedoch als Teil eines komplexen Netzwerkes, so spielen sie vor allem im Bezug auf Bewegungsänderungen bei vorprogrammierten Abläufen auf Spinalebene eine wichtige Rolle.

Ist ein Kapsel-Band-Apparat beschädigt, werden fehlerhafte Informationen über die momentane Gelenkstellung bzw. über die Bewegung weitergeleitet. Damit ist eine genaue Steuerung unmöglich.

Ein **insuffizienter Kapsel-Band-Apparat** kann seiner Aufgabe innerhalb eines Bewegungsablaufes nicht mehr gerecht werden und führt so zu Überlastungen oder weiteren Verletzungen.

3.3.5 Rehabilitation der Propriozeption und neuromuskulären Kontrolle

Bei der Rehabilitation des Ellenbogens steht ebenfalls das **propriozeptive** und **neuromuskuläre Training** im Vordergrund. Da die Muskulatur trotz der hohen Gelenkflächenkongruenz das **passive Bewegungssystem** unterstützt und gleichzeitig vor Verletzungen schützt, muss das **aktive System** auf diese Aufgabe vorbereitet werden. Voraussetzung hierfür ist ein (wieder) intakter Bandapparat, die Schmerz- und Reizfreiheit des Gelenkes sowie eine gute Gelenkbeweglichkeit. Da am Ellenbogen, im Gegensatz zum Schultergelenk oder der Wirbelsäule, die bewegende Muskulatur gleichzeitig auch die stabilisierende ist, müssen beide Komponenten in die Rehabilitation mit einbezogen werden.

Mit zunehmender **muskulärer Ermüdung** nehmen die propriozeptiven Fähigkeiten ab, was gleich bedeutend mit einer Abnahme der Gelenkstabilität ist. Aus diesem Grund ist das Erarbeiten von spezifischer Ausdauer innerhalb der Rehabilitation wichtig.

Zu berücksichtigen ist, dass Menschen mit **angeborener Hyperlaxität** eine signifikant niedrigere Sensitivität zeigen, Bewegungen zu spüren. Die Gefahr, dass es dadurch zu einer **Mikrotraumatisierung** der im Gewebe vorhandenen Rezeptoren kommt, die zur Deafferenz führt, ist hierbei umso größer. Als Konsequenz verschlechtert sich die Stabilisationsfähigkeit.

Instabile Bewegungsbereiche, eine schlechtere Wahrnehmung der Gelenkposition, vermindertes Bewegungsgefühl sowie abnormale muskuläre Innervationsmuster sind mögliche Folgen.

Klinische Untersuchung und Diagnostik

4.1	Allgemeines	– 58

4.2	Hinweise zu den Testbewegungen der Basisuntersuchung	– 58
4.2.1	Aktive Bewegungen	– 58
4.2.2	Passive Bewegungen	– 58
4.2.3	Isometrische Widerstandstests	– 60
4.2.4	Provokationstests	– 60
4.2.5	Unterscheidung zwischen lokalen Ellenbogenschmerzen – neuralen Strukturen	– 60

4.3	Klinische Untersuchung	– 60
4.3.1	Anamnese	– 61
4.3.2	Inspektion	– 63
4.3.3	Basisfunktionsprüfung	– 64
4.3.4	Interpretation der Untersuchung	– 69

4.1 Allgemeines

Die **Untersuchung und Diagnostik** im Bereich des Ellenbogens erweist sich komplizierter als oft angenommen. Häufig ist es schwer, die richtige Entscheidung darüber zu treffen, ob eher konservatives oder operatives Vorgehen indiziert ist. Diese Entscheidung ist daher am besten auf der Grundlage eines bewährten **Untersuchungssystems** zu treffen.

Die Inhalte aus den vorausgegangenen Kapiteln sind hierzu hilfreich. Auch die klinische Erfahrung bildet einen wesentlichen Stützpfeiler qualifizierten Arbeitens, setzt jedoch voraus, dass diese Erfahrung auch in ein fundiertes und beständiges System integriert wurde, um so wirklich verwertbar und dann auch wertvoll zu werden.

Auf einer fundierten Grundlage lassen sich Anamnese, Bewegungs- und Palpationsbefunde verschiedenen Pathologien und klinischen Bildern zuordnen. Dabei können Zusammenhänge zwischen einer fehlerhaften Biomechanik oder einem Unfallmechanismus sowie dem daraus resultierenden Trauma hergestellt werden.

> **ⓘ Tipp**
> **Grundsätzlich ist zu empfehlen:**
> - ein **Basisbefundschema** zu standardisieren und zu perfektionieren;
> - zu berücksichtigen, dass jede **Testbewegung** ihren Sinn hat, und daher sorgfältig und stets nach gleichen Prinzipien durchgeführt werden sollte;
> - immer alle Teile der **Basisuntersuchung** durchzuführen, falls es die Irritierbarkeit zulässt;
> - eine **Behandlungstechnik** auch zur **Sicherung der Diagnose** zu benutzen, z. B. die Querfriktion zur Differenzierung zwischen einer Bursitis oder einer Insertionstendopathie.

4.2 Hinweise zu den Testbewegungen der Basisuntersuchung

4.2.1 Aktive Bewegungen

Es werden alle Strukturen getestet.
Beurteilt wird:
- Der Bewegungsablauf, Schonhaltungen oder Kompensationen.
- Entstehen zu Beginn, während oder am Ende der Bewegung Schmerzen? Ja oder nein?
- Patientenverhalten:
  - Will der Patient das Gelenk bewegen?
  - Wie ist der Umgang mit dem Schmerz?
  - Wie stellt der Patient seinen Schmerz nach außen dar?

4.2.2 Passive Bewegungen

Beim passiven Bewegen wird vor allem das **Gelenk** und das **Kapsel-Band-System** getestet. Kontraktile Strukturen werden weitgehend ausgeschlossen.
Beurteilt wird:
- das Bewegungsausmaß (Quantität der Bewegung),
- das Bewegungsende (Endgefühl),
- die Qualität der Bewegung.

Dies geschieht im Rechts-Links-Vergleich. Sind beide Seiten betroffen, müssen Standardangaben herangezogen werden.

> **❗ Beachte**
> Die **Konstitution** sowie das **Alter** eines Patienten müssen bei der Beurteilung berücksichtigt werden.

Hypomobilität

Einschränkung im Sinne eines Kapselmusters

Kapselmuster des Humeroulnargelenkes:
- Die passive Flexion ist mehr eingeschränkt
- als die passive Extension,
- gleichzeitig bleibt die passive Pro- und Supination weitgehend frei.

Kapselmuster für das proximale (und distale) Radioulnargelenk:
- Die endgradig durchgeführten Bewegungen in Pro- und Supination sind schmerzhaft, aber nicht eingeschränkt.

Bei einem Kapselmuster sind folgende Ursachen wahrscheinlich:
- (traumatische) Kapsulitis,
- aktivierte Arthrose,
- Arthrose.

Bei Arthrose ist die Pro- und Supination im proximalen Radioulnargelenk endgradig unangenehm, der Patient hat aber gewöhnlich keine Beschwerden.

Einschränkungen in einem nichtkapsulären Muster

Bei einer Einschränkung in einem **nichtkapsulären Muster** ist entweder nur eine einzelne oder aber mehrere Bewegungen gleichzeitig eingeschränkt. Die Einschränkung entspricht jedoch nicht dem kapsulären Muster.

Beispiele für mögliche Ursachen sind:
- freier Gelenkkörper, idiopathisch, traumatisch oder durch Arthrose bedingt,
- Osteochondrosis dissecans,
- (Osteo-)Chondromatose,
- Myositis ossificans, z. B. im M. brachialis,
- Zustand nach Immobilisation,
- Frakturen,
- Kalzifikationen.

Hypermobilität

Bei einer Hypermobilität muss zwischen:
- pathologischer Instabilität,
- einer konstitutionellen
- sowie lokalen Hypermobilität unterschieden werden.

Instabilitäten sind oft die Folge eines Traumas, wiederholter Mikrotraumata oder einer Luxation, die mit einer Kapsel-Band-Schädigung einhergegangen ist. Am Ellenbogen kann als Folge der Kapsel-Band-Schädigung eine mediale oder laterale Aufklappbarkeit diagnostiziert werden.

Normale Mobilität

Hat der Patient Schmerzen, das Gelenk zeigt jedoch eine normale Mobilität und ein normales Endgefühl, ist die Wahrscheinlichkeit gering, dass das Gelenk selbst die Schmerzursache darstellt.

Schmerz

Wo ist der Schmerz, lateral, medial, dorsal oder tief im Gelenk?

Am Ellenbogen finden sich selten fortgeleitete Schmerzen. So kann davon ausgegangen werden, dass **am Schmerzort** auch die betroffene Struktur liegt.

Tritt der Schmerz vor, mit oder nach dem Erreichen des Endgefühls auf?

Hieraus können Rückschlüsse auf das **Stadium der Entzündung** bei einer Kapsulitis gezogen werden.

Was für ein Schmerz besteht?
- Kompressions- oder Dehnungsschmerz?
- Stichschmerz? Hinweis auf eine Einklemmungssymptomatik.
- Dumpfer Bewegungs- oder Ruheschmerz? Deutet auf einen entzündlichen Prozess hin.

Endgefühl

Je nach Alter, Konstitution und Gelenk variiert das Endgefühl.

Die wichtigsten Kriterien sind:
- Bewegungstypisches Endgefühl?
- Verändertes Endgefühl? Falls ja, wie weicht es vom normalen Endgefühl ab?
- Ist das veränderte Endgefühl zusätzlich mit Schmerz oder Gegenspannung verbunden?
- Beginnt der Widerstand während der Bewegung früher als auf der gesunden Seite?

4.2.3 Isometrische Widerstandstests

Mit isometrischen Widerstandstests werden vor allem die **kontraktilen Strukturen** getestet wie Muskelbauch, Muskel-Sehnen-Übergang, Sehne und Insertion. Die passiven Gelenkanteile sind weitgehend ausgeschlossen.

Wichtigste Kriterien bei einem isometrischen Widerstandstest sind die **Kraft** und der **Schmerz**.

Einteilung der Testergebnisse

1. **Kein Schmerz, normale Kraft:**
   - Die getestete Struktur ist ohne Befund.
2. **Leichter bis mäßiger Schmerz, jedoch normale Kraft:**
   - Es handelt sich um eine (Insertions-) Tendopathie im **Stadium 1–3** oder eine Bursitis.
3. **Starker Schmerz, verminderte Kraft:**
   - Eine Tendopathie im **Stadium 3–4** oder eine Teilruptur (**Stadium 5**) liegt vor.
4. **Kein Schmerz, verminderte oder gar keine Kraft:**
   - Ursache ist entweder eine Totalruptur (**Stadium 6**) oder eine Lähmung.

! **Beachte**
Loslassschmerz kann ebenfalls auf eine leichte Insertionstendopathie hinweisen.

4.2.4 Provokationstests

Provokationstests dienen dazu, spezifische Strukturen, die für die Beschwerden verantwortlich sind, zu testen. Sie werden dann benutzt, wenn die Basisprüfung nicht eindeutig ist oder um eine Vermutung zu bestätigen.

4.2.5 Unterscheidung zwischen lokalen Ellenbogenschmerzen – neuralen Strukturen

Sind neurale Strukturen beteiligt, kann die Symptomatik durch Bewegungen in anderen Gelenken beeinflusst werden. Über Bewegungen des Schultergürtels, der Hand oder der HWS werden Lokalschmerzen am Ellenbogen beeinflusst.

4.3 Klinische Untersuchung

Die **klinische Untersuchung** des Patienten umfasst folgende Bereiche:
1. Anamnese
2. Inspektion
3. Palpation auf Schwellung und Überwärmung
4. Basisfunktionsprüfung
5. Spezifische Palpation
6. Weiterführende klinische oder apparative Untersuchungen bzw. Tests.

Die **Untersuchungsschritte 1–5** stellen eine **klinische Basisuntersuchung** dar. Sie wird bei jedem Patienten durchgeführt. Die Basisuntersuchung muss, wenn es die Irritierbarkeit zulässt, vollständig ausgeführt werden. Vorschnelle Urteile, z. B. bereits im Anschluss an eine Anamnese, können zu falschen Ergebnissen führen. Erst am Ende der Untersuchung können die möglichen Befunde und Hypothesen benannt und durch eine Probebehandlung bestätigt werden. Damit wird vermieden, dass wichtige Informationen übersehen werden und evtl. falsche, oft langwierige und kostspielige Therapien durchgeführt werden.

Die Basisfunktionsprüfung
- ergibt in Kombination mit der Anamnese und der Inspektion den Befund,
- legt die Behandlungsschwerpunkte fest,
- zeigt das weitere Vorgehen auf.

Der **Untersuchungsschritt 6** »Weiterführende klinische oder apparative Untersuchungen« folgt, falls notwendig, im Anschluss.

4.3.1 Anamnese

Schmerz wird nach folgenden Kriterien beurteilt:
- akut oder chronisch,
- lokal oder global,
- eher peripher oder zentral.

Wichtig ist außerdem, ob sich im Laufe der Zeit der Schmerz verändert hat. Auch **Qualität und Charakter der Schmerzen** sind für die Interpretation und die Behandlung von Bedeutung.

> **ⓘ Tipp**
>
> Die Anwendung einer VAS (»visual analog scale«, ◘ Abb. 4.1), auf welcher der Patient die Intensität seiner Beschwerden angeben kann, ist für die Dokumentation des Behandlungsverlaufs zu empfehlen.
>
> Um die richtigen Schwerpunkte für die Behandlung zu setzen, ist das Erstellen einer »**Hitliste**«, auf der das größte Problem ganz oben und das unwesentlichste ganz unten steht, von Vorteil.
>
> Es ist auch sinnvoll, mit dem Patienten abzuklären, was genau sein **persönliches Behandlungsziel** ist und was er vom Therapeuten erwartet.

Wichtige Fragen
Wie alt sind Sie?

In verschiedenen Altersgruppen treten bestimmte Pathologien häufiger auf als in anderen.

So kann man sagen, dass z. B. **primäre Arthrosen** eher bei Patienten über 40 Jahren vorkommen als bei jüngeren Patienten.

Bei Erwachsenen zwischen 30 und 50 Jahren kommt es häufig zu Überlastungssyndromen.

Typische Pathologien für Jugendliche und junge Erwachsene sind die **Osteochondrosis dissecans** und Probleme der Wachstumsfugen.

Bei Kindern stehen die **aseptischen Osteochondrosen**, wie z. B. Morbus Panner (Capitulum humeri) oder Morbus Hegemann (Caput radii), im Vordergrund.

Was sind sie von Beruf? Welche Hobbys haben Sie? Treiben Sie Sport?

Ein Eindruck über alltägliche und sportliche Belastungen des Patienten kann mit Hilfe dieser Angaben gewonnen werden.

Hat der Patient z. B. beim Sport einen Tennisellenbogen entwickelt, lässt sich die Gesamtbelastung und Dosierung besser einschätzen, und die Anweisungen für das weitere Verhalten lassen sich präziser gestalten.

Was für Beschwerden haben Sie genau?

Klagt der Patient über Schmerzen, ist es sinnvoll, nochmals nachzufragen und zu differenzieren. Sind es **Stichschmerzen,** so kann dies auf einen freien Gelenkkörper (Corpus librum) hindeuten oder auf eine andere Art der Einklemmung.

Beschreibt der Patient hingegen **Ruheschmerzen,** so besteht eher der Hinweis auf einen entzündlichen Prozess.

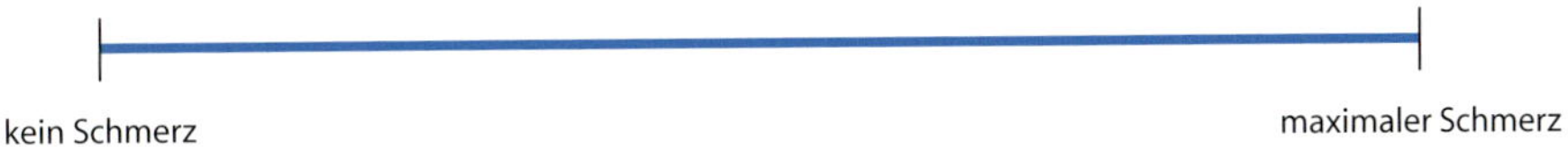

|———————————————————————————|
kein Schmerz   maximaler Schmerz

◘ **Abb 4.1.** VAS: Das linke Ende beschreibt absolute Schmerzfreiheit, das rechte Ende maximal möglichen Schmerz. Der Patient markiert mit einem Strich seine Schmerzstärke

Entstehen die **Schmerzen während oder nach Belastung**, kann dies auf eine (Insertions-)Tendopathie hinweisen.

Schildert der Patient Symptome, wie z. B. **Kribbeln, Brennen oder Schwächegefühl**, ist eine neurale Komponente peripher oder zentral in Betracht zu ziehen.

Für **Blockierungen** des Ellenbogens bei Bewegung sind hauptsächlich freie Gelenkkörper infolge von Arthrose, Osteochondromatose, Osteochondrosis dissecans oder idiopathischer Genese verantwortlich.

Wo genau befinden sich Ihre Schmerzen?

Die **Lokalisation des Schmerzes** gibt Aufschluss darüber, wo die Läsion zu finden ist. Sie ist als einzige Angabe zwar nicht sehr aussagekräftig, in Kombination mit den anderen Angaben des Patienten während der gesamten Untersuchung jedoch eine wichtige Information.

Wann und wie haben die Schmerzen begonnen?

Der Zeitpunkt ist wichtig, um die **Verletzung in den Heilungsprozess** einordnen zu können (akut, subakut oder chronisch) und entsprechende Prognosen und Maßnahmen zu treffen.

Liegt ein Trauma oder eine Überbelastung z. B. durch mehr Training vor, existiert definitiv eine Ursache, evtl. hat der Patient auch Gelenkgeräusche wahrgenommen.

Sind Beschwerden akut, kann man damit rechnen, das sich diese trotz Behandlung in den nächsten Tagen eher noch verschlechtern.

Gibt es keinen ersichtlichen Grund für die Beschwerden, so kann eine altersbedingte Degeneration des Gewebes Ursache sein.

Wann treten Ihre Schmerzen auf?

Schmerzen **während oder nach Belastung** können auf eine (Insertions-)Tendopathie hindeuten. Auch die genaue Tätigkeit, bei der die Schmerzen auftreten, kann wichtige Hinweise geben.

Schmerzen **in Ruhe** lassen eher an einen entzündlichen Prozess denken.

> **! Beachte**
> Überwiegend nur nachts auftretende Schmerzen, die schlecht beeinflussbar sind, können durch maligne Geschehen verursacht werden und müssen genau abgeklärt werden.

Können die Schmerzen provoziert werden?

Vor allem geht es darum herauszufinden, ob der Patient im Moment in der Lage ist, die Schmerzen zu verstärken oder überhaupt zu provozieren. Bei **Provokationsschmerz** ist die Wahrscheinlichkeit groß, dass auch die anschließenden Funktionsuntersuchungen einen positiven Befund ergeben.

Sind Schmerzen während der Untersuchung mechanisch nicht provozierbar, ist die Läsion entweder sehr gering, die Reaktion erfolgt erst zeitlich verzögert (chronische Beschwerden), oder es ist kein echtes orthopädisches Problem vorhanden.

Bestehen Missempfindungen oder Schwäche?

Eventuelle neurologische Störungen wie Kribbeln, Brennen, Ameisenlaufen, Taubheit, Schwäche ohne gleichzeitige Schmerzsymptomatik usw. werden ergänzend befragt, da der Patient mitunter auch diese Empfindungen als Schmerz bezeichnen könnte.

Weitere Standardfragen sind:

Nehmen Sie zurzeit Medikamente? Wenn ja, welche?

Antikoagulanzientherapie, Diabetes, Bluthochdruck, Betablocker usw. Diese Informationen haben direkte Konsequenz auf die Therapie und die Prognose, wie z. B. auf den Einsatz von Manipulationen, Querfriktionen usw.

Haben Sie auch an anderen Stellen/Gelenken Beschwerden?

Sind die Beschwerden **ohne ersichtlichen Grund** entstanden, so kann die Möglichkeit rheumatischer Beschwerden in Betracht gezogen werden. Vor allem z. B. die Psoriasis-Arthritis.

Wie ist Ihr allgemeines Wohlbefinden?

Sind die Symptome des Patienten mechanisch nicht auslösbar, sind die Beschwerden für ein orthopädisches Krankheitsbild untypisch, gibt es Anzeichen einer Plexus-brachialis-Beteiligung oder zentral neurologischer Zeichen, ist eher an ein schwerwiegendes Krankheitsbild zu denken. Überwiegen vor allem Nacht- und Ruheschmerzen, verliert der Patient ungewollt Gewicht, fühlt sich schlapp und niedergeschlagen usw., muss unbedingt ein malignes Geschehen abgeklärt werden.

Auch wenn solche Vorkommnisse eher bei Wirbelsäulenpatienten zu beachten sind und eine lokale Manifestation solcher Beschwerden am Ellenbogen eher selten ist, darf diese Möglichkeit nicht außer Acht gelassen werden.

Was spüren Sie jetzt gerade im Moment?

Sicherlich ist es für den Patienten selbst und den Therapeuten von Vorteil, den momentanen Zustand bezüglich Schmerz usw. festzustellen und als Ausgangswert zu definieren, um hinterher Veränderungen besser beurteilen zu können.

> **ⓘ Tipp**
> Mit den **Informationen aus der Anamnese** kann tendenziell erkannt werden:
> – ob es sich um ein artikuläres, neurales oder ein Weichteilproblem handelt,
> – eher ein akutes oder eher chronisches Stadium vorliegt,
> – die Beschwerden des Patienten eher leicht oder schwer zu provozieren sind.

Alle diese Vorannahmen bestimmen die Art und Weise des weiteren Vorgehens und sollen durch Inspektion, Basisuntersuchung und spezifische Palpation bestätigt oder verworfen werden.

4.3.2 Inspektion

Die Inspektion beginnt bereits, wenn der Patient den Raum betritt. Schon jetzt können die Haltung und Bewegung im Allgemeinen, der Gebrauch des Armes und eventuelle Schonhaltungen beurteilt werden.

Beim lokalen Sichtbefund sind vor allem folgende Punkte zu berücksichtigen:

Schwellung

1. Eine Schwellung an der **medialen Seite des Ellenbogens** ist oft durch eine Kapsulitis bedingt. Entsteht die Schwellung rasch und ist stark ausgeprägt, sollte die Pulsation am Handgelenk überprüft werden, da z. B. bei Frakturen, vor allem bei der suprakondylären Humerusfraktur die Gefahr der Arterienkompression besteht. Folge einer Arterienkompression ist die sog. **Volkmann-Kontraktur**.
2. Schwellungen an der **lateralen Seite des Ellenbogens** deuten auf eine lang bestehende rheumatische Arthritis mit hypertropher Synovia hin. Posttraumatisch kann eine Fraktur des Caput radii Ursache für eine laterale Schwellung sein.
3. Eine Schwellung an der dorsalen Seite entsteht in den meisten Fällen als Folge einer Bursitis olecrani.

> **❗ Beachte**
> Schwellungen müssen vor der Funktionsprüfung auf **Wärme** und **Temperatur** palpiert werden, um zusätzliche Informationen zu erlangen.

Hautveränderungen

Hautveränderungen können auf **rheumatische Erkrankungen** hinweisen. Mehrfache Kortisoninfiltrationen haben hingegen Hautatrophien zur Folge.

Dreieck von Hüter

Eine normale Architektur des Ellenbogens, wird mit Hilfe des sog. **Hüter-Dreiecks** beurteilt:

Der Ellenbogen wird von dorsal in 90° Flexion, anschließend in Ellenbogenextension begutachtet (Abb. 4.2). In Flexion bilden die beiden Epikondylen und das Olekranon ein gleichseitiges Dreieck, in Extension liegen alle drei Punkte auf einer Linie. Abweichungen können auf Luxationen oder (supra)kondyläre Frakturen hinweisen.

4.3.3 Basisfunktionsprüfung

Wie schon erwähnt, wird zwischen **aktiven Bewegungen, passiven Bewegungen, Bewegungen gegen isometrischen Widerstand** und den **Stabilitätstests** unterschieden.

Alle diese Bewegungen werden stets im **Rechts-Links-Vergleich** durchgeführt.

Standardangaben, wie z. B. das **Bewegungsausmaß**, können bei beidseitigen Beschwerden herangezogen werden. Da diese jedoch stark von Alter, Geschlecht und Konstitutionstyp abhängig sind, ist der Seitenvergleich das Mittel der Wahl.

> **Übersicht 4.1**
> Basisprüfung im Überblick
>
> **Aktive Bewegungen**
> - Flexion
> - Extension
> - Pronation
> - Supination
>
> **Passive Bewegungen**
> - Flexion (drei Möglichkeiten)
> - Extension (zwei Möglichkeiten)
> - Pronation
> - Supination
>
> **Widerstandstests**
> - Flexion
> - Extension
> - Pronation
> - Supination
> - Handgelenksflexion
> - Handgelenksextension
>
> **Stabilitätstests**
> - Passive Adduktion des Unterarmes (Varus)
> - Passive Abduktion des Unterarmes (Valgus)

Aktive Bewegungen

Die aktiven Bewegungen sind:
- Flexion
- Extension
- Pronation
- Supination

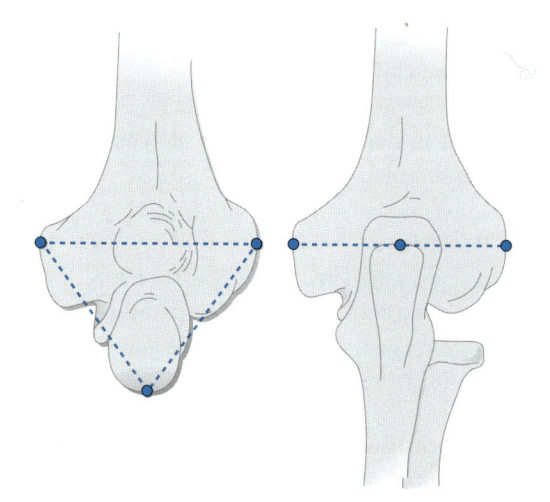

Abb 4.2. Dreieck von Hüter

4.3 · Klinische Untersuchung

Passive Bewegungen

Der Therapeut führt passiv die vom Patienten ausgeführte aktive Bewegung bis ans Ende des Bewegungsausmaßes weiter. Anschließend bewegt der Untersucher passiv durch das ganze Bewegungsausmaß.

Es werden passiv die gleichen Bewegungsrichtungen wie aktiv ausgeführt.

Drei Möglichkeiten der Flexion (Abb. 4.3)

Der distale Oberarm wird fixiert, während der Unterarm passiv in **drei verschiedene Endstellungen** geführt wird:
– direkt auf den Oberarm,
– etwas lateral von der Oberarmmitte (Valgus),
– etwas medial von der Oberarmmitte (Varus).

Je nach anatomischer Gegebenheit wird mit einer der drei Bewegungen die **Endstellung im Gelenk** erreicht. Das **Endgefühl** wird erst mit etwas Überdruck in der Endstellung deutlich.

Grundsätzlich entsteht hierbei eine Kompression auf der ventralen Seilte und eine Dehnung auf der dorsalen.

Zwei Möglichkeiten der Extension (Abb. 4.4)

Um das Ausmaß zu beurteilen, führt der Therapeut die aktive Extension des Patienten bis zum Ende durch. Im Anschluss wird wie bei der Flexion die gesamte Bewegungsbahn passiv geprüft.

Um das **Endgefühl** zu beurteilen, wird der Ellenbogen gelenknah endgradig kurz und schnell in Extension bewegt. Auf diese Art und Weise sind kleine Veränderungen des Endgefühls gut zu beurteilen.

Bei der Extension kommt es zur Dehnung der ventralen Strukturen und Anteile des medialen Bandapparates. Bei pathologischen Gegebenheiten können auch auf der dorsalen Seite Kompressionen auftreten.

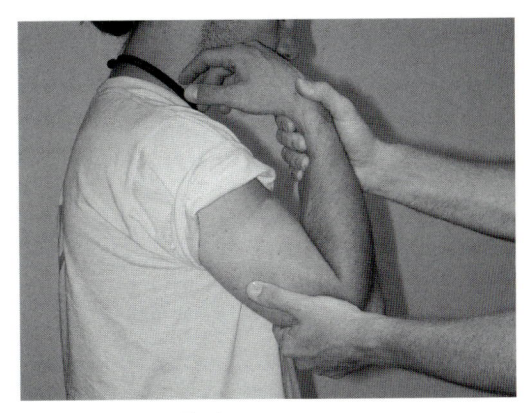

Abb 4.3. Passive Flexion

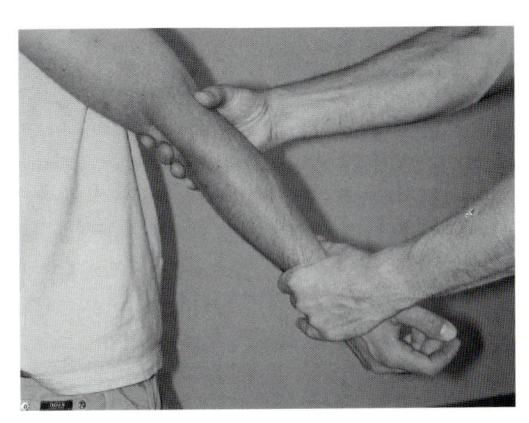

Abb 4.4. Passive Extension

Pronation (Abb. 4.5)

Die passive Pro- und Supination wird in 90° Ellenbogenflexion getestet.

Der Therapeut rotiert den Unterarm in Pronation. Am Ende dieser Bewegung wird zum Testen des **Endgefühls** ein leichter Überdruck gegeben.

Supination (Abb. 4.6)

Der Therapeut rotiert den Unterarm in Supination. Um das **Endgefühl** zu testen, wird ein leichter Überdruck gegeben.

Abb 4.5. Passive Pronation

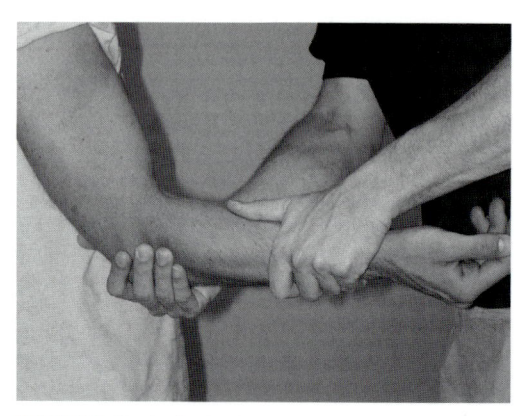

Abb 4.6. Passive Supination

Bewertungskriterien
- Bewegungsausmaß bzw. die vorhandene Einschränkung.
- Veränderungen während der passiven Bewegung.
- Endgefühl und das Auftreten von Schmerzen (Wann? Wo? Welche Art von Schmerz? Ist das der typische Schmerz?).

Isometrische Widerstandstests:
Flexion (Abb. 4.7)
In 90° Flexion und Supination gibt der Therapeut den Widerstand gegen die Flexion.

Das Handgelenk und die Finger müssen hierbei entspannt sein, um keinen **falsch positiven Test** zu provozieren.

Getestete Muskeln:
- M. biceps brachii,
- M. brachialis,
- M. brachioradialis.

Extension (Abb. 4.8)
Hierfür wird dieselbe Ausgangsstellung wie für die Flexion gewählt. Das Handgelenk muss ebenfalls entspannt sein.

Getestete Muskeln:
- M. triceps brachii,
- M. anconeus.

Pronation (Abb. 4.9)
Ein Handballen liegt auf der Dorsalseite der Ulna, während der andere auf der Palmarseite des Radius ruht.

Getestete Muskeln:
- M. pronator teres,
- M. pronator quadratus.

Supination (Abb. 4.10)
Der Unterarm befindet sich in Mittelstellung zwischen Pro- und Supination.

Ein Handballen liegt auf der Dorsalseite des Radius, der andere auf der Palmarseite der Ulna. Aus dieser Ausgangsstellung kann ein kontrollierter isometrischer Widerstand gegeben werden.

Getestete Muskeln:
- M. biceps brachii,
- M. supinator.

Flexion des Handgelenkes (Abb. 4.11)
Der Ellenbogen befindet sich in voller Extension und wird vom Therapeuten in dieser Position unterstützt und fixiert.

Eine Hand bildet das Widerlager dorsal auf dem distalen Unterarm, die andere Hand gibt den Widerstand gegen die Flexion in der Handfläche.

4.3 · Klinische Untersuchung

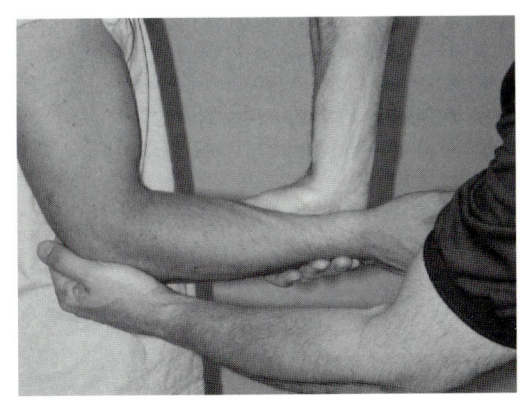

◻ Abb 4.7. Widerstand gegen die Flexion

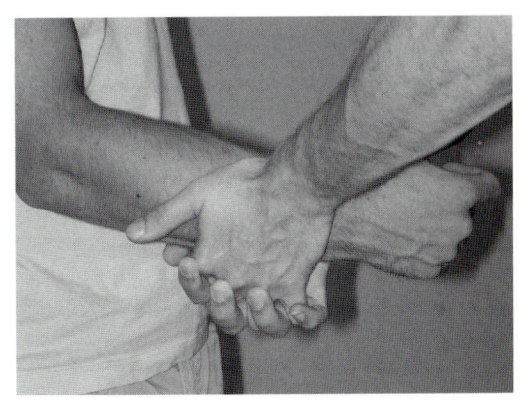

◻ Abb 4.10. Widerstand gegen die Supination

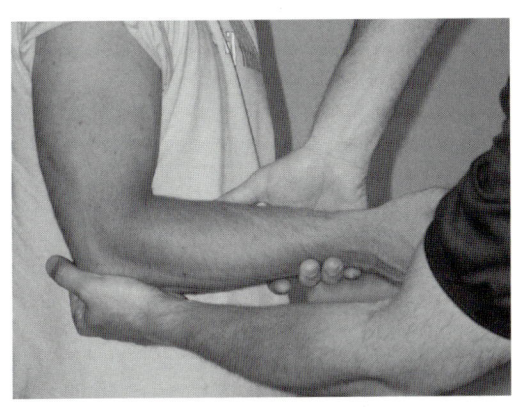

◻ Abb 4.8. Widerstand gegen die Extension

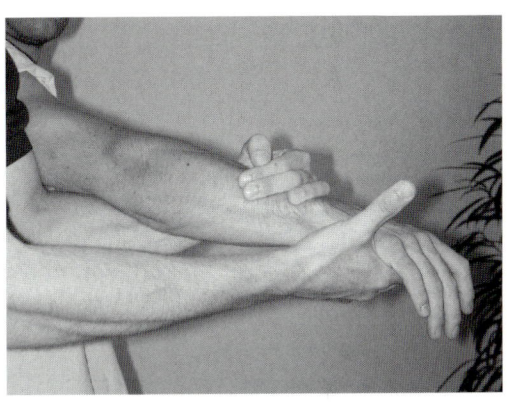

◻ Abb 4.11. Widerstand gegen die Flexion des Handgelenkes

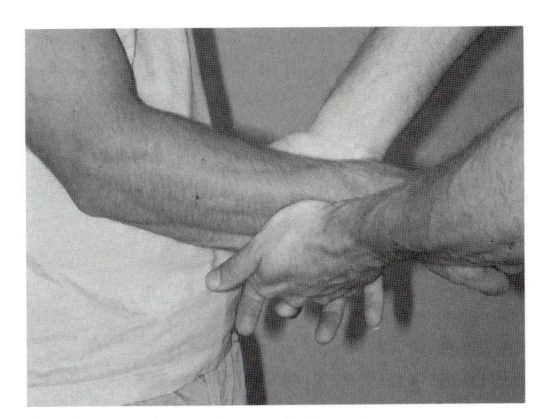

◻ Abb 4.9. Widerstand gegen die Pronation

🛈 Tipp
Um die Fingerflexoren auszuschließen, können die Finger gestreckt werden.

Getestete Muskeln:
- FCU,
- FCR,
- PL.

Extension des Handgelenkes (◻ Abb. 4.12)

Das Widerlager wird auf dem palmaren Unteram gesetzt. Der Widerstand erfolgt von der anderen Hand auf den Handrücken des Patienten.

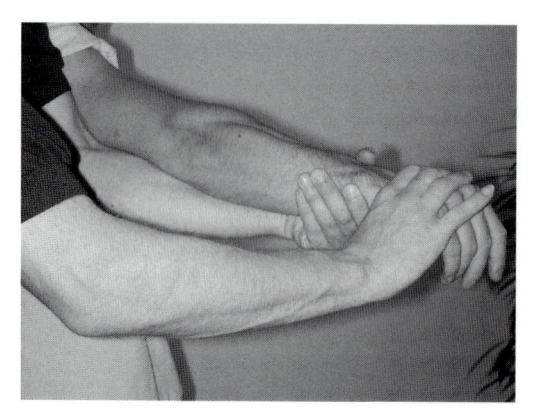

□ Abb. 4.12. Widerstand gegen die Extension des Handgelenkes

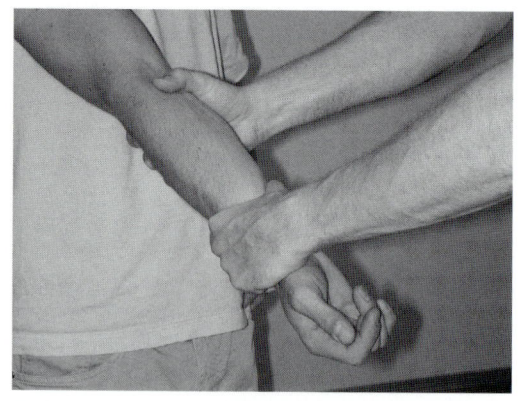

□ Abb. 4.13. Passive Adduktion des Unterarmes (Varustest)

Um die Fingerextensoren auszuschließen, kann der Patient die Hand zur Faust ballen.
Getestete Muskeln:
- ECRB,
- ECRL,
- EDC,
- ECU.

Stabilitätstests

Innerhalb der Basisprüfung wird außerdem die laterale und mediale Stabilität des Ellenbogens getestet, um den lateralen bzw. medialen Bandapparat zu kontrollieren.

Die folgenden Bewegungen werden passiv ausgeführt:

Passive Adduktion (Varus) des Unterarmes
(□ Abb. 4.13)

Der Unterarm befindet sich in Supination, der Ellenbogen ca. zwischen 5 und 30 Grad Flexion.

Eine Hand umfasst die Kondylen und bewegt den Ellenbogen in Varus, während der Unterarm distal fixiert wird.

Es kommt zur Dehnung der lateralen Strukturen und zur Kompression im Humeroulnargelenk.

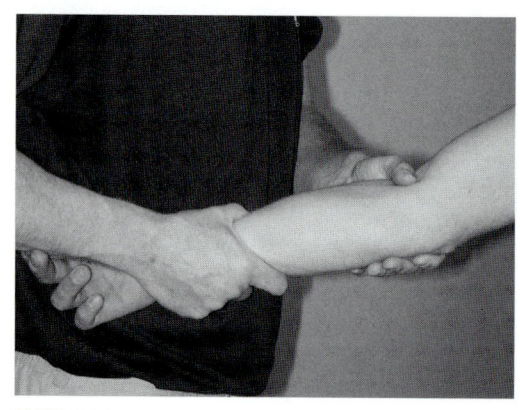

□ Abb. 4.14. Passive Abduktion des Unterarmes (Valgustest)

Passive Abduktion (Valgus) des Unterarmes
(□ Abb. 4.14)

Der Ellenbogen wird passiv in die Valgusstellung gebracht. Es kommt zur Dehnung der medialen Strukturen und zur Kompression im Humeroradialgelenk.

Ist die Bewegung klein, können auch beide Bewegungen zusammen ausgeführt werden. Hierbei wird der Ellenbogen von Varus in Valgus bewegt und wieder zurück. Auf diese Weise kann ein Gesamteindruck über die Beweglichkeit in der Frontalebene gewonnen werden.

4.3.4 Interpretation der Untersuchung

Im Anschluss an die Untersuchung, ist der Therapeut in der Lage, aufgrund der Kombination aus Anamnese, Inspektion und Basisprüfung einen vorläufigen Befund zu stellen.

Ist das zu diesem Zeitpunkt noch nicht möglich, lässt sich jedoch fast immer eine Richtung bestimmen, die mit Hilfe spezifischer Palpation oder weiterer Tests verfolgt werden kann, um schließlich eine konkrete Aussage über den Zustand des Patienten treffen zu können.

In ◘ Abb. 4.15 ist ein allgemeines **Schema zur Interpretation der Basisprüfung** dargestellt.

Der genaue Befund, der zur Diagnose einer bestimmten Pathologie führt, ist in den entsprechenden Abschnitten ausführlich zusammen mit den zusätzlich notwendigen Tests dargestellt.

◘ Abb 4.15. Schema zur Interpretation der Basisprüfung

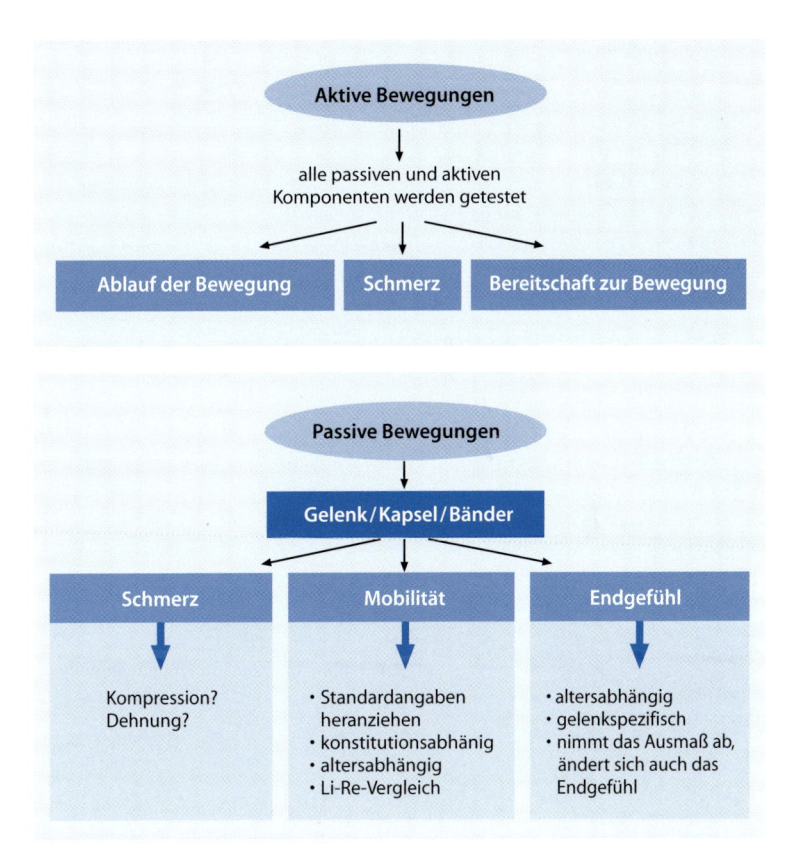

Überlastungssyndrome

5.1	Anatomie	– 72
5.1.1	Sehneninsertion	– 72
5.1.2	Sehne	– 73
5.1.3	Muskel-Sehnen-Übergang – MSÜ	– 73

5.2	Epicondylitis lateralis humeri (Tennisellenbogen)	– 74
5.2.1	Definition	– 74
5.2.2	Geschichte der Epicondylitis radialis	– 75
5.2.3	Ätiologie	– 75
5.2.4	Stadieneinteilung der Sehnenschädigung	– 76
5.2.5	Schmerzklassifizierung/-charakteristik bei Sehnenaffektionen nach Nirschl (1992)	– 76
5.2.6	Lokalisation des Tennisellenbogens	– 78
5.2.7	Klinisches Bild	– 78
5.2.8	Differenzialdiagnosen zum klassischen Tennisellenbogen	– 79
5.2.9	Lokale konservative Therapie der Epicondylitis lateralis	– 82

5.3	Epicondylitis medialis (Golferellenbogen)	– 85
5.3.1	Definition	– 85
5.3.2	Ätiologie	– 85
5.3.3	Klinisches Bild	– 86
5.3.4	Differenzialdiagnosen zum klassischen Golferellenbogen	– 86
5.3.5	Lokale konservative Therapie der Epicondylitis medialis	– 87

5.4	Weitere Überlastungssyndrome am Ellenbogen	– 89
5.4.1	Affektionen des M. biceps brachii	– 89
5.4.2	Affektionen des M. brachialis	– 90
5.4.3	Affektionen des M. triceps brachii	– 90
5.4.4	Differenzialdiagnosen zu einer Affektion des M. triceps brachii am Olekranon	– 91

5.1 Anatomie

Die Anatomie der Sehnen und Sehnenübergänge erklärt, warum **Insertionen** so häufig betroffen sind und warum sich der Heilungsablauf oft mühselig gestaltet.

5.1.1 Sehneninsertion

Es wird zwischen einer **direkten** (Abb. 5.1) und eine **indirekten Insertion** unterschieden. Die **indirekte Insertion** zeigt aufgrund ihres anatomischen Aufbaus und der gut vaskularisierten Situation **selten Affektionen**. Der Heilungsverlauf gestaltet sich in den meisten Fällen eher unkompliziert. Da im Bereich des Ellenbogens am häufigsten die **direkten Ansätze** betroffen sind, werden diese ausführlicher besprochen.

Der direkte Ansatz wird auch als **tenoossaler Übergang** bezeichnet. Die Sehnenfasern dringen auf direktem Weg über sog. »**Sharpey-Fasern**« in den Knochen ein und verflechten sich mit Knochenkollagen. Die äußeren Fasern verbinden sich teilweise mit dem Periost.

Der Übergang von der Sehne zum Knochen baut sich aus **vier Zonen** auf:
- **Zone 1:** Sehne oder Ligament im Verlauf.
- **Zone 2:** Gemisch aus **kollagenem Gewebe** und **nicht mineralisiertem Knorpel** (Faserknorpel). Diese Zone hat die Aufgabe, bei **impulshaftem Zug** an der Sehne die Kraftübertragung auf den Knochen durch die Elastizität der Knorpelanteile zu dämpfen (s. Abb. 5.1). Die Fähigkeit, sowohl **Zug-** als auch **Kompressionskräfte** zu bewältigen, ist für Faserknorpel typisch. Vergleichbare Beispiele sind die Bandscheibe, der Discus articularis im Sternoklavikulargelenk oder die Menisken im Kniegelenk.
- **Zone 3:** Besteht aus mineralisiertem Knorpel.
- **Zone 4:** Knochengewebe.

Dieser Aufbau dient dazu, die **direkte Belastung** auf das Sehnengewebe **zu minimieren**. Durch den progressiven Übergang nimmt die Flexibilität der Sehne allmählich und nicht abrupt ab. Dies hat den Vorteil, dass der Ansatz sich bei Bewegung den verschiedenen Winkelverhältnissen anpassen kann, ohne schnell zu verschleißen (Abb. 5.2). **Die Knorpelanteile** gewähren außerdem einen gewissen Abstand zwischen den Kollagenfasern, sodass diese nicht gegeneinander reiben.

Die **Durchblutung der Zonen** gestaltet sich unterschiedlich. Die Sehne selbst **(Zone 1)** zeigt die für Sehnengewebe typische Durchblutungssituation. **Zone 2** ist dagegen eher schlecht bis gar nicht durchblutet. **Zone 3** ist nicht durchblutet, was für dieses Gewebe auch typisch ist. Die

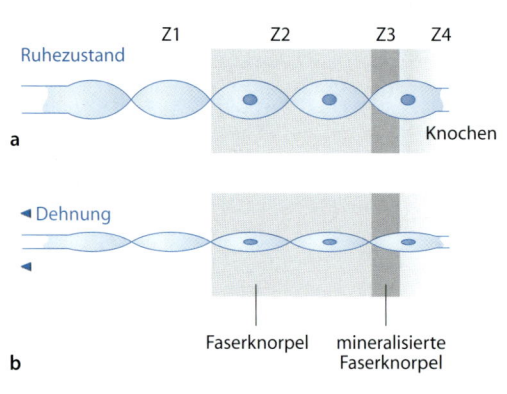

Abb 5.1. a Die Sehneninsertion mit den Zonen 1–4 und b ihr Verhalten bei Zugbelastung

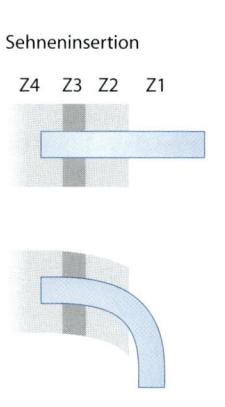

Abb 5.2. Verhalten der Insertion bei Biegebelastung

5.1 · Anatomie

Zone 4 dagegen ist wieder knochentypisch vaskularisiert.

! Beachte
Therapeutisch stellen **Schäden der Zone 2** die größte Herausforderung dar.

5.1.2 Sehne

Wie auch die Ligamente ist die Sehne (◘ Abb. 5.3) aufgrund der spezifischen Belastung in Längsrichtung eine parallelfaserige Anordnung von **Kollagenfasern Typ 1**. Diese Fasern bilden den Hauptanteil der Sehne. Die Kollagenfasern werden durch das **Endotenon** zu **Subfaszikeln** und **Faszikeln** bzw. zu **primären, sekundären** und **tertiären Faserbündeln** zusammengefasst. Das **Endotenon** führt Blut- und Lymphgefäße sowie Nervenfasern. Innerhalb der Faszikel liegen die **Tenoblasten** (»**Flügelzellen**«), die für die **Produktion von Kollagen** und **Proteoglykanen** verantwortlich sind. Diese Zellen sind auf einen **physiologischen Stimulus** angewiesen, durch den sie zur Arbeit angeregt werden. Die Faszikel werden vom **Epitenon** umgeben, in welchem auch Fibroblasten und Blutgefäße vorhanden sind. Je nach Lage und Aufgabe der Sehne ist diese zusätzlich durch eine Sehnenscheide (Hand- und Fußbereich) oder ein sog. **Paratenon** umgeben.

Die Sehne wird über Blutgefäße aus dem **Peri- oder Epimysium** und aus dem **Periost** versorgt. Im Sehnenverlauf dringen Blutgefäße in das **Endotenon** ein. Sind Sehnenscheiden vorhanden, erfolgt die Versorgung zusätzlich **über Diffusion**.

5.1.3 Muskel-Sehnen-Übergang – MSÜ

Am Muskel-Sehnen-Übergang (◘ Abb. 5.4) verbinden sich die **Muskelfasern** und die Fasern des **Peri-** und **Endomysiums** mit den **Fibrillen** der Sehne. Das **Epimysium** setzt sich in das **Epitenon** fort. Am Muskelende zeigt die **Muskelfasermembran** durch viele handschuhartige Aus- und Einstülpungen eine deutliche Flächenvergrößerung, was zu einer **stabileren Verbindung** führt und die Belastung pro Flächeneinheit auf dem MSÜ reduziert. Die Fibrillen der Sehne inserieren an den Basalmembranen, welche die Muskelfasern umgeben.

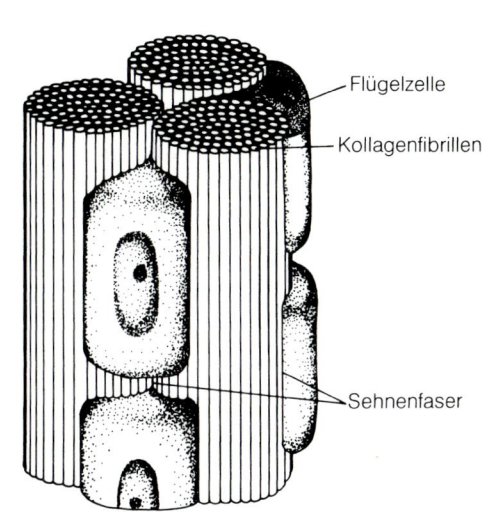

◘ **Abb. 5.3.** Der Aufbau der Sehne

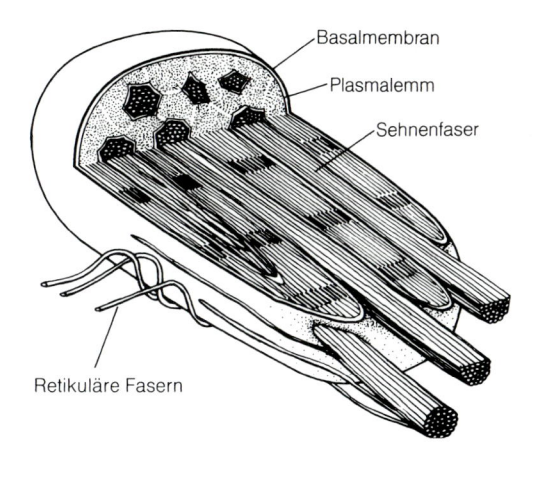

◘ **Abb. 5.4.** Der Muskel-Sehnen-Übergang – MSÜ

Heilungstendenzen

Die Rehabilitation eines über längere Zeit **immobilisierten Muskel-Sehnen-Komplexes** benötigt weit mehr Zeit als die Dauer der Ruhigstellung. Es ist weitgehend unklar, ob alle **Immobilisationsfolgen** reversibel sind und ob die Sehne mit ihren Übergängen nach der Rehabilitation auf weiteres Training wieder normal (**mit Hypertrophie**) reagiert. Diese Fakten beeinflussen wesentlich die realistische Zielsetzung und das therapeutische Vorgehen bei der Rehabilitation.

MSÜ: Der Muskel-Sehnen-Übergang scheint aufgrund seiner Durchblutungssituation gut zu regenerieren und zeigt auch bei **vermehrter Belastung** durch sportliches Training wieder eine gute Anpassung. Rezidive werden in diesem Bereich nicht erwartet.

Sehne: Die Sehne erreicht nach langer Ruhigstellung oder Beschädigung nicht mehr die **ursprüngliche Belastbarkeit** sowie Struktur. Im **betroffenen Bereich** entsteht eine große Anzahl **Kollagenfasern Typ 3.** Diese Fasern sind **weicher** als **Typ-1-Kollagen** und zeigen eine **ungenügende Faserausrichtung.** Bei Überlastung besteht dadurch die Gefahr einer **tendinösen** und **peritendinösen Entzündung** mit Gefahr einer **Ruptur.**

Insertion: Aufgrund der schlechten Durchblutung der **Zone 2** sind **Läsionen** in diesem Bereich oft schwer zu therapieren und neigen zur Chronifizierung. Es besteht die Gefahr, dass es zur **Kalzifizierung** der **Zone 2** kommt. Eine Kalzifizierung mindert zum einen die Aufgabe der **Dämpfung,** zum anderen wird die **Belastbarkeit** der Sehne deutlich reduziert.

Tendopathien – Klinische Stadien nach Kennedy

1. **Einige Stunden Schmerz nach stärkerer Belastung**
   Der Widerstandstest ist leicht schmerzhaft, evtl. besteht jedoch nur Loslassschmerz.
2. **Mäßiger Schmerz zu Beginn und nach der Belastung,**
   ... der jedoch längere Zeit noch bestehen bleibt. Der Widerstandstest ist schmerzhaft, mitunter auch die Dehnung.
3. **Schmerz zu Beginn, während und nach der Belastung,**
   ... der noch tagelang als dumpfer, ziehender Schmerz anhält. Die Leistungen des Patienten werden jedoch nicht beeinflusst.
4. **Die Schmerzen sind in dieser Phase während der Belastung so stark,**
   ... dass die Leistungsfähigkeit gemindert wird.
5. **In diesem Stadium bestehen auch in Ruhe anhaltende Schmerzen.**
   Es kann eine Teilruptur vorliegen.
6. **In diesem Stadium ist die Sehne rupturiert.**
   Die Ruptur kann auch ohne vorherigehende Beschwerden auftreten.

5.2 Epicondylitis lateralis humeri (Tennisellenbogen)

Die **Epicondylitis lateralis** ist im Sprachgebrauch auch als **Tennisellenbogen** oder **Epikondyalgie** bekannt.

5.2.1 Definition

Der Pschyrembel definiert die **Epicondylitis lateralis humeri** wie folgt: Entzündliche oder degenerative Veränderungen am Epicondylus radialis bei funktioneller Überbeanspruchung in Beruf und Sport. Meist als **Epicondylitis humeri radialis** (sog. Tennisellenbogen) mit oft heftigem Druckschmerz an der gemeinsamen Ursprungszone des M. extensor carpi radialis und des M. extensor digitorum communis.

Als Ursache werden **ständige Überbelastung** und **Mikrotraumen,** die zu Einrissen an den Sehnen führen, benannt. Es besteht lokaler

Druckschmerz, bei Anspannung der betroffenen Muskeln entstehen Schmerzen im Bereich des Epicondylus lateralis, der sowohl nach **proximal** als auch nach **distal** ausstrahlen kann.

5.2.2 Geschichte der Epicondylitis radialis

Zurückblickend wurde diese Symptomatik schon von **Runge 1873** als »**Schreibkrampf**« beschrieben, von **Morris 1882** als »**lawn tennis arm**«, von **Fere 1897** als »**Epicondyalgie**« und von **Franke 1910** als »**Epicondylitis**«.

1922 nannte schließlich **Osgood** die **radiohumerale Bursitis** als mögliche Ursache. **1972** fügte **Roles** das **Radialtunnelsyndrom** hinzu.

Auch andere Autoren definieren die Epicondylitis lateralis als eine **Insertionstendopathie** mit **struktureller Schädigung** im Insertions- und Kapselbereich.

Cyriax befand, dass die **schmerzhafteste Bewegung** die Dorsalextension des Handgelenks gegen Widerstand sei und die am häufigsten betroffene Struktur die Insertion des ECRB.

Goldie, Coonrad und Hooper stellten bei ihren Untersuchungen **degenerative Veränderungen** im Bereich der Extensoreninsertion fest.

Nirschl und Petrone untersuchten 88 Ellenbogen mit einer Epicondylitis lateralis und wiesen intraoperativ **vaskuläre Infiltration** und **unreife Fibroblasten** als Zeichen eines Reparaturversuchs im Ursprungsgebiet des ECRB nach.

Connell et al. stellten sonographisch **Degenerationen** in der Sehne des Extensor carpi radialis brevis bei 46 von 72 Patienten mit einer Epicondylitis lateralis fest. Bei acht Patienten war das Lig. collaterale laterale zusätzlich betroffen.

Bredella et al. wiesen bei Patienten mit leichter Epicondylitis **Affektionen** des Extensorenursprungs mittels Kernspintomographie nach. Bei Patienten mit heftigeren Beschwerden waren außerdem **Veränderungen** im Lig. collaterale laterale ulnare nachzuweisen.

Auch **Baker et al.** konnten intraoperativ bei 41 Patienten zusätzlich **Affektionen** der Kapsel feststellen.

5.2.3 Ätiologie

Der Tennisellenbogen tritt am häufigsten im **Alter zwischen 30 und 50 Jahren** auf.

Für die Entstehung kann grundsätzlich ein **Ungleichgewicht zwischen Belastung und Belastbarkeit** verantwortlich gemacht werden. Dieses Ungleichgewicht kann entstehen durch Zunahme der äußeren Belastung in Folge eines einmaligen Traumas, in Form von sich wiederholenden Mikrotraumen oder durch degenerative Veränderungen des Bindegewebes mit zunehmendem Alter. Dies hat zur Folge, dass die bisher als normal gewerteten Belastungen nicht mehr toleriert werden.

Andere Ursachen für Überbelastungen sind eine **fehlerhafte Technik** beim Sport, **unzureichendes Sportgerät** oder ein **unzureichend ausgebildeter Dehnungs-Verkürzungs-Zyklus** bei sportlicher Aktivität.

Ein weiterer Aspekt wird von **Lieber et al.** beschrieben, der den Wechsel von **exzentrischer und konzentrischer Kontraktion** des ECRB bei Ellenbogenflexion für das Entstehen eine EL verantwortlich macht. Das Entstehen eines Tennisellenbogens setzt nicht unbedingt sportliche Aktivität voraus. Allerdings entwickeln ca. 40–50 % aller Tennisspieler im Laufe ihrer Spielzeit einen Tennisellenbogen.

Cyriax beschreibt auch den **spontanen Heilungsverlauf** bei der Insertionstendopathie des ECRB im Laufe eines Jahres, vorausgesetzt, dass die Epicondylitis unbehandelt bleibt.

Andere Faktoren, die zu einer Epicondylitis lateralis beitragen oder sie begünstigen, können vielseitig sein. Eine **Beteiligung der HWS** ist in vielen Fällen nicht auszuschließen und muss bei der Diagnostik berücksichtigt werden.

Auch an eine **Beteiligung des N. radialis**, der im Bereich des lateralen Ellenbogens komprimiert werden kann, muss gedacht werden. Symptome dieser Art sind auch beim klassischen Tennisellenbogen häufig zu finden und müssen abgeklärt werden.

Der thorakale Bereich Th3 bis Th9, in dem die sympathische Versorgung der oberen Extremität liegt, muss überprüft und auf Störungen untersucht werden.

Andere Autoren favorisieren in erster Linie eine **Fehlfunktion in den Gelenken des Unterarms oder des Handgelenkes** für die Entstehung einer Epicondylitis lateralis.

Strukturen wie die **Bursa humeroradialis** oder ein **freier Gelenkkörper** können Symptome ähnlich denen eines Tennisellenbogens provozieren und so die Diagnose erschweren.

Alle diese Möglichkeiten können für Schmerzen im lateralen Ellenbogenbereich verantwortlich sein oder dazu beitragen.

Im weiteren Verlauf dieses Kapitels wird zunächst auf die klassische Form des Tennisellenbogens näher eingegangen. Am Ende dieses Kapitels ist die Pathologie näher beschrieben, die der Differenzialdiagnose dient.

5.2.4 Stadieneinteilung der Sehnenschädigung

Histopathologische Studien zeigen, das in dem Gebiet der **chronischen Sehnenüberlastung** nur wenig **Makrophagen, Lymphozyten** oder **neutrophile Granulozyten** zu finden sind.

Es handelt sich hier eher um einen **degenerativen** als um einen **entzündlichen Prozess**, der charakterisiert ist durch eine dichte Besiedlung von **Fibroblasten, vaskulärer Hyperplasie** und **ungeordneten Kollagenfasern**, die auch als **angiofibroblastische Degeneration** bezeichnet werden. Es konnten keine eindeutigen Anhaltspunkte für einen »klassischen« Entzündungsprozess wie bei einer Tendinitis gefunden werden.

Nirschl teilte die **Stadien für wiederholte Mikrotraumen** wie folgt ein:
- **Stadium 1:** evtl. entzündlich, keine pathologischen Veränderungen.
- **Stadium 2:** pathologische Veränderungen in Form einer angiofibroblastischen Degenerationen.
- **Stadium 3:** pathologische Veränderungen (Tendinose) und/oder (Teil-)Ruptur.
- **Stadium 4:** wie Stadium 2 und 3. Zusätzlich Veränderungen wie Fibrose, Kalzifikationen und Verknöcherungen. Diese Veränderungen können auch durch den Gebrauch von Kortison bedingt sein.

Weiter vermutete **Nirschl**, dass ein Tennisellenbogen auf der Grundlage einer genetischen Prädisposition entstehen kann, wie beispielsweise auch Affektionen der Rotatorenmanschette, das Karpaltunnelsyndrom usw.

Nirschl teilte den **Schmerz** in **sieben Phasen**, ähnlich der allgemeinen Klassifikation für Tendopathien von Kennedy. Die Einteilung nach Nirschl ist in der täglichen Praxis gut verwertbar und gibt Anhaltspunkte für die notwendige Therapie. Eine Korrelation zum histologischen Bild kann nicht hergestellt werden.

5.2.5 Schmerzklassifizierung/-charakteristik bei Sehnenaffektionen nach Nirschl (1992)

Phase 1

Für die Symptomatik in **Phase 1 und 2** könnte eine **peritendinöse Entzündung** verantwortlich gemacht werden.

Die Schmerzen in Phase 1 sind charakterisiert durch:
- Steifheit oder leichtes Wundgefühl **nach Belastung**, das innerhalb von 24 Stunden verschwindet.

Phase 2

Schmerzen in **Phase 2** sind charakterisiert durch:
- Deutliche Steifigkeit oder leichtes Wundgefühl **nach Belastung**.
- Die Beschwerden halten **länger als zwei Tage** an und vermindern sich durch Aufwärmübungen.
- **Während der Aktivität** verschwinden die Beschwerden.
- Innerhalb von drei Tagen **nach Beendigung** der Belastung lösen sich die Beschwerden auf.

> ❗ **Beachte**
> Grundsätzlich kann man sagen, dass der Schmerz in **Phase 1 und Phase 2** ohne Therapie zurückgeht, wenn die richtigen Vorkehrungen getroffen werden.

Phase 3

Der Schmerz in **Phase 3** ist charakterisiert durch:
- Steifigkeit und/oder ein leichtes Wundgefühl **zu Beginn der Aktivität,** das sich nur teilweise durch Aufwärmübungen vermindert.
- Die Beschwerden sind **während der Belastung** leicht spürbar, mindern jedoch nicht die Leistungsfähigkeit.
- Bandagen, evtl. eine Korrektur der Technik, Reduzierung der Intensität und Dauer der Aktivität sind notwendig, um die Beschwerden zu kontrollieren.
- In dieser Phase werden mitunter **nichtsteroidale Schmerzmittel** benötigt.

Phase 4

Die Schmerzen in **Phase 4** sind intensiver als diejenigen in **Phase 3** und deuten möglicherweise schon auf eine Schädigung der Sehne selbst hin.
- Die **Leistungsfähigkeit** der sportlichen Aktivität oder das Ausführen spezifischer Arbeitstätigkeiten werden vom Schmerz **negativ beeinflusst**.
- Aktivitäten des täglichen Lebens sind von **leichtem Schmerz** begleitet.

> ❗ **Beachte**
> In der **Phase 3 und 4** spricht der Schmerz normalerweise noch gut auf **konservative Therapieformen** an.

Phase 5

Schmerzen in **Phase 5** spiegeln eine **dauerhafte Sehnenschädigung** wieder:
- Starke bis sehr starke Schmerzen vor, während und nach Aktivität.
- Sie beeinflussen diese Aktivität stark oder verhindert sie sogar.
- Alltagsaktivitäten sind schmerzhaft, jedoch ohne Einschränkung durchführbar.
- Der Schmerz ist nur noch durch vollständige Ruhe zu kontrollieren.

Phase 6

- Der Schmerz beeinflusst die täglichen Aktivitäten stark und **besteht auch während vollständiger Ruhe**.

Phase 7

- Dauerhafter, stechender Schmerz, der sich **durch Aktivität verschlimmert** und regelmäßig die Nachtruhe unterbricht.

> ❗ **Beachte**
> In den **Phasen 5 bis 7** wird die Notwendigkeit einer operativen Intervention zur Linderung der Beschwerden immer wahrscheinlicher. Konservative Therapien zeigen hier **nur noch bedingt Erfolg** und bringen häufig nur kurzfristige Linderung.

5.2.6 Lokalisation des Tennisellenbogens

Cyriax unterscheidet **fünf verschiedene Lokalisationen,** die zu der Diagnose Tennisellenbogen **Typ 1–5** führen.

Nach **Cyriax** kann die Diagnose (Insertions-) Tendopathie ausgeschlossen werden, wenn alle 5 aufgeführten **Lokalisationen** ohne Befund sind.

Die verschiedenen Lokalisationen/Typen sind (Abb. 5.5):
- **Typ 1:** Insertionstendopathie des M. extensor carpi radialis longus.
- **Typ 2:** Insertionstendopathie des M. extensor carpi radialis brevis.
- **Typ 3:** Affektionen des Sehne des M. extensor carpi radialis brevis.
- **Typ 4:** Affektionen im Muskelbauch des M. extensor carpi radialis brevis.
- **Typ 5:** Insertionstendopathie des M. extensor digitorum communis.

> **Tipp**
> Diskutiert wird auch die Möglichkeit einer **Insertionstendopathie des M. anconeus** am Epicondylus lateralis, ausgelöst durch eine **artikuläre Einschränkung** der Ulna gegenüber dem Humerus in Abduktionsrichtung.

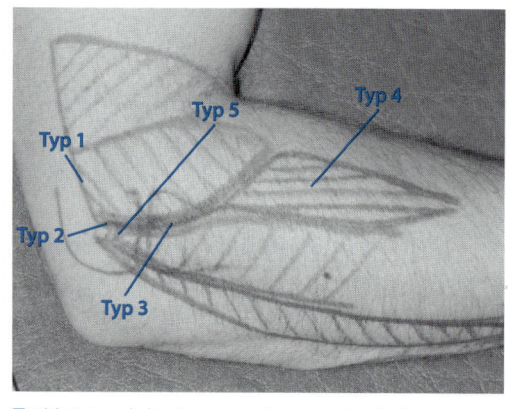

Abb. 5.5. Lokalisationen des Tennisarm Typ 1–5

5.2.7 Klinisches Bild

Entsprechend dem Ablauf der Basisuntersuchung wird das klinische Bild der Epicondylitis lateralis mit den wichtigsten Aussagen und klinischen Befunden dargestellt.

Anamnese

In der Anamnese können folgende Angaben für die EL gefunden werden:
- (Sportbedingte) Überlastungen durch **einmalige** oder **wiederholte Traumata.**
- Es können auch Beschwerden **ohne ersichtlichen Grund** in der Anamnese vorkommen.
- Schmerzen an der **lateralen Seite** des Ellenbogens.
- Je nach Phase **lokale Schmerzen** oder aber Schmerzen die nach **distal** in die Muskulatur des Unterarmes oder sogar nach **proximal** in den distalen Oberarm ausstrahlen.
- Je nach Phase steht **Bewegungsschmerz** oder **Ruheschmerz** im Vordergrund.
- Tätigkeiten mit der Hand (z. B. Greifen) sind **sehr schmerzhaft.**
- Subjektiv hat der Patient das Gefühl der (schmerzbedingten) **Kraftlosigkeit.**
- In vielen Fällen lässt sich ein Zusammenhang zwischen der Aktivität und den Beschwerden herstellen.

Inspektion

Oft ist die lokale Inspektion des Ellenbogens unauffällig. Es fällt mitunter auf, dass der Patient beim Bewegen eine **volle Ellenbogenextension vermeidet** und eine **Schonhaltung** einnimmt.

Übersicht 5.1
Basisfunktionsprüfung

Innerhalb der Basisprüfung können folgende Tests positiv sein:
1. Die Dorsalextension gegen Widerstand ist die **schmerzhafteste Bewegung**. Ist dieser Widerstandstest negativ, handelt es sich mit großer Wahrscheinlichkeit nicht um einen Tennisellenbogen.
2. Die Palpation muss an den Stellen, die für einen Tennisellenbogen in Frage kommen schmerzhaft sein. Eine **lokale Probebehandlung** erzielt eine Besserung.
3. Die **Supination des Unterarmes gegen Widerstand** kann schmerzhaft sein.
4. Es können **Ausstrahlungen** nach distal, evtl. aber auch nach proximal bestehen.
5. Begründet durch die anatomische Verbindung des ECRB und EDC kann die **Extension des Zeige- und Mittelfingers gegen Widerstand** empfindlich sein.
6. Bei einer Insertionstendopathie des EDC ist der Widerstand gegen die Extension der Finger der schmerzhafteste Test (Abb. 5.6).
7. **Mehr Schmerzen bei Dorsalextension**, kombiniert mit radialer Abduktion gegen Widerstand können auf eine Insertionstendopathie des M. extensor carpi radialis longus hinweisen.
8. Besteht bei chronischen Beschwerden eine endgradige Einschränkung in Ellenbogenextension unter Extensorenvordehnung mit Lokalschmerz am Insertionsbereich des ECRB, so kann dafür eine **Adhäsion im Bereich der Insertion des ECRB** verantwortlich sein.

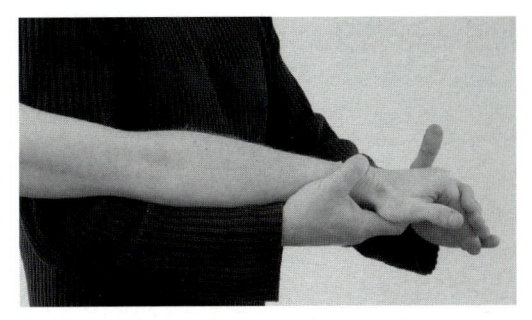

Abb 5.6. Widerstand gegen die Fingerextension.

Spezifische Palpation

Ist die Diagnose »Tennisellenbogen« mit Hilfe der **Funktionsprüfung** gestellt, so lassen sich die fünf oben genannten Typen über die spezifische Palpation der oben angegebenen **Affektionsstellen** unterscheiden. Die Palpationstechnik entspricht der Technik für die Querfriktion (Abb. 5.7 a–e).

Sicherung der Diagnose

An diesen Stellen wird zur Sicherung der Diagnose mit Hilfe von Querfriktionen eine **Probebehandlung** durchgeführt.

5.2.8 Differenzialdiagnosen zum klassischen Tennisellenbogen

Sollte sich die Diagnose als falsch herausstellen, weil die für einen Tennisellenbogen typischen Punkte bei der Palpation nicht schmerzhaft sind oder auf die Probebehandlung nicht reagieren, müssen weitere Möglichkeiten zur **Differenzialdiagnose** herangezogen werden. Diese Pathologien können auch in Kombination mit einer EL vorliegen.

Bursitis radiohumeralis (Bursa von Osgood)

Provokationstest (Abb. 5.8): Der Ellenbogen des Patienten ist 90° gebeugt, die Hand ist zur

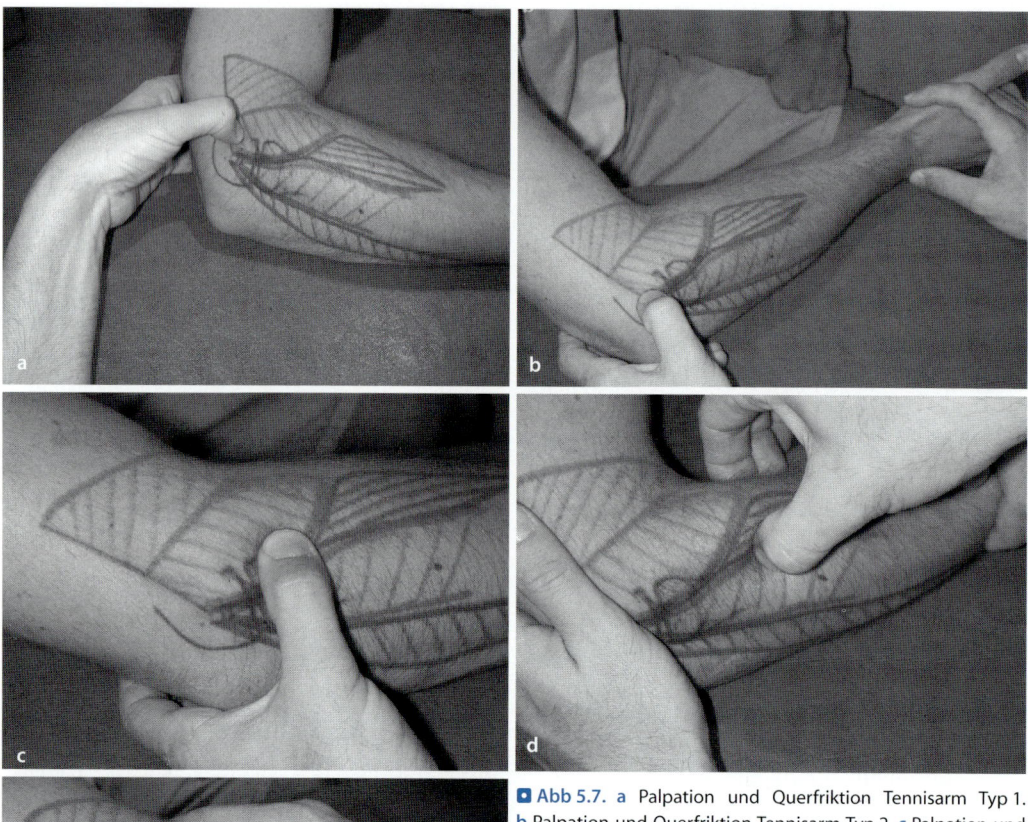

Abb. 5.7. a Palpation und Querfriktion Tennisarm Typ 1. **b** Palpation und Querfriktion Tennisarm Typ 2. **c** Palpation und Querfriktion Tennisarm Typ 3. **d** Palpation und Querfriktion Tennisarm Typ 4. **e** Palpation und Querfriktion Tennisarm Typ 5

Faust geballt, um die Extensoren auf Spannung zu bringen. Nun streckt der Patient seinen Ellenbogen aktiv von 90° Flexion in die volle Extension. Zum **typischen Schmerz** kommt es in dem Moment, in dem die Sehne über die Bursa rutscht. Der Untersucher kann während der Bewegung Druck auf die Sehne geben. Bei der Palpation besteht ein anderer Schmerzpunkt als bei der EL.

Osteochondrosis dissecans (OD) im Capitulum humeri

Hiervon sind v. a. junge, sportlich aktive Patienten **im Alter zwischen 15 und 25 Jahren** betroffen.

In der Anamnese wird ein progressiv entstehender, **belastungsabhängiger Schmerz** ohne klare Ursache geschildert, der lateral am Ellenbogen lokalisiert ist.

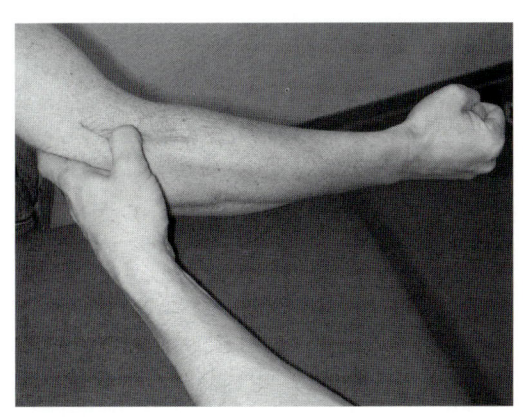

Abb 5.8. Provokationstest für die Bursa humeroradialis

Es kann **Druck- und Klopfschmerz** auf dem Capitulum humeri bestehen.

Eventuell ist hier eine **leichte artikuläre Schwellung** zu sehen.

Die Beweglichkeit in Extension kann **eingeschränkt** sein, seltener die Flexion.

Im fortgeschrittenen Stadium können **Blockierungen** aufgrund des ausgelösten Dissekats entstehen (**s. Corpus librum, Kap. 7**).

Zervikale Wurzelkompression

Probleme im Bereich der **Wurzel (C6) C7** können entweder **Schmerzen** in den Bereich des lateralen Ellenbogens projizieren oder die optimale **koordinierte Arbeit** der Extensoren negativ beeinflussen.

Auch (**intermittierende**) **Kompressionen** im Bereich des Plexus brachialis oder im Verlauf des N. radialis können dies zur Folge haben.

In diesem Fall sollte schon die Anamnese auf die HWS hindeuten und die Untersuchung der HWS, des Plexus brachialis oder des N. radialis einen **klinischen Befund** ergeben, welcher der Schmerzsymptomatik des Patienten entspricht und die typischen Beschwerden auslöst.

Kompression des N. radialis im Ellenbogenbereich

Eine schmerzhafte isolierte Extension des Mittelfingers gegen Widerstand kann auf eine **Kompression des N. radialis** hinweisen.

Diese Pathologie wird im **Kapitel 8 Kompressionssyndrome** genauer besprochen.

Instabilitäten

Eine Hyperaktivität der Handgelenksextensoren bei einer **medialen Instabilität** des Ellenbogens und Beschädigungen des lateralen Kapselapparates bei einer EL wurde bereits beschrieben.

Bei der **posterolateralen Rotationsinstabilität** kann es zu Beschwerden auf der lateralen Seite (im Bereich des Humeroradialgelenkes) kommen.

Es zeigt sich in der Basisprüfung **eine Seitendifferenz** bezüglich der Aufklappbarkeit.

In der Anamnese werden typische Tätigkeiten oder Sportarten und typische Beschwerden, die auf eine Instabilität hindeuten, genannt.

Artikuläre Dysfunktionen

Der Zusammenhang einer **artikulären Dysfunktion** mit der Entstehung einer EL oder zumindest EL-ähnlichen Beschwerden wurde von einigen Autoren beschrieben.

Grundsätzlich sollte eine **Stellungsänderung der Gelenkpartner** zueinander oder die **Beseitigung der Gelenkdysfunktion** unmittelbar zu einer deutlichen Besserung der Beschwerden führen. Dies gilt zumindest dann, wenn das Gelenk selbst für die Beschwerden verantwortlich ist, wie in diesem Fall das Art. humeroradialis. Hierzu wird folgender Test durchgeführt:

»Lateral glide test« am Ellenbogen
(**Abb. 5.9**)

Typischerweise ist bei einer EL der Faustschluss in Ellenbogenextension schmerzhaft.

Test in Abduktion: Der Therapeut fixiert den Oberarm distal und schiebt den Unterarm

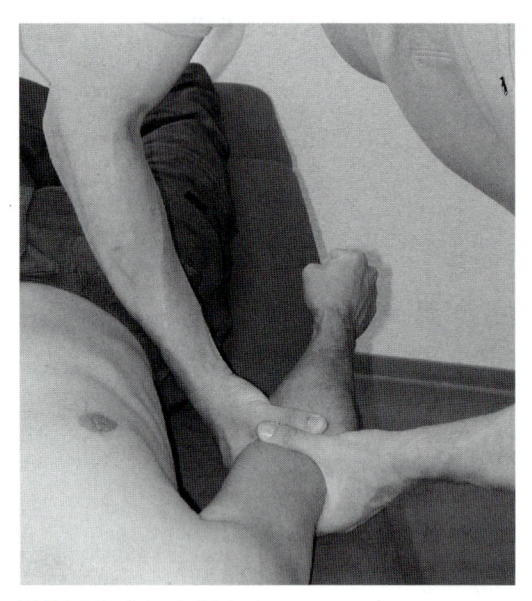

Abb 5.9. »Lateral glide test«

gegenüber dem Oberarm des Patienten nach lateral. Der Ellenbogen wird in dieser Stellung gehalten, während der Patient wieder die Hand zur Faust schließt. Zeigt sich hier eine deutliche Verringerung der Beschwerden, ist dieser Test gleichzeitig Bestandteil der Therapie.

Auch **Gelenkdysfunktionen** innerhalb der **kinetischen Kette** der oberen Extremität können zu einer EL führen. Alle diese Vermutungen müssen durch den **klinischen Befund** am jeweiligen Gelenk bestätigt werden.

Weitere Möglichkeiten zur Differenzialdiagnose sind:
- eine akute Ruptur der Extensoren,
- dorsolaterale Instabilität des Radius,
- Kontusion des Lig. anulare,
- Fraktur des Caput radii.

5.2.9 Lokale konservative Therapie der Epicondylitis lateralis

Es wurden nur wenige Untersuchungen zur physiotherapeutischen Behandlung der EL durchgeführt. **Pienimaki und Tarvainen** untersuchten 39 Patienten mit chronischer EL und verglichen in **Gruppe 1** den Effekt von progressivem Stretching und Muskelaufbau (20 Patienten) mit der **Gruppe 2** (19 Patienten), die ausschließlich mit Ultraschall behandelt wurde. **Die Therapiezeit** in beiden Gruppen betrug 8 Wochen.

Messungen mittels **VAS (visuelle Analogskala)**, Isokinetik von Handgelenk und Unterarm, isometrischer Greifkraft, Ruhe- und Dehnungsschmerz sowie die Arbeitsfähigkeit verbesserten sich in der **Gruppe 1** deutlich im Gegensatz zur **Gruppe 2**. Außerdem verbesserten sich **alle klinischen Tests** in der **Gruppe 1**.

Cyriax hat Standardisierungen bezüglich Dehnung und Querfriktion für die verschiedenen Typen aufgestellt. So empfiehlt er für den häufig vorkommenden **Typ 2** v. a. die Dehnung, aber auch lokale Querfriktionen und **bei heftigen Schmerzen (Phase 5–7)** zusätzlich **Infiltrationen** der Insertion.

Lokale Behandlungsmöglichkeiten
- Querfriktion (s. Abb. 5.7 a–e),
- Dehnung und Weichteilbehandlung der Extensoren,
- Eigendehnung (Abb. 5.10),
- manuelle Mobilisation bei bestehender artikulärer Einschränkung z. B. im Bereich der Hand oder des Ellenbogens (s. **Kapitel 7 »Mobilisation des Ellenbogens«**).
- Ellenbogenmobilisation unter neuraler Vorspannung (s. **Kapitel 7, »Mobilisation des Ellenbogens«**),
- Manipulation des Humeroradialgelenkes (Abb. 5.11),
- Manipulation der Insertion des ECRB mittels **Gapping** (Abb. 5.12) oder nach **Mills** (Abb. 5.13 a,b),
- Thermotherapie,
- Elektrotherapie, Ultraschall, Phono- und Iontophorese,
- Infiltration,
- Operation.

5.2 · Epicondylitis lateralis humeri (Tennisellenbogen)

Abb 5.10. Eigendehnung der Handgelenksextensoren

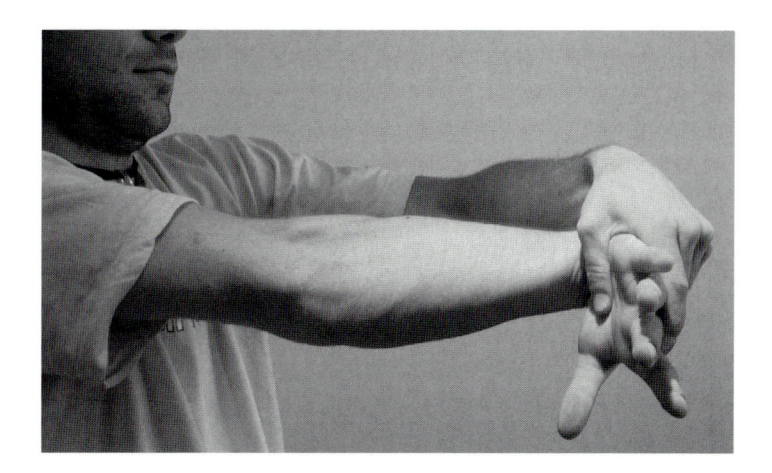

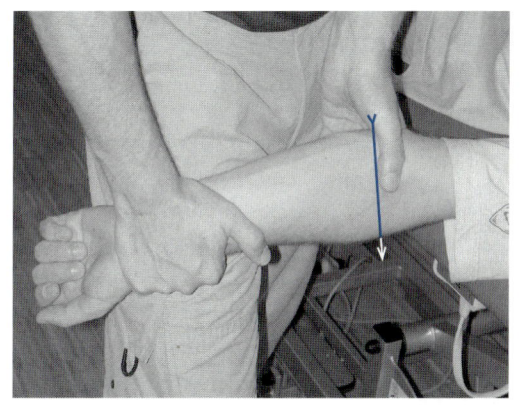

Abb 5.11. Manipulation des Humeroradialgelenkes (»Gapping«): Der Ellenbogen wird in voller Extension und Supination fixiert (HUG verriegelt); der Impuls erfolgt über den Epicondylus medialis in Pfeilrichtung

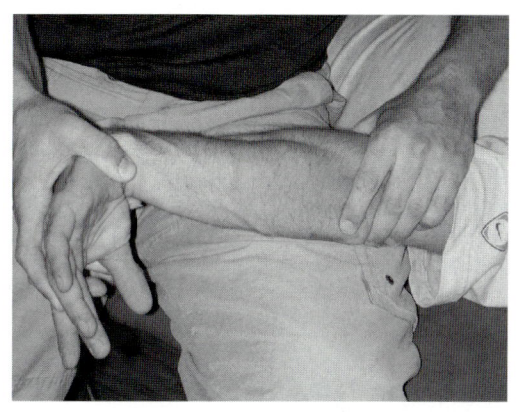

Abb 5.12. Manipulation der Insertion des ECRB: Zum Lösen von Adhäsionen an der Insertion des ECRB wird der Ellenbogen mit dem Epicondylus medialis unter Vorspannung des ECRB auf den Oberschenkel geschlagen, wodurch die Insertion kurz unter Stress kommt

Weitere Maßnahmen sind:
- Behandlung der Brustwirbelsäule bei entsprechendem Befund,
- Belastungsanpassung an die aktuelle Situation,
- Korrektur der Technik und/oder des Sportgerätes,
- Bandagen (Abb. 5.14),
- Training nach dem **Total Arm Strength Concept** und dem **Kinetik Link Principle** (s. Kap. 9).
- propriozeptives Training,
- Training mit dem **B.O.I.N.G.** (*Body Oscillation Integrates Neuromuscular Gain*) (Abb. 5.15),
- Hypertrophie-, Kraftausdauer- und Ausdauertraining,
- exzentrisches Training,
- reaktives Training (Abb. 5.16),
- Medikation mit Entzündungshemmern (NSAIDs).

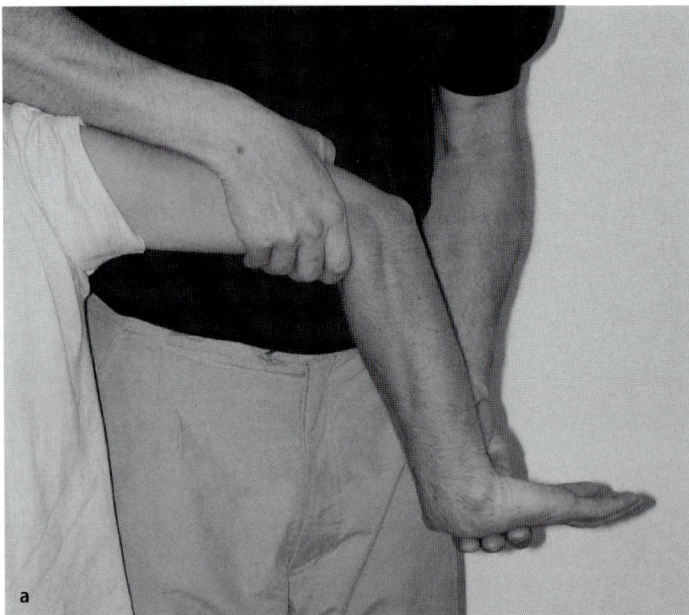

Abb 5.13 a,b. Manipulation nach Mills. **a** Ausgangsstellung; **b** Endstellung: Auch hier sollen Adhäsionen des ECRB gelöst werden; durch die manipulative endgradige Extension des Ellenbogens kommt Stress auf die Insertion; das Gelenk muss dabei endgradig frei beweglich sein!

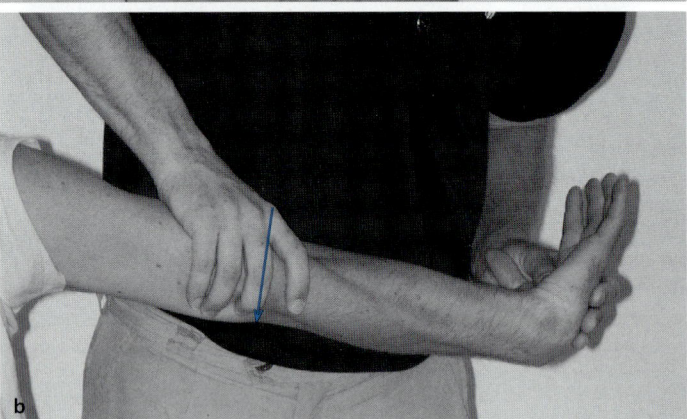

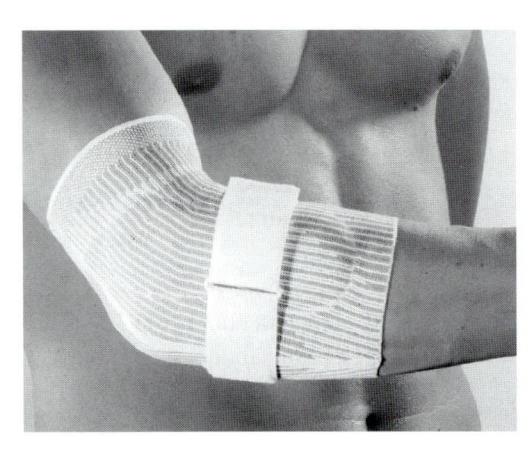

Abb 5.14. Epikondylitisbandage (Firma Medi, Bayreuth)

5.3 · Epicondylitis medialis (Golferellenbogen)

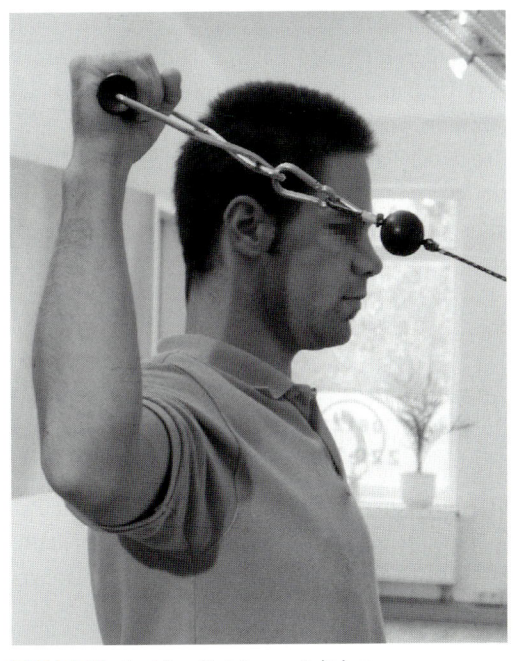

Abb 5.16. Reaktives Training am Kabelzug

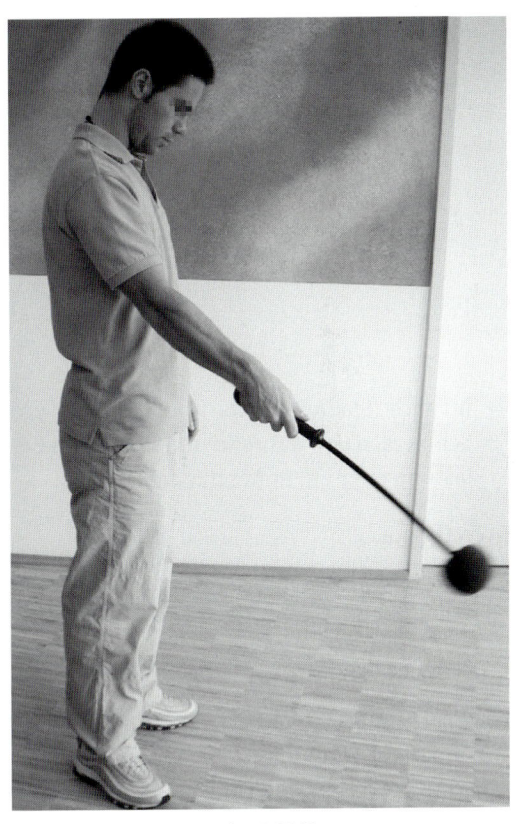

Abb 5.15. Training mit dem BOING

> **! Beachte**
> Diese Behandlungsempfehlungen gelten grundsätzlich für alle Überlastungssyndrome.

5.3 Epicondylitis medialis (Golferellenbogen)

5.3.1 Definition

Auch hierbei handelt es sich um eine **Affektion der Sehneninsertion, der Sehne selbst** oder des **Muskel-Sehnen-Überganges** der Handgelenksflexoren. Die Epicondylitis medialis kommt weitaus seltener vor als die Epicondylitis lateralis.

5.3.2 Ätiologie

Diese Affektion kann durch **Überbelastung (Mikrotraumata)** oder durch **einmaliges Trauma** entstehen.

Obwohl **Golferellenbogen** genannt, kann dieser auch durch körperliche Arbeit und andere Freizeitaktivitäten entstehen.

Die Ätiologie ist nahezu die gleiche wie bei der Epicondylitis lateralis.

Untersuchungen machten deutlich, dass **während der verschiedenen Phasen** beim Golfschwung Spieler mit einem Golferellenbogen signifikant **höhere Aktivitäten** in den Handgelenksflexoren zeigen als gesunde Spieler, was die These einer **Überlastung als Ursache** stützt. In derselben Untersuchung konnte auch gezeigt werden, dass Bandagen nicht den erwarteten Effekt auf die hyperaktive Muskulatur hatten und somit den Ursprung bzw. die Sehne nicht entlasten konnten. Häufig stellt sich der subjektive Eindruck des Patienten allerdings anders dar. Empfindet der Patient eine Besserung durch die Bandage, ist der Gebrauch auf jeden Fall zu empfehlen.

5.3.3 Klinisches Bild

Anamnese
- Aktivitäten die zu einer **Überlastung** geführt haben oder aber auch die Schilderung eines **einmaligen Traumas**, an welches sich der Patient in den meisten Fällen gut erinnern kann.
- **Typische Sportarten** sind alle Racketsportarten sowie Golf und Sportklettern.
- Schmerzen, die genau am **Epicondylus medialis** lokalisiert sind.
- Diese Schmerzen strahlen **so gut wie nie** nach **distal** oder **proximal** aus.

> **Übersicht 5.2**
> Basisfunktionsprüfung
>
> Innerhalb der Basisprüfung können folgende Tests positiv sein:
> 1. Der **Widerstand gegen die Palmarflexion** der Hand ist der Test, der die typischen Schmerzen des Patienten am deutlichsten reproduziert.
> 2. Die **Pronation gegen Widerstand** ist häufig ebenfalls schmerzhaft, da der M. pronator teres eine gemeinsame Ansatzsehne mit den Flexoren bildet. Ist dieser Widerstand der schmerzhafteste, muss an eine Insertionstendopathie des M. pronator teres gedacht werden.
> 3. Über **Widerstand gegen Palmarflexion** der Hand **kombiniert mit radialer oder ulnarer Abduktion** lässt sich zwischen dem FCU und dem FCR unterscheiden. Dies kann bei der Analyse von z. B. Schlagtechniken im Sport hilfreich sein.

- Je nach Stadium kann es sich auch um Schmerzen **vor, während und/oder nach Belastung** oder um **Ruheschmerz** handeln.

Inspektion
Wie beim Tennisellenbogen ist die Inspektion eher unauffällig.

Spezifische Palpation
Ist die Diagnose »Golferellenbogen« mit Hilfe der **Funktionsprüfung** gestellt, werden die Insertion, die Sehne und der Muskel-Sehnen-Übergang der Flexoren **auf Schmerzhaftigkeit** hin palpiert.

Probebehandlung
Zur Sicherung der Diagnose wird an den schmerzhaften Sehnenansätzen mit Querfriktionen eine **Probebehandlung** durchgeführt. Eine Kontrolle erfolgt über einen in der Basisprüfung auffällig gewordenen Test. So kann z. B. nach einer Querfriktion der Widerstandstest für diese Struktur deutlich schmerzfreier ausfallen.

5.3.4 Differenzialdiagnosen zum klassischen Golferellenbogen

Beginnende Kapsulitis
Entwickelt sich nach einem Trauma eine Kapsulitis oder ist die Kapsulitis nur leicht ausgeprägt, befinden sich die Beschwerden **medial am Ellenbogen**. Wird nicht genau untersucht und das

dazugehörige **Kapselmuster** übersehen, kann die Behandlung nicht sehr erfolgreich sein.

Abrissfraktur am Epicondylus medialis (»little leaguer's elbow«)

Hiervon sind vor allem junge Patienten betroffen, bei denen noch kein vollständiger Fugenschluss vorhanden ist. Der Abriss kann akut als **Avulsionsfraktur** mit akutem Schmerz und Schwäche oder chronisch als **Traktionsapophysitis** vorliegen.

»Referred pain« (übertragener Schmerz) aus der BWS

Sind die **Wirbelsäulensegmente Th1** oder **Th2** betroffen, so können Schmerzen in den medialen Bereich des Ellenbogens ausstrahlen. Auch das **Th4-Syndrom** kann, ohne dass der Patient lokal an der Wirbelsäule Beschwerden empfindet, einen Schmerz in den medialen Ellenbogenbereich projizieren.

> ❗ **Beachte**
> In solchen Fällen ist die Anamnese untypisch und die Untersuchung des Ellenbogens negativ.

Thoracic Outlet-Kompressionssyndrom (TOKS)

Das **TOKS** steht für eine Reihe möglicher **Kompressionen** im Bereich der oberen Thoraxapertur. Betroffen hiervon sind der **Plexus brachialis**, die **A. subclavia**, die **V. subclavia** und die **Lymphgefäße**, wobei Reizungen des Plexus brachialis oder seiner **Nn. nervorum** am häufigsten sind. Neben anderen für ein TOKS typischen klinischen Symptomen, können unter anderem auch Schmerzen oder Kribbelparästhesien am medialen Ellenbogen, Unterarm und der ulnaren Hand auftreten. Somit stellt das TOKS auch eine **Differenzialdiagnose** zur N.-ulnaris-Kompression dar. Der lokale Ellenbogenbefund ist ebenfalls negativ. Die Anamnese lässt ein TOKS vermuten, was klinisch mit Hilfe verschiedener Tests, wie z. B. nach Roos, Eden, Wright, Adson oder dem Releasetest nach Cyriax, bestätigt werden kann.

Kompressionsneuropathie des N. ulnaris

Der N. ulnaris kann primär durch **(Mikro-)Traumen** sowie sekundär **infolge medialer Instabilität** oder **Arthrose** betroffen sein. Typisch hierfür ist eine Ausstrahlung in den ulnaren Handbereich, die über **neurale Dehnung** oder **manuellen Druck** auf die Kompressionsstelle provoziert werden kann.

Diese Pathologie wird im **Kapitel 8** »Kompressionssyndrome« genauer besprochen.

Mediale Instabilität/Affektionen des Lig. collaterale mediale

Bei leichten Affektionen besteht ein Druckschmerz im Verlauf des LCM. Handelt es sich um eine fortgeschrittene Instabilität, zeigt sich in der Basisprüfung eine Seitendifferenz bezüglich der medialen Aufklappbarkeit des Ellenbogens.

In der **Anamnese** werden Tätigkeiten oder Sportarten und Beschwerden geschildert, die typisch für eine Instabilität sind. Bei einer medialen Instabilität ist häufig auch das Ursprungsgebiet der Handgelenksflexoren betroffen.

5.3.5 Lokale konservative Therapie der Epicondylitis medialis

- Querfriktion auf der Insertion (◻ Abb. 5.17), des MSÜ (◻ Abb. 5.18),
- Dehnung (◻ Abb. 5.19),
- Thermotherapie,
- Elektrotherapie, Ultraschall, Phono- und Iontophorese,
- Infiltration der Insertion.

Weitere Maßnahmen sind:
- Belastungsanpassung an die aktuelle Situation,

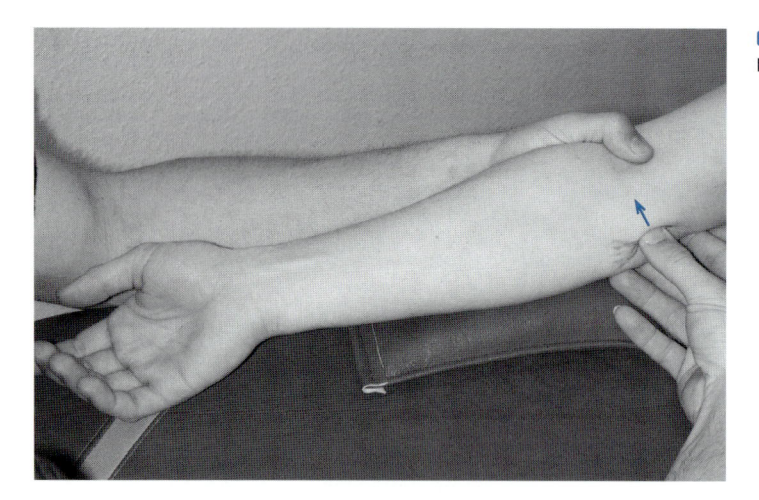

Abb 5.17. Querfriktion der Insertion der Handgelenksflexoren

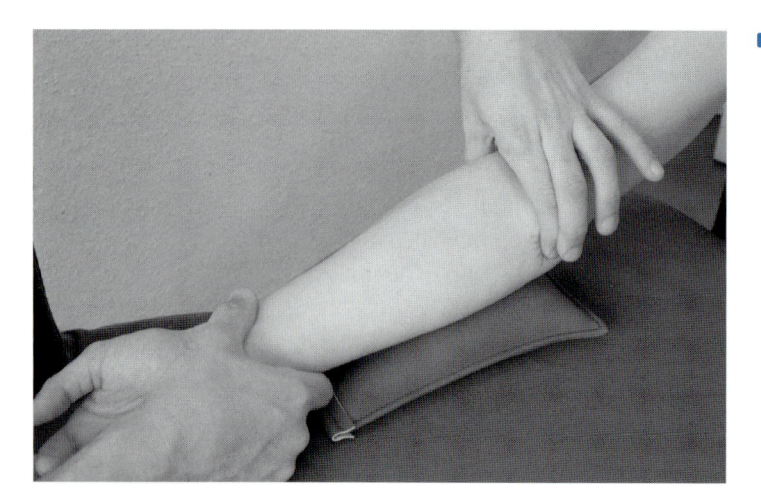

Abb 5.18. Querfriktion des MSÜ

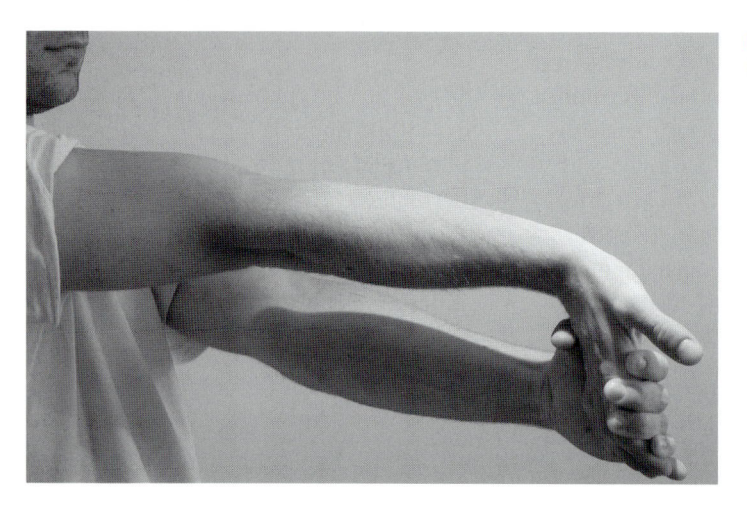

Abb 5.19. Eigendehnung der Handgelenksflexoren

- Korrektur der Technik und/oder des Sportgerätes,
- Training nach dem **Total Arm Strength Concept** und dem **Kinetik Link Principle** (s. Kap. 9),
- propriozeptives Training,
- Training mit dem **B.O.I.N.G.** (*Body Oscillation Integrates Neuro-muscular Gain*),
- Hypertrophie-, Kraftausdauer- und Ausdauertraining,
- exzentrisches Training,
- reaktives Training,
- Medikation mit Entzündungshemmern (NSAIDs).

5.4 Weitere Überlastungssyndrome am Ellenbogen

Auch an anderen aktiven Strukturen können Verletzungen auftreten. Die **wichtigsten Pathologien** mit ihrem typischen Befund werden im Folgenden aufgeführt.

5.4.1 Affektionen des M. biceps brachii

Der M. biceps brachii kann an seinem Ansatz, der Tuberositas radii, am Muskel-Sehnen-Übergang und am Muskelbauch selbst betroffen sein.

Klinisches Bild: Insertionstendopathie
- Schmerzen tief in der Ellenbeuge. Diese Läsion kann auch nach proximal in den Muskelbauch ausstrahlen.
- Widerstand gegen Flexion ist die schmerzhafteste Bewegung.
- Auch die Supination gegen Widerstand ist schmerzhaft.
- Die passive Pronation kann bei ausgeprägter Schwellung schmerzhaft sein. **Cyriax** hat dieses Phänomen als »**localizing sign**« bezeichnet.

- Differenzialdiagnostisch muss eine **Bursitis subtendinea bicipitalis** ausgeschlossen werden. Dies ist mit Querfriktionen auf dem entsprechenden Areal möglich.
- Möglicherweise ist eine **Dehnung** des M. biceps brachii empfindlich.

Klinisches Bild: Muskel-Sehnen-Übergang und Muskelbauch
- Lokalschmerzen an der Läsionsstelle.
- Widerstand gegen Flexion und Supination ist schmerzhaft.
- Die passive Pronation ist schmerzfrei.

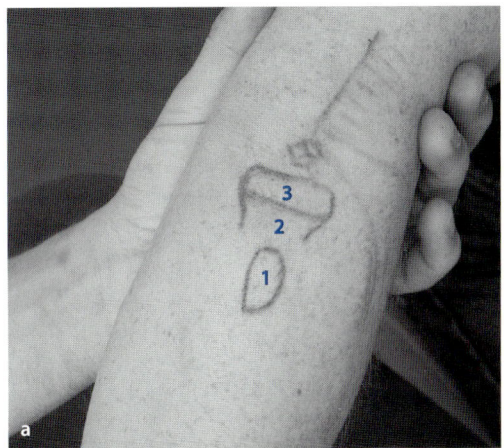

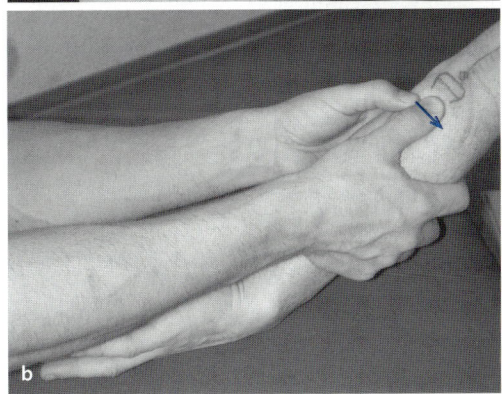

Abb. 5.20. a Palpation der Bizepsinsertion: In Extension und Pronation des Unterarmes ist die Tuberositas radii
1 dorsal gut palpierbar.
2 Collum radii;
3 Caput radii.
b Querfriktion der Bizepsinsertion

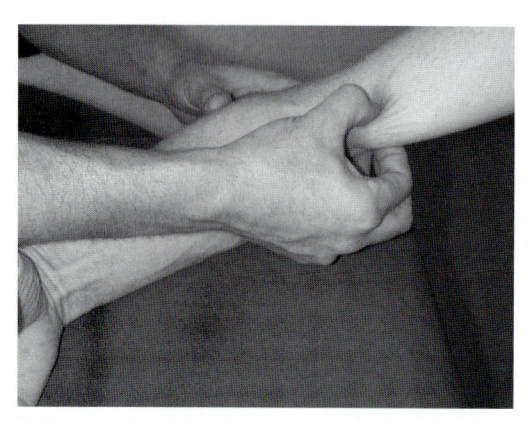

Abb. 5.21. Querfriktion des MSÜ: Der MSÜ wird mit Daumen und Index umfasst; bei der Dorsalextension des Handgelenkes rutscht er dann zwischen den beiden Fingern durch

> **Beachte**
> Aus diesem Grund darf bei Verletzungen des M. brachialis **10–14 Tage keine aggressive lokale Behandlung** durchgeführt werden.

Klinisches Bild
- Schmerzen auf dem ventralen Oberarm.
- Innerhalb von Wochen bis Monaten nach dem Trauma tritt eine **progressive Bewegungseinschränkung** der Flexion und Extension im Verhältnis 1 zu 1 mit Schmerzen am Ende der passiven Bewegung auf.
- Der Widerstand gegen die Flexion ist abgeschwächt.

Lokale Therapie
- Querfriktion an der Insertion (Abb. 5.20 a,b) und an den MSÜ (Abb. 5.21),
- Infiltration der Insertionsstelle.

5.4.2 Affektionen des M. brachialis

Klinisches Bild
- Schmerzen stehen beim **Widerstandstest** gegen die Flexion des Ellenbogens im Vordergrund
- Der Widerstand gegen die Supination des Unterarmes ist schmerzfrei.
- Der Schmerz befindet sich im distalen ventralen Oberarm.

Myositis ossificans im M. brachialis
Als Komplikation kann es nach einem Trauma zu einer Myositis ossificans **im Muskelbauch** des M. brachialis kommen.
 Dies kann auch durch zu frühe Behandlung mit Massage oder tiefer Querfriktion ausgelöst werden.

5.4.3 Affektionen des M. triceps brachii

Affektionen des M. triceps brachii werden auch als **posteriorer Tennisellenbogen** bezeichnet. Probleme entstehen oft im Bereich
- der Insertion am Olekranon,
- an der Sehne selbst oder auch am Übergang zum Muskelbauch,
- entweder durch direktes Trauma oder durch Überbelastung.

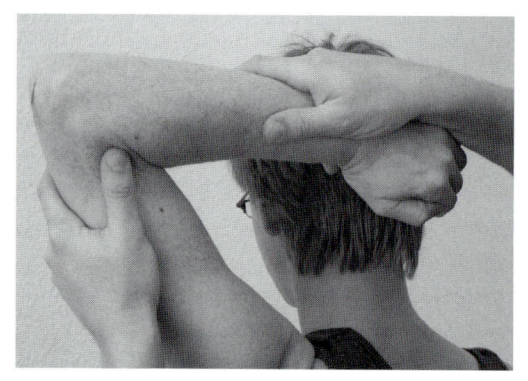

Abb. 5.22. Widerstand gegen den Trizeps aus der Vordehnung

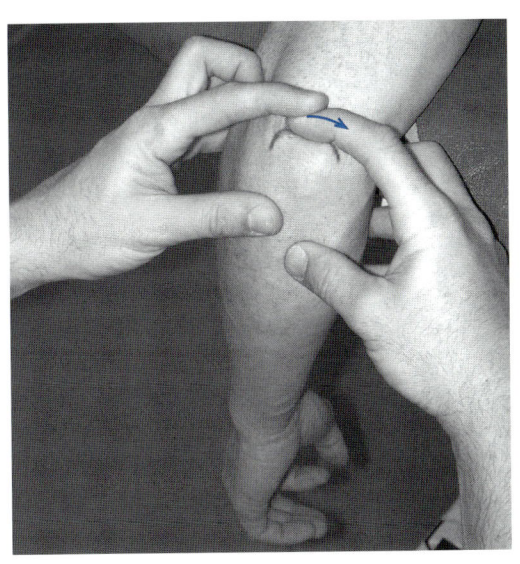

5.4 · Weitere Überlastungssyndrome am Ellenbogen

Abb 5.23. Querfriktion der Trizepsinsertion: Der Druck wird auf die schmerzhafteste Stelle gegeben; die Friktion erfolgt quer zum Faserverlauf (*Pfeil*)

Klinisches Bild
- Schmerzen an der **dorsalen Seite** des Ellenbogens in Höhe oder proximal des Olekranon.
- Der Widerstand gegen die Extension des Ellenbogens ist nur aus der Vordehnung (Abb. 5.22) schmerzhaft. Oft ist die **Basisuntersuchung** jedoch negativ.

Lokale Therapie
- Lokale Querfriktion (Abb. 5.23) mit anschließender Dehnung.

5.4.4 Differenzialdiagnosen zu einer Affektion des M. triceps brachii am Olekranon

Olekranonfraktur: Der Widerstandstest ist ausgesprochen schwach und aufgrund der Schmerzen fast nicht durchführbar. Häufig bildet sich bereits nach kurzer Zeit ein Hämatom oder Ödem aus.

Avulsionsfraktur oder die chronische Traktionsapophysitis: Vor allem jugendliche Patienten, die Wurf- oder Racketsportarten ausüben, sind betroffen.

Bursitis subcutanea olecrani: Die Entstehung einer Bursitis subcutanea olecrani wird in den meisten Fällen durch übermäßigen Druck bei gleichzeitiger Reibung oder durch ein direktes Trauma ausgelöst. Es entsteht eine deutlich sichtbare Schwellung an der Dorsalseite über dem Olekranon. Der Patient klagt mitunter über Schmerzen an der dorsalen Seite des Armes. In akuten sowie in schweren Fällen ist die passive und aktive Flexion des Ellenbogens schmerzhaft. Oft besteht eine deutliche Berührungsempfindlichkeit.

> **Beachte**
> Eine Bursitis kann auch durch **rheumatoide Arthritis** oder **Gicht** entstehen.

Bei einer **bakteriellen Infektion** tritt ähnlich wie bei der Bursitis praepatellaris eine schmerzhafte Schwellung und Rötung auf. Je nach Ausprägung kann der ganze dorsale Unterarm betroffen sein. Wichtige Erkennungsmerkmale sind die **allgemeinen Entzündungszeichen**. Zudem bestehen Schmerzen in Ruhe. Aktive und passive Bewegungen sind schmerzhaft.

6.1 Grundlagen

Instabilitäten des Ellenbogens gehören zu den **Pathologien**, die bei der Untersuchung häufig übersehen werden, gerade dann, wenn sie nur latent vorliegen.

Oft werden z. B. bei Wurf- oder Racketsportlern beginnende Beschwerden am Ellenbogen mit einer Epikondylitis verwechselt. Trotz typischer Beschwerden werden **Instabilitäten** nach einem Trauma nicht erkannt und führen daher progressiv zu vermehrten Problemen.

Da die **mediale Instabilität**, die **posterolaterale Rotationsinstabilität** und die **posteriore/posterolaterale Luxation** die am häufigsten auftretenden Formen sind, werden diese näher besprochen.

6.1.1 Einteilung der Instabilitäten

Für das Ellenbogengelenk gibt es keine standardisierte Einteilung der Instabilitäten. Erst im **Stadium der Luxation** werden verschiedene Luxationsarten mit oder ohne Begleitverletzungen klassifiziert.

Allgemein können jedoch verschiedene Kriterien zur näheren Beschreibung von **Ellenbogeninstabilitäten** aufgeführt werden:
- Ist die Instabilität **akut, chronisch** oder **intermittierend**?
- Welche Gelenke sind betroffen, **Humeroulnargelenk, Humeroradialgelenk, proximales Radioulnargelenk**?
- Welche **Richtung** hat die Instabilität/Luxation (**varus, valgus, anterior, posterolateral**)?
- Handelt es sich um eine **Subluxation** oder **Luxation**?
- Existieren **zusätzliche Frakturen**?

Verletzungen des Bandapparates und Instabilitäten im Ellenbogenbereich werden in der Praxis nach den hier folgenden Kriterien eingeteilt.

Akute Verletzungen
Überdehnung oder Distorsion
Als Folge eines Traumas kommt es zu einer **Zerrung** oder **Ruptur** einzelner **kollagener Fasern**.
Klinik:
- Akuter **Lokalschmerz**.
- Reflektorisch oder muskulär bedingt kann eine **Bewegungseinschränkung** entstehen.
- Sind kapsuläre Bänder betroffen, tritt mitunter eine Einschränkung infolge eines **Kapselmusters** auf.
- Der Schmerz lässt sich durch entsprechende **Stresstests** und durch **Palpation** provozieren.
- Bei passiven oder aktiven Bewegungen ist das Gelenk **nicht instabil**.

Teilruptur
Je nach Ausmaß der Schädigung sind verschiedene **Bandanteile** betroffen.
Klinik:
- Neben den bereits beschriebenen Symptomen zeigt sich eine **abnormale Beweglichkeit** bei **passiven Bewegungen**.
- Der Übergang zu einer **Totalruptur** ist fließend und klinisch oft nicht genau zu bestimmen.

Komplette Ruptur
- Das gesamte Band ist **durchgerissen**.
- Ein Kapselmuster entsteht dann, wenn ein **kapsuläres Band** gerissen ist.
  Dieses Trauma kommt einer **Kapsel-Band-Ruptur** gleich.
- **Subluxationen** oder **Luxationen** sind häufige Komplikationen.

Chronische Verletzungen
Instabilität bei funktioneller Stabilität (funktionelle Stabilität)
- Das Gelenk ist **klinisch instabil**.
- Trotzdem bestehen subjektiv keinerlei Formen von **Unsicherheit, Kontrollverlust** oder **Instabilitätsgefühl**.

- Im Vordergrund stehen Symptome wie **Schmerzen nach der Belastung, reaktive Entzündung, Schwellung** oder **muskuläre Überlastung.**

Instabilität bei funktioneller Instabilität (funktionelle Instabilität)
- Das Gelenk ist **klinisch instabil.**
- Beschwerden, die **direkt mit einer Instabilität** in Zusammenhang zu bringen sind, stehen im Vordergrund. **Während der Belastung** treten z. B. Schwächgefühl, Funktionsverlust, Unsicherheitsgefühl, Kontrollverlust und Stichschmerzen auf.

6.1.2 Mechanismen, die zu einer Instabilität führen können

Viele **unterschiedliche Mechanismen** können zu einer Instabilität des Ellenbogens führen. Je nach Mechanismus sind entsprechende Anteile des **Kapsel-Band-Apparates** betroffen.

Komplikationen, wie z. B. **Frakturen, Nervenläsionen** oder **freie Gelenkkörper,** können zusätzlich auftreten.

Typische Mechanismen oder Aktivitäten die zu einer Instabilität führen sind:

Mechanismus 1: Wiederholter Valgusstress (Wurf- oder Racketsportarten)

Wiederholter **Valgusstress** kann infolge von **Mikrotraumatisierung** zu einer **medialen Instabilität** führen.

Sportarten, wie z. B. **Speerwerfen** (◨ Abb. 6.1), **Tennis** oder **Handball,** lösen durch **chronische Überlastung** eine mediale Instabilität aus. Ursache sind die **Belastung in Valgus** beim Werfen oder Aufschlagen und die daraus entstehenden **Mikrotraumen** im medialen Kollateralband.

> **Beachte**
> Klinische Symptomatik setzt nicht zwangsläufig eine vermehrte Aufklappbarkeit voraus, so wie eine vermehrte Aufklappbarkeit in Valgus nicht immer mit einer klinischen Symptomatik einhergehen muss.

Mechanismus 2: Stützaktivität

Typische Sportarten sind **Turnen** oder **Gewichtheben.**

Die Instabilität entsteht durch **axiale Krafteinwirkung,** die zu einer chronischen Überbelastung **in Valgus und Extension** (Valgus – Extension – Overload) führt. Durch **konstitutionelle Hyperlaxität** oder einen ausgeprägten **Cubitus valgus** wird dies begünstigt.

Probleme treten oft im Bereich des **medialen Kapsel-Band-Apparates (Zugbelastung)** und des **Humeroradialgelenkes (Kompressionsbelastung)** auf.

> **Beachte**
> Bei den Überlastungsschäden durch Stützaktivität ist die **mediale Instabilität** eine typische Folge.

Mechanismus 3: Extreme Torsionsbelastung

Torsionsverletzungen entstehen bei **Kampfsportarten** durch **Wurf- oder Hebeltechniken** oder beim **Turnen,** wenn der Rumpf über den am Boden fixierten Arm gedreht wird.

> **Beachte**
> Dieser Mechanismus kann zur **medialen, lateralen oder kombinierten Instabilität** führen sowie zu einer **Luxation** oder **Luxationsfraktur.**

Mechanismus 4: Plötzliche, unerwartete Krafteinwirkung

Dieser Mechanismus ist typisch für alle **Kontaktsportarten, Kampfsportarten** oder das Stürzen auf den **gebeugten oder ausgestreckten Arm.**

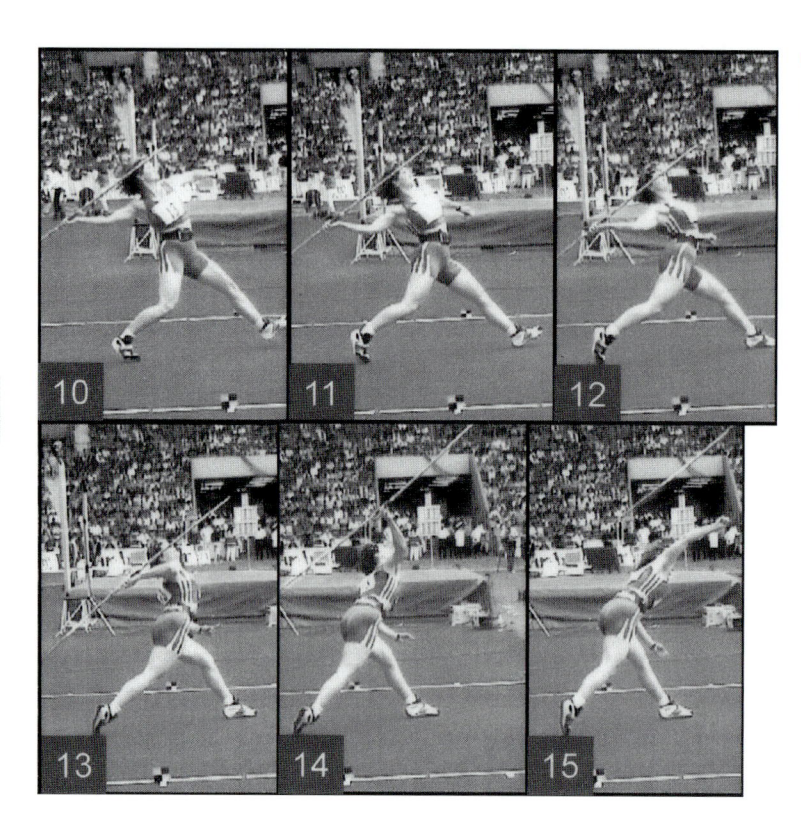

Abb 6.1. Valgusbelastung beim Speerwurf (Hauptbelastungsphasen)

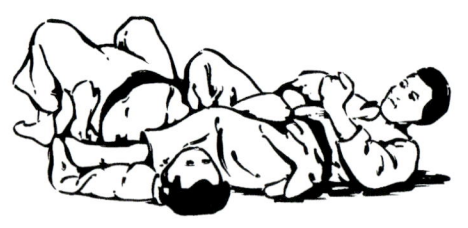

Abb 6.2. Hyperextensionstrauma: Leistenstreckhebel (Judo)

> **Tipp**
> Bei einer Verletzung mit ausgestrecktem Arm sind die **lateromedialen Scherkräfte** deutlich höher als bei gebeugtem Ellenbogen.

> **Beachte**
> Je nach Intensität, Art und Richtung der Krafteinwirkung kann es zu **jeder Form der Instabilität** kommen. Luxationen entstehen am häufigsten bei diesem Mechanismus.

Mechanismus 5: Hyperextensionstrauma (»handball goalie's elbow«)

Diese Verletzung ist für **Handballtorhüter** typisch. **Bei der Ballabwehr** kommt es durch den Aufprall des Balles auf den **in Extension und Supination** stehenden Unterarm zu einer traumatischen **Hyperextension** des Ellenbogens. Diese Verletzung kommt auch bei **Hebel- und Haltetechniken** im Judo vor (Abb. 6.2).

Je nach Intensität kann es zu Instabilitäten in Valgus, Extension, Innen- und Außenrotation kommen.

Im Folgenden werden die verschiedenen Mechanismen, die zu einer medialen oder posterolateralen Instabilität führen können, genauer zugeordnet.

6.2 Mediale Instabilität

Eine mediale Instabilität kann neben den bereits beschriebenen Mechanismen auch durch eine **traumatische Fraktur** des Caput radii oder als Folge einer **Luxation** entstehen.

Zum besseren Verständnis werden einige wichtige anatomische Zusammenhänge aufgeführt:

- Das LCM stabilisiert den **Valgus und die Innenrotation** des Unterarmes gegenüber dem Oberarm zwischen 20 und 120 Grad Flexion.
- Bei einer **medialen Instabilität** verändern sich folgende Muskelaktivitäten:
  - Der FCR sowie der PT sind in der **Beschleunigungs- und Verzögerungsphase** vermindert aktiv.
  - Der FCU und FDS zeigen **keine erhöhte Aktivität**, obwohl diese gemeinsam mit dem FCR und PT die medialen Bänder unterstützen könnten.
  - Der ECRB und ECRL sind **vermehrt aktiv** und können daher den Valgus vergrößern.

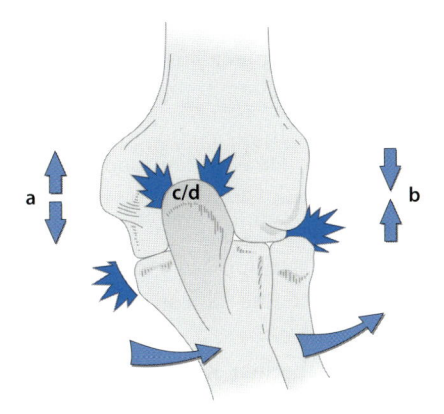

Abb 6.3. Mögliche Verletzungen bei medialer Instabilität: *a* mediale Zugbelastung; *b* laterale Kompression; *c* osteochondrale Verletzungen dorsal/medial; *d* freie Gelenkkörper

6.2.1 Pathologie

Kommt es bei den zuvor beschriebenen Mechanismen zu einer medialen Instabilität, treten folgende Verletzungen auf (Abb. 6.3):

Mediale Zugbelastung

Valgusstress entsteht bei **allen Wurf- oder Stützaktivitäten**. Akut-traumatisch z. B. auch durch den Einfluss des Gegners.

Da der **mediale Kapsel-Band-Apparat** eine **primäre Bremse** des Valgus darstellt, treten in diesem Bereich überwiegend Verletzungen auf.

Mediale Verletzungsfolgen sind:
- Überdehnung, Teilruptur oder komplette Ruptur des medialen **Kollateralbandes** (MCL).
- Verletzungen im Bereich des Flexoren- und Pronatorenursprungs.
- **Posteromediales Impingement** der proximalen Ulna gegen die Trochlea humeri.
- In einigen Fällen treten **Affektionen des N. ulnaris** auf.
- Auf dem Röntgenbild sind mitunter »**traction spurs**« und/oder **Osteophyten** am Epicondylus medialis oder am Processus coronoideus nachzuweisen.

Laterale Kompression

Je intensiver das MCL geschädigt wird, desto höher wird die **Kompressionsbelastung** im Humeroradialgelenk.

Mögliche Folgen können sein:
- Hypertrophie des Capitulum humeri und/oder des Caput radii, insbesondere bei chronischen Instabilitäten,
- Osteochondrosis dissecans, v. a. bei jüngeren Sportlern,
- osteochondrale Verletzungen,
- freie Gelenkkörper,
- degenerative Veränderungen,
- traumatische Fraktur des Caput radii bei hohen Krafteinwirkungen.

Hyperextensionstrauma

Bei einem Trauma in Hyperextension entstehen folgende Verletzungen:
- Anteriore Kapselruptur.
- L-förmige Ruptur des Flexoren- und Pronatorenursprunges mit Überdehnung des vorderen Anteiles des MCL.
- Tritt die Hyperextension bei gleichzeitiger Supination auf, ist eine Teilruptur des LCL eine mögliche Folge.
- Infolge des knöchernen Kontaktes können an der dorsalen Ulna Knorpelfragmente entstehen.

Nach einem Hyperextensionstrauma bildet sich häufig zusätzlich eine **Instabilität in Valgus und Innenrotation** aus.

> **Beachte**
> Dies bestätigt die **dreifache Aufgabe des MCL,** das für die Stabilisation der Extension, des Valgus und der Innenrotation des Unterarmes gegenüber dem Oberarm verantwortlich ist.

Im Gegensatz zur klassischen posterolateralen Instabilität tritt bei einem Hyperextensionstrauma fast nie eine Luxation auf.

Außerdem kann es zu einer Instabilität in Außenrotation des Unterarmes kommen. Diese wird im Abschnitt »**Posterolaterale Rotationsinstabilität**«, aufgeführt.

Überlastung/Trauma in Valgus-Extension (Valgus-Extension-Overload)

Bei diesem häufig vorkommenden Mechanismus (**Stützaktivität**) können je nach Ausmaß der Schädigung alle bereits erwähnten Verletzungen bis hin zur Luxation auftreten.

Häufige Verletzungsfolgen sind:
- Posteromediales Impingement der proximalen Ulna gegen die Trochlea humeri infolge Valgusstress.
- Posteriores Impingement durch Kontakt des Olekranon mit der Fossa olecrani aufgrund traumatischer Hyperextension. Beides kann eine Osteophytenbildung zur Folge haben.
- Osteochondrale Verletzungen.
- Freie Gelenkkörper und/oder freie Knorpelstücke in der Fossa olecrani.
- Chondromalazie der medialen Trochlea.

6.2.2 Klinisches Bild der medialen Instabilität

Anamnese
- Angaben eines typischen Unfallmechanismus oder eine typische Sportart.
- Schmerzen vor allem am medialen Ellenbogen. Mitunter zusätzlich lateral und/oder dorsal.
- Einschießende Schmerzen bei Belastung oder Bewegung.
- Der Patient schildert Unsicherheitsgefühl bis hin zum Kontrollverlust.
- Zusätzliche Angaben von Schwächegefühl im Bereich des gesamten Armes.
- Schmerzen nach der Belastung, mitunter auch Ruheschmerzen.

Inspektion
Nach **akuten Traumen** oder bei **chronischen Instabilitäten** ist im Anschluss an eine Belastung häufig eine Schwellung des Ellenbogengelenkes zu sehen.

> **Übersicht 6.1**
> Basisfunktionsprüfung
>
> - Bei akutem Trauma oder nach Belastung bei chronischer Instabilität entsteht oft eine **schmerzhafte passive Bewegungseinschränkung** der

Flexion und Extension. Diese entspricht einem Kapselmuster und ist eine Folge der entstandenen Kapsulitis.
- Im akuten Stadium ist der **Stabilitätstest mitunter sehr schmerzhaft**. Daher ist die Beurteilung der Aufklappbarkeit nicht immer möglich und auch nicht sinnvoll.
- Der **passive Valgusstress und die passive Extension** können bei chronischen Instabilitäten vergrößert sein. Oft sind diese Bewegungen jedoch nicht schmerzhaft. Ist der Valgustest negativ, kann trotzdem eine Insuffizienz des MCL nicht ausgeschlossen werden.
- Der **Widerstand gegen die Flexion der Hand und/oder Pronation des Unterarmes** ist oft empfindlich.

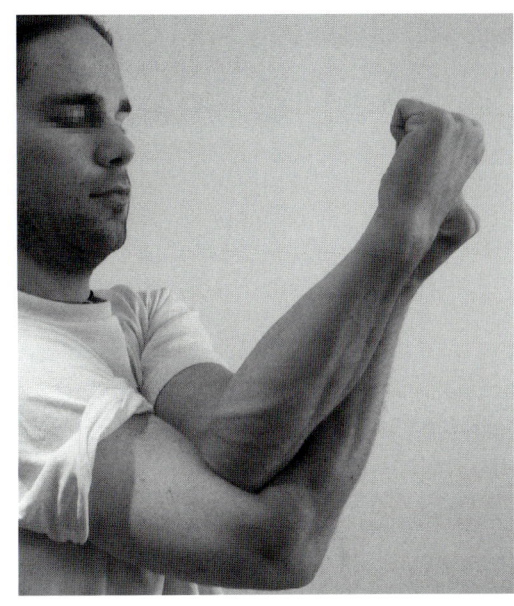

◘ Abb 6.4. »Milking sign«

Spezifische Palpation
- Am medialen Kapselanteil sowie an dem Pars anterior des MCL besteht Druckschmerz.
- Bei einer Affektion der Flexoren kann auch der Bereich des medialen Epikondylus auf Druck schmerzhaft sein.

Spezifische Tests
»Milking sign« (◘ Abb. 6.4)
Durch Zug am Daumen kommt es bei 90 Grad Flexion des Ellenbogens zum Valgusstress. Damit werden die typischen Schmerzen des Patienten provoziert (Wurfsport).
»Good hands test« (◘ Abb. 6.5)
Bei diesem Test drückt der Patient die Ulnarkanten der Hände gegeneinander. Die Ellenbogen sind ca. 30 Grad gebeugt. Treten die typischen Schmerzen auf, ist der Test positiv.
»Impingement overload test« (◘ Abb. 6.6)
Das Ellenbogengelenk wird forciert in Valgus und Extension gebracht. Ein positiver Test weist auf ein posteriores Impingement hin.

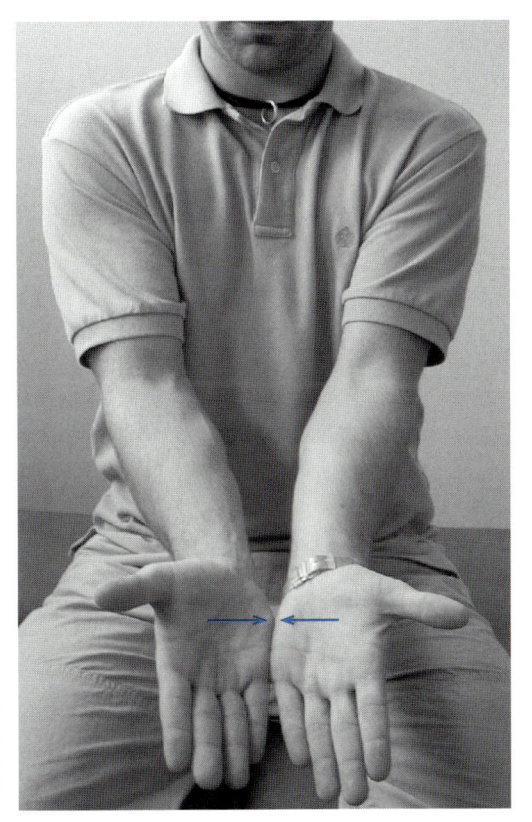

◘ Abb 6.5. »Good hands test«

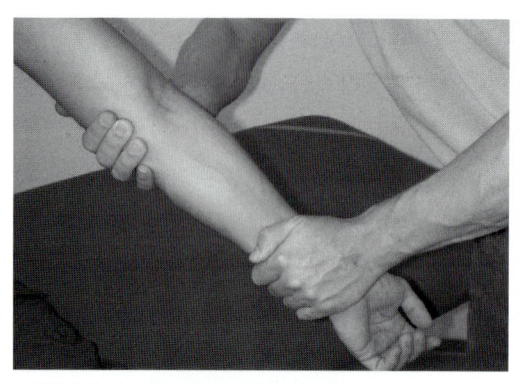

Abb 6.6. »Impingement overload test«

Zusätzliche Untersuchungen
- Stressradiographie
- CT-Arthrogramm. Ein sog. »**T-sign**« ist auf dem Bild zu erkennen, wenn nur die tiefe Kapselschicht gerissen ist.

Komplikationen
- Zunehmende Instabilität.
- Kapsulitis während und/oder nach der Belastung.
- Lokale Synovitis.
- Degenerative Veränderungen bis hin zur Arthose.
- Freie Gelenkkörper.
- Eventuell Überlastung des aktiven Systems, auch im Bereich der anderen Gelenke.
- Affektionen des N. ulnaris.
- »Bone bruises« im dorsalen Bereich des Humeroulnar- und/oder Humeroradialgelenkes.

6.2.3 Differenzialdiagnosen zur medialen Instabilität

Morbus Panner
- Der Patient ist **um die 10 Jahre** alt.
- Oft besteht lediglich eine schmerzhafte Einschränkung in die **Extension**.
- Gelegentlich treten **nach Belastung** Schwellung und leichte Schmerzen auf.
- Der Zustand normalisiert sich häufig **nach** 3–4 Monaten.

Affektionen des N. ulnaris
Affektionen des N. ulnaris werden häufig durch eine **latente Instabilität** oder eine (**Sub-**)**Luxation** des Nervs provoziert.

Andere Ursachen für eine Ulnarisaffektion können im Bereich der **Halswirbelsäule** oder der **Thoraxapertur** zu finden sein.

Ein **direktes Trauma** kann ebenfalls Symptome auslösen.

Golferellenbogen
Im Gegensatz zur medialen Instabilität sind beim Golferellenbogen die Schmerzen während des Widerstandstests auf eine **Überlastung des aktiven Systems** zurückzuführen und hängen nicht mit einer Schädigung des Kapsel-Band-Apparates zusammen.
- Die Stabilitätstests sind **unauffällig**.
- Es liegen **keine artikulären Zeichen** vor.

Posttraumatische Situation nach einer Fraktur des Caput radii
Als Folge einer Fraktur des Caput radii kann eine Verkürzung des Radius auftreten.

Durch die Verkürzung auf der lateralen Seite kann der **Valgustest positiv sein**.

Epiphysenablösung bei Jugendlichen
In seltenen Fällen treten akute oder chronische Epiphysenablösungen bei sportlich aktiven Jugendlichen auf.

6.3 Posterolaterale Rotationsinstabilität (PRI)

Die **posteriore** und **posterolaterale Luxation** sind die am häufigsten auftretenden Formen der Ellenbogeninstabilität. Vor allem auch in der habituellen Form.

Sie können als einfache unkomplizierte Luxationen, aber auch mit vielen Komplikationen und prognostisch ungünstigen Faktoren auftreten.

Die **posterolaterale Rotationsinstabilität (PRI)**, die **in verschiedenen Stufen** zwischen einem gesunden und einem luxierten Ellenbogen vorliegen kann, ist weniger bekannt und wird in der klinischen Diagnostik häufig übersehen.

Der Begriff »posterolaterale Rotationsinstabilität« beschreibt die verschiedenen Komponenten dieser Instabilitätsform. Zuerst tritt die Außenrotation des gesamten Unterarmes gegenüber dem Oberarm auf. Mit zunehmender Bandschädigung folgt eine Subluxation oder Luxation in dorsolaterale Richtung.

Eine **Stadieneinteilung** wurde von **O'Driscoll** beschrieben.

In diesem Kapitel werden die **verschiedenen Formen** der **PRI** bis hin zur Luxation, das klinische Bild sowie Mechanismen, die zu einer solchen Instabilität führen, besprochen.

6.3.1 Pathologie

Bei den zuvor beschriebenen **Mechanismen** können alle Situationen bis auf den **Mechanismus 1 (Valgusstress)** zu einer PIR führen.

Das am häufigsten vorkommende Trauma ist der **Sturz auf den ausgestreckten Arm**. Bei der **exzentrischen Belastung** von Extensionsposition in Richtung Flexion rotiert der Oberkörper über den fixierten Unterarm nach innen, wodurch es zu einer Außenrotation des Unterarmes kommt. Gleichzeitig entsteht ein Valgusstress, da die **mechanische Achse** des Armes **medial des Ellenbogengelenkes** liegt. Die Kombination aus Valgusstress, Außenrotation des Unterarmes unter Kompression während der Flexion stellt den Mechanismus dar, der zu einer posterolateralen Rotationsinstabilität führt.

> **Beachte**
> Die Ausprägung der Instabilität hängt von der Intensität des Traumas und der daraus resultierenden Schädigung des Kapsel-Band-Apparates ab.

Die Stufeneinteilung ist in ◘ Abb. 6.7 dargestellt.

Stufeneinteilung der PRI nach O'Driscoll et al. (s. ◘ Abb. 6.7)

Stufe 1: Ruptur des LUCL

Der Unterarm subluxiert rotatorisch in posterolaterale Richtung. Der **Pivot-shift-Test** ist positiv.

Stufe 2:
Komplette Ruptur der lateralen Ligamente und der anterioren und posterioren Kapsel

Es entsteht eine **Subluxation.** Dadurch liegt der Processus coronoideus unter der Trochlea.

Stufe 3A:
Zusätzlich zu Stufe 2 entstehen Teilrupturen im MCL, wobei die anterioren Fasern des Pars anterior intakt bleibt

Luxation des Ellenbogens. Nach der Reposition ist der Ellenbogen jedoch stabil gegenüber einem Valgusstress.

Stufe 3B:
Zusätzlich zur Stufe 2 kommt es zu einer Totalruptur des Pars anterior des MCL

Nach der Reposition des luxierten Ellenbogens zeigt sich klinisch eine Instabilität in Valgus.

Stufe 3C:
Komplette Zerstörung des Kapsel-Band-Apparates

Nach der Reposition entsteht im mittleren Bewegungsweg ein komplett instabiles Gelenk.

Durch die anatomische Verbindung der Flexoren- und Extensorenursprünge entstehen zusammen mit dem Kapsel-Band-Apparat Schädigungen dieser Strukturen. Schmerzhafte Widerstandstests bestätigen dies im klinischen Befund.

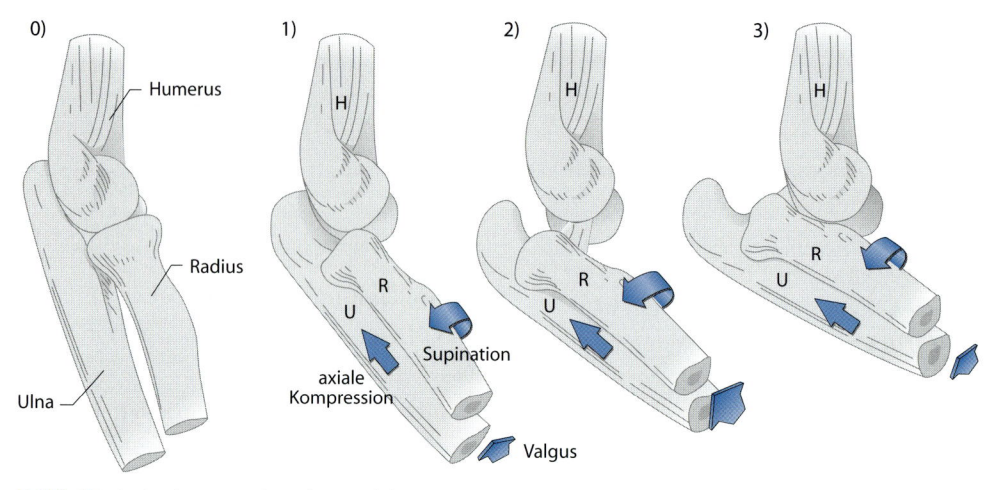

Abb 6.7. Stufen der posterolateralen Instabilität: 0 = Gesund; 1 = PRI; 2 = Subluxation; 3 = Luxation

6.3.2 Klinisches Bild

Anamnese

- Ein Trauma, wie z. B. eine vorausgegangene Luxation, eine chronische Überlastung oder eine vorausgegangene Operation am Caput radii oder am Epicondylus lateralis, kann vorliegen.
- Der Patient klagt evtl. über ein schmerzhaftes **Klicken, Schnappen** und **Blockierungsgefühl**, das vor allem während der letzten 30 Grad **Extension** mit dem Unterarm in **Supination** auftritt.
- Schmerzen können auch bei der Pro- und Supination des Unterarmes auftreten. Eventuell entsteht eine **Subluxation des Caput radii.**
- Häufig empfindet der Patient ein Instabilitäts- sowie Schwächegefühl.
- Bei Belastung, im Anschluss an eine Belastung sowie in Ruhe können plötzlich einschießende Schmerzen auftreten.
- Andere Faktoren wie **Hyperlaxität, Störungen der Bindegewebsentwicklung** oder der dauerhafte Gebrauch von **Gehhilfen** können die Entstehung einer Instabilität begünstigen.

Inspektion

Eine sicht- und tastbare Schwellung kann nach einem akuten Trauma oder bei einer chronischen Instabilität nach Belastung vorliegen.

> **Übersicht 6.2**
> Basisfunktionsprüfung
>
> - Häufig sind die Befunde bei der Funktionsprüfung trotz eindeutiger Vorgeschichte diskret. Bei einer leichten Instabilität kann nur das gesamte Untersuchungsbild ein **aussagefähiges Befundergebnis** erzielen.
> - Nach einem akuten Geschehen bildet sich eine **posttraumatische Kapsulitis** mit der hierfür typischen und schmerzhaften Bewegungseinschränkung aus.
> - **Leichte Kapsulitiden** treten auch nach Belastung bei chronischen Instabilitäten auf.
> - Der Varustest ist bei einer **Überdehnung des LCL** nur schmerzhaft.

6.3 · Posterolaterale Rotationsinstabilität (PRI)

> Bei einer **Teilruptur** oder **Totalruptur** kann das Testergebnis vergrößert sein. Dies lässt sich jedoch oft nur unter lokaler Anästhesie oder im chronischen Stadium feststellen.
> - **Nach einer Luxation** kann bei einem Valgustest eine mediale Instabilität deutlich werden.
> - Die Widerstandstests gegen die Dorsalextension und Palmarflexion der Hand können empfindlich sein, wenn **die Insertion dieser Muskeln mitbetroffen** ist.

Eine **Luxation** kann an **folgenden Symptomen** erkannt werden:
- heftige Schmerzen,
- diffuse Schwellung,
- abnorme Stellung und Kontur (**Hüter-Dreieck**),
- tastbare Fehlstellung des Olekranons,
- federnde Fixation des Unterarmes,
- Functio laesa.

Spezifische Tests

Lateraler Pivot-Shift-Test (auch: »poterolateral rotatory apprehension test«)
Der Ellenbogen wird unter Kompression und Valgusstress aus der Extension in die Flexion geführt. Hierbei können die subjektiven Symptome des Patienten reproduziert werden. Die Beschwerden sind ohne Vorliegen einer kompletten lateralen Bandruptur kaum vollständig zu provozieren (Abb. 6.8 a,b).

»Anterior drawer test« (Abb. 6.9)
Ähnlich wie beim vorderen Schubladentest am Knie wird die Beweglichkeit des Unterarmes gegenüber dem Oberarm beurteilt. Dabei werden vor allem die Bewegungen des Caput radii in Außenrotation und nach posterior beurteilt. Während des Tests kann der Gelenkspalt palpiert werden, dabei wird die Hand des Patienten am Bankende fixiert.

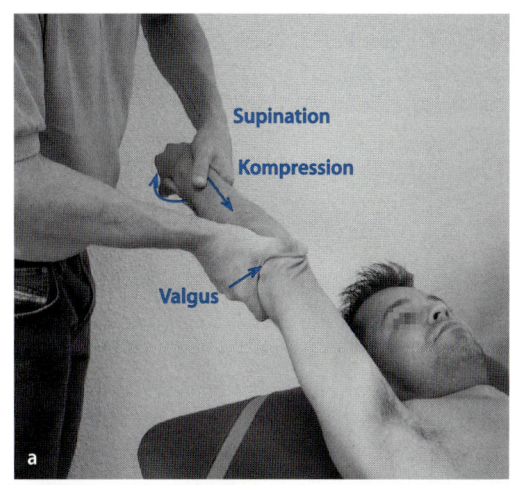

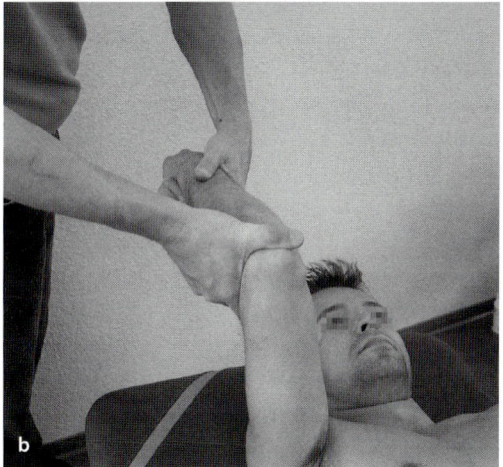

Abb. 6.8 a,b. Lateraler Pivot-shift-Test: a Ausgangsstellung; b Endstellung

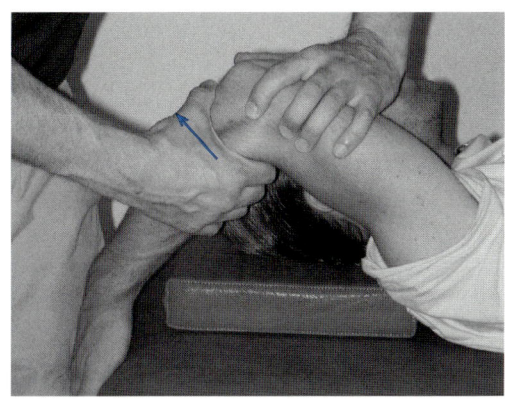

Abb. 6.9. »Anterior Drawer test«

»Stand up test« (Abb. 6.10)
Der Patient steht mit Hilfe beider Arme aus einem Stuhl auf. Durch die Belastung des Ellenbogens, die Supinationsstellung des Unterarmes und die Bewegung von Flexion in Extension, können **typische Symptome** wie **Schnappen**, **Klicken** oder **Blockierungen** provoziert werden.

Zusätzliche Untersuchungen
Stressradiographie.

Komplikationen
- Persistierende **posttraumatische Kapsulitis** oder **rezidivierende Kapsulitiden** nach Belastung.
- Degenerative Veränderungen bis hin zur **Arthrose**.
- **Chronische/habituelle PRI** durch ungenügende Bandheilung.
- Freie **Gelenkkörper**.
- Ektopische **Kalzifikationen**, periartikuläre **Verkalkungen**.
- Mitunter entwickelt sich eine Überlastung der Handgelenksextensoren und -flexoren.

Weitere mögliche Begleitverletzungen sind:
- Häufigste Komplikation bei der Luxation sind die **Radiuskopf- und Halsfrakturen** sowie die Fraktur des **Processus coronoideus**. Treten beide gemeinsam auf, wird von einer »**terrible triad**« des Ellenbogens gesprochen.
- Frakturen des **Olekranons**.
- **Suprakondyläre Humerusfrakturen**, vor allem bei Kindern.
- Nerven- und Gefäßläsionen bis hin zur **Volkmann-Kontraktur**, häufig in Verbindung mit Frakturen des distalen Humerus.
- Zusätzliche **Abrissfraktur/Traktionsapophysitis** des Epicondylus medialis oder lateralis, insbesondere bei Kindern und Jugendlichen (ca. bis. zum 19. Lebensjahr).
- Osteochondrale Frakturen.
- »Bone bruises«.
- **Begleitende** Schulter- und Handgelenksverletzungen.

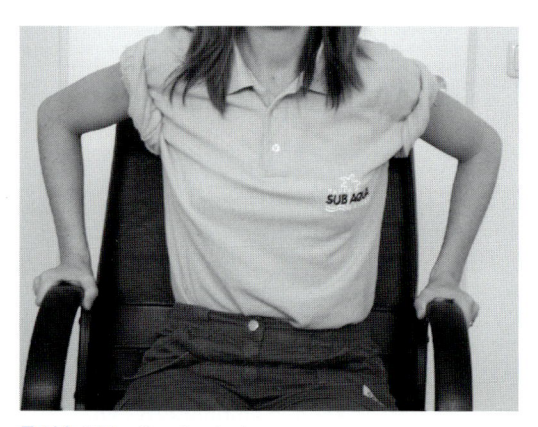

Abb 6.10. »Stand up test«

- Überdehnung der **neuralen Strukturen**.
- Zusätzliche mediale Instabilität. Liegt diese vor, besteht vermehrt die Gefahr einer Arthrose, die prognostisch die Chance auf anhaltende Schmerzen, Funktionseinbußen und ektopische Kalzifikationen erhöht.
- Traumatisch bedingte Affektionen der Flexoren- und Extensorenursprünge an den Epikondylen.

> **Beachte**
> Je mehr **knöcherne Begleitverletzungen** vorliegen, desto größer wird die Wahrscheinlichkeit einer komplexen Instabilität des Ellenbogens.
> Knöcherne Begleitverletzungen treten **häufiger bei Kindern** als bei Erwachsenen auf.

6.3.3 Differenzialdiagnosen zur posterolateralen Instabilität

Chaissaignac-Verletzung (»Nurse elbow«)
Diese Verletzung kann als Sonderform der Luxation angesehen werden.

Betroffen sind **Kinder bis zum achten Lebensjahr**. Durch Zug am ausgestreckten Arm

6.3 · Posterolaterale Rotationsinstabilität (PRI)

kommt es zu einer Luxation oder Subluxation des Caput radii aus dem Lig. anulare.

Diese Subluxation ist durch einen **transversalen Kapselriss** an der distalen Insertion des **Lig. anulare** bedingt.

Klinisch zeigen sich Schmerzen an der **Radialseite des Ellenbogens**, die durch Einklemmung des Lig. anulare zwischen Radius und Humerus entstehen.

Eventuell bestehen auch Schmerzen am Handgelenk.

Es besteht eine **Schonhaltung** in circa 90° Flexion.

Die Flexion und Extension sind eingeschränkt, das Endgefühl ist gummiartig.

Subluxation des Lig. anulare beim Erwachsenen

Diese kann durch eine **vorausgegangene Ellenbogenpathologie** entstehen.

Klinisch spürt der Patient bei der Flexion-Extensions-Bewegung oder während der Pro- und Supination ein **Klicken und/oder Springen** (Abb. 6.11). Mitunter kann das »Springgefühl« am lateralen Ellenbogen palpiert werden.

Als Therapie wird eine **operative Öffnung des Lig. anulare** durchgeführt. Dabei dürfen das LUCL und der Extensorenursprung nicht beschädigt werden.

Osteochondrosis dissecans

Das typische Alter für eine OD liegt zwischen dem 15. und 20. Lebensjahr. Die Schmerzen befinden sich **lateral am Ellenbogen** und können mit denen eines Tennisellenbogens oder einer lateralen Instabilität verwechselt werden. Der **Belastungsschmerz** steht im Vordergrund. Bei Auslösung des Dissekats, kann es zu Blockierungen mit **begleitendem Hydrops (Kapselmuster)** kommen. Der Knorpelanteil (Gelenkmaus) kann durch die **Synoviaernährung** wachsen und zunehmende Beschwerden verursachen. Die OD kann in folgende **Stadien eingeteilt** werden:

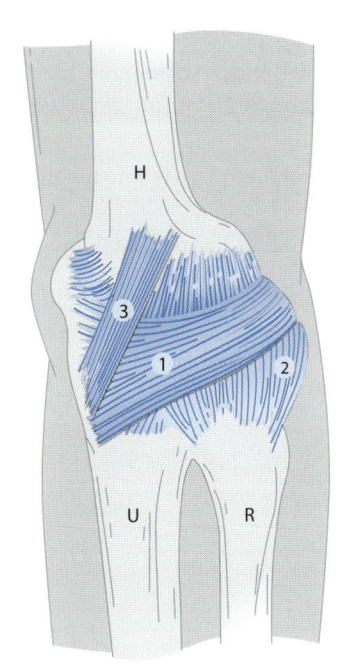

Abb. 6.11. Sublxation des Caput radii (*1*) beim Erwachsenen aus dem Lig. anulare (*2*) (*3*) LUKL; *R* Radius; *U* Ulna; *H* Humerus

- **Stadium 0 (reversibles Initialstadium)**
  Es besteht ein **subchondrales Knochenmarködem** ohne reaktive Randzone. Das Knochenszintigramm ist positiv.
- **Stadium 1 (irreversibles Frühstadium 1)**
  Eine reaktive Randzone ist sichtbar; **es bestehen Nekroseherde**. Das MRI und das Szintigramm sind positiv. Das CT sowie das Röntgenbild sind ohne Befund.
- **Stadium 2 (irreversibles Frühstadium 2)**
  Es besteht eine reaktive Randzone mit **Sklerose und Zystenbildung**. Das Röntgenbild ist positiv.
- **Stadium 3**
  Es kommt zum **Gelenkflächeneinbruch** und zur **Umspülung des Dissekats**.
- **Stadium 4**
  Beginnende **Arthrose**.

Freier Gelenkkörper

- Aufgrund **einschießender Schmerzen** kann ein **freier Gelenkkörper** eine **Instabilität vortäuschen**.
- Nach Belastung kann ein Kapselmuster auftreten.
- Neben einer Instabilität kann zusätzlich ein freier Gelenkkörper vorliegen.

> **Beachte**
> Der wichtigste Befund für diese Differenzialdiagnose ist das veränderte Endgefühl in Extension.

Bewegungseinschränkungen

7.1	Allgemeines – 109

7.2	Ursachen für Bewegungseinschränkungen am Ellenbogen – 109
7.2.1	Arthrose – 109
7.2.2	Kapsulitis – 112
7.2.3	Immobilisation – 113
7.2.4	Frakturen – 113
7.2.5	Heterotope Ossifikation (HO) – 113
7.2.6	Therapie bei Bewegungseinschränkungen am Ellenbogen – 113

7.3	Spezifische Untersuchung und Mobilisation der Ellenbogengelenke – 114
7.3.1	Artikuläre Einschränkung – 114
7.3.2	Muskuläre Einschränkung – 114
7.3.3	Neurale Einschränkung – 114

7.4	Spezifische Gelenkuntersuchung und Mobilisation – 115
7.4.1	Überwiegend reflektorisch bedingte Einschränkungen – 115
7.4.2	Überwiegend strukturell bedingte Einschränkungen – 115
7.4.3	Allgemeine Wirkung und Ziel der Gelenkmobilisation – 116
7.4.4	Wirkung und Ziel der dynamisch-funktionellen Mobilisation – DFM – 116
7.4.5	Wirkung und Ziel der translatorischen Gelenkmobilisation – 116
7.4.6	Wirkung und Ziel der aktiv-funktionellen Mobilisation – AFM – 117

7.5	Dynamisch-funktionelle Mobilisationstechniken – DFM – 117
7.5.1	DFM der Flexion – 117
7.5.2	DFM der Extension – 118
7.5.3	DFM der Supination – 120
7.5.4	DFM der Pronation – 121

▼

7.6	Translatorische Untersuchung und Mobilisation – 122
7.6.1	Translatorisches Testing und Mobilisation für das Art. humeroulnaris – 122
7.6.2	Translatorisches Testing und Mobilisation für das Art. humeroradialis – 123
7.6.3	Translatorisches Testing und Mobilisation für das Art. radioulnaris proximalis – 124
7.6.4	Tests und Mobilisationen unter neuraler Vorspannung – 125
7.7	**Aktiv-funktionelle Mobilisation – AFM – 125**
7.7.1	AFM der Flexion – 126
7.7.2	AFM der Extension – 126
7.7.3	AFM der Pronation – 126
7.7.4	AFM der Supination – 127
7.8	Einklemmungssymptomatik am Ellenbogen – 127
7.8.1	Arthrose – 127
7.8.2	Osteochondrosis dissecans – OD – 128
7.8.3	(Osteo-)Chondromatose – 128
7.8.4	Idiopathisch – 129
7.8.5	Nach Frakturen – 129
7.8.6	Hypertropher Corpus adiposum, hypertrophe Plica oder hypertrophe Kapselanteile – 129
7.8.7	Therapie bei einer Einklemmungssymptomatik am Ellenbogen – 129

7.1 Allgemeines

Bewegungseinschränkungen des Ellenbogens sind ein häufiges Beschwerdebild. Da die Gelenkflächen sehr kongruent sind, führen bereits geringe Störungen zu relativ großen Einschränkungen.

Arthrosen, auch aktivierte Arthrose, Einklemmungssymptomatiken sowie traumatische Ursachen sind mögliche **auslösende Faktoren**. **Weitere Ursachen** können z. B. kongenitale Anomalitäten, Lähmungen oder Verbrennungen sein.

Das Wiederherstellen des Bewegungsausmaßes stellt **eine besondere Herausforderung an den Therapeuten und den Patienten** dar. Zu intensive Physiotherapie kann schnell zu einer vermehrten Schwellung, Bewegungseinschränkung sowie zu (Ruhe-)Schmerzen führen. Eine zu vorsichtige Physiotherapie hingegen löst gar keine Reaktion aus. Die **genaue Kontrolle des Behandlungsfortschrittes** vor und nach jeder Sitzung sowie der Austausch zwischen Therapeut und Patient sind daher wichtig.

Die Einschränkung wird sowohl bei den aktiven Bewegungen des Patienten, vor allem aber bei den passiven Bewegungen klinisch verwertbar und während der einzelnen Funktionsprüfungen deutlich.

Das Endgefühl, der Widerstand während einer Bewegung, der Schmerz sowie die Anzahl der eingeschränkten Bewegungen und das Verhältnis dieser Bewegungen zueinander, werden beurteilt. Zusammen mit der Anamnese und der Inspektion ergibt sich der Hinweis auf die Art der zu Grunde liegenden Pathologie.

Je nach Ursache werden verschiedene Techniken eingesetzt. Dabei kann die Prognose sehr unterschiedlich ausfallen.

Die häufigsten Ursachen für Einschränkungen, ihre Diagnose sowie die anschließenden Therapien werden in diesem Kapitel dargestellt.

7.2 Ursachen für Bewegungseinschränkungen am Ellenbogen

Klassifizierung nach der Lokalisation
Intrinsische (intraartikuläre) Ursachen
- Deformitäten durch Arthrose, Rheuma, Frakturen usw.
- Adhäsionen (Entzündungen, Rheuma).
- Einklemmung von Weichteilen, Osteophyten, fibrösen Veränderungen.
- Einklemmung aufgrund freier Gelenkkörper.

Extrinsische (extraartikuläre) Ursachen
- Haut-, Unterhautgewebe (Narben, Kontrakturen).
- Kapsel-Band-Kontrakturen.
- Muskelkontrakturen.
- Heterotope Ossifikation.

Gemischt intra- und extraartikuläre Ursachen
- Kombinationen aus den oben aufgeführten Ursachen kommen häufig vor.

7.2.1 Arthrose

Definition
Chronisch degenerative Gelenkveränderung mit progressiver Destruktion der Gelenkflächen, die **nicht** mit einer **primären Entzündung** einhergeht.

Stadieneinteilung
Stadieneinteilungen werden mit Hilfe von Röntgenbildern aufgestellt:
- **Stadium 1:** Gelenkspaltverschmälerung (→ Knorpelverschmälerung).
- **Stadium 2:** subchondrale Sklerose, Knorpelusurierung.
- **Stadium 3:** Knorpelaufbruch, Knochenanschliff, Zystenbildung.
- **Stadium 4:** Ankylose

Risikofaktoren

Für eine Arthrose werden viele Risikofaktoren aufgeführt, wie z. B.:
- Alter,
- genetische Disposition,
- Beruf,
- Wachstumsstörungen,
- angeborene Störungen,
- rheumatische Erkrankungen,
- mechanische Überbelastung.

Über- wie auch Unterbelastung des Gelenkes führt zu Knorpelschäden. Bei einer relativen oder absoluten Immobilisation entsteht eine Abnahme der Belastbarkeit. Zu schnelle oder aggressive Wiederbelastung kann zu einem Trauma führen. Folge einer Überbelastung ist eine **direkte (Mikro-)Traumatisierung.**

Über- oder Unterbelastung kann entstehen durch:
- sportliche Belastung,
- Trauma,
- Instabilitäten,
- verändertes Rollgleiten,
- Ruhigstellung,
- lange Inaktivität,
- Bewegungsmangel.

Verlauf

Eine schnellere Verformbarkeit des Knorpels ist das erste Anzeichen der Arthrose. Ursache hierfür ist ein verminderter Proteoglykananteil, der die Fähigkeit der Wasserbindung senkt. Als Folge nimmt die Geschwindigkeit und das Ausmaß der Verformung vor allem bei isometrischen Belastungen und Positionen zu.

> **ⓘ Tipp**
> Dieser Vorgang kann zum arthrosetypischen Anlaufschmerz führen.

Die erhöhte Verformbarkeit schädigt die **kollagenen Fasern**. Verschleiß des Knorpels sowie Arthrose sind die Folge. Durch die aufgeraute Oberfläche nimmt die Gleitfähigkeit des Gelenkes ab, wodurch der Rollanteil zunimmt. Eine Bewegungseinschränkung ohne strukturelle Anpassung bildet sich aus. Aufgrund der Knorpelschädigung kann es außerdem zu **rezidivierenden Entzündungsreaktionen** kommen, die wiederum die **Bewegungsart und -fähigkeit** des Gelenkes beeinträchtigen. Im weiteren Verlauf entsteht eine Gelenkdeformierung.

Schmerzentstehung bei Arthrose

Die Beschädigung der Oberfläche führt zu einer vermehrten Rollbewegung des Gelenkes. Diese **veränderte Biomechanik** ist Ursache dafür, dass die Endstellung im Gelenk zu früh erreicht wird. Eine Bewegungseinschränkung ist die Folge. Knorpelflächen und Kapsel-Band-Anteile werden in dieser Situation unphysiologisch belastet, der Verschleiß wird beschleunigt, schmerzhafte **Überlastungsreaktionen** der periartikulären Strukturen entstehen. Die Impulsübertragung auf den subchondralen Knochen und die evtl. entstehenden intraossären Ödeme verursachen zusätzliche Schmerzen. Die daraus resultierende Minderbelastung führt zu einer **Inaktivitätsatrophie** sowie zu Kontrakturen und fortschreitenden Gelenkdeformitäten.

Weitere Konsequenzen der Arthrose (des Knorpelschadens) sind in ◘ Abb. 7.1 dargestellt.

Klinisches Bild der Arthrose
(◘ Tabelle 7.1)

Die **primäre Arthrose** entsteht aufgrund eines natürlichen, altersbedingten Prozesses. Sie kann als physiologisch betrachtet werden und ist in der Regel nicht schmerzhaft. Ab dem 40. Lebensjahr kann diese Form klinisch werden.

Die **sekundäre Arthrose** kann auch schon früher als Folge einer Vorschädigung (präarthrotische Form) entstehen. Ursache können sein:
- Frakturen,
- Osteochondrosis dissecans,
- Bandruptur mit daraus resultierender Instabilität,

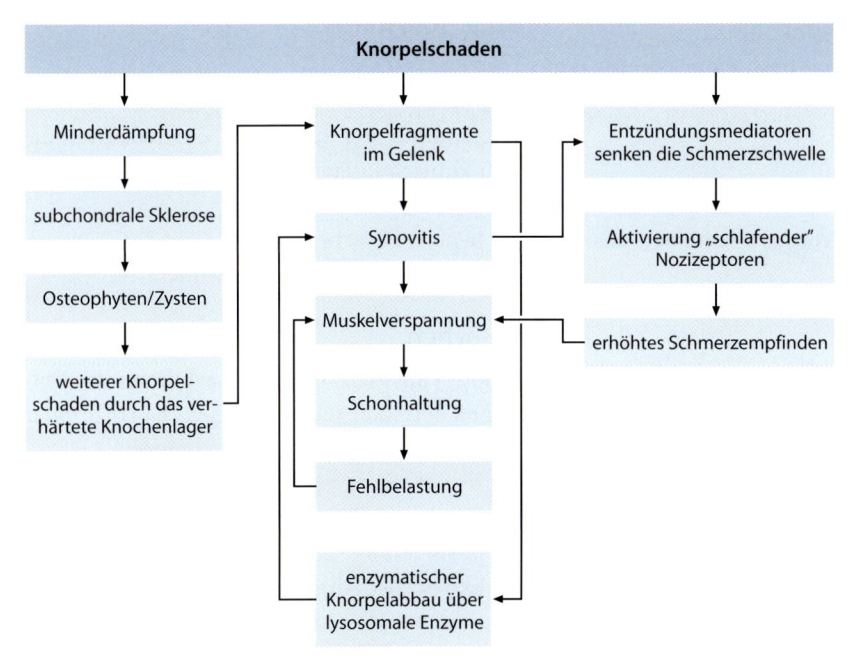

7.2 · Ursachen für Bewegungseinschränkungen am Ellenbogen

```
                           Knorpelschaden
         ┌───────────────────────┼───────────────────────┐
         ▼                       ▼                       ▼
   Minderdämpfung          Knorpelfragmente       Entzündungsmediatoren
         │                    im Gelenk           senken die Schmerzschwelle
         ▼                       │                       │
  subchondrale Sklerose           ▼                       ▼
         │                    Synovitis            Aktivierung „schlafender"
         ▼                       │                       Nozizeptoren
  Osteophyten/Zysten              ▼                       │
         │                 Muskelverspannung               ▼
         ▼                       │               erhöhtes Schmerzempfinden
  weiterer Knorpel-               ▼
  schaden durch das ver-     Schonhaltung
  härtete Knochenlager           │
                                 ▼
                            Fehlbelastung
                                 │
                                 ▼
                           enzymatischer
                        Knorpelabbau über
                         lysosomale Enzyme
```

Abb 7.1. Konsequenzen des Knorpelschadens

Tabelle 7.1. Klinik der primären und sekundären Arthrose

Primäre Arthrose	Sekundäre Arthrose
Patient meist über 40 Jahre alt	Patient ab dem 25. Lebensjahr
Keine auffällige Vorgeschichte	In der Geschichte des Patienten finden sich ein Trauma oder spezifische Erkrankungen
→ Häufig sind beide Seiten betroffen	→ Nur eine Seite ist betroffen
→ Wenig Beschwerden, evtl. nach Belastung	→ Beschwerden, v. a. nach Belastung
→ Progressive Entwicklung der Arthrose und der Bewegungseinschränkung	
→ Mitunter Anlaufschmerzen	

- rheumatische Erkrankungen,
- zu starke Belastung nach einer Periode der Immobilisation.

! Beachte
Die Klinik unterscheidet sich vor allem durch **das Alter** und **die Vorgeschichte** des Patienten.

Kapselmuster

i Tipp
Bei der Arthose kann während der passiven Bewegungsprüfung ein Kapselmuster festgestellt werden.

- Beim Kapselmuster des **Humeroulnargelenkes** ist die Flexion mehr eingeschränkt als die Extension, ca. im Verhältnis 2 zu 1. Pro- und Supination sind nicht eingeschränkt.
- In beide Richtungen ist das **Endgefühl** hart.
- Eventuell ist das Endgefühl leicht empfindlich aber nicht schmerzhaft.
- Die Patienten sind in der Regel beschwerdefrei.
- Bei einem Kapselmuster des **proximalen Radioulnargelenkes** ist das Endgefühl bei der endgradigen Pro- und Supination verändert.

! Beachte
Zu einer besseren Differenzierung sind die Angaben aus der Anamnese wichtig.

Komplikationen

- Freier Gelenkkörper durch die Arthrose selbst oder ein leichtes Trauma.
- Entzündliche Aktivierung der Arthrose als Folge von Überbelastung.
- Degenerative Veränderung oder Muskelhypertonus, der zu einer Kompressionsneuropathie führt.
- Einklemmungssymptomatik durch Osteophytenbildung.
- Kontrakturen von Kapsel, Bändern und/oder der Muskulatur.

7.2.2 Kapsulitis

Definition

Entzündung der gesamten Gelenkkapsel die sich klinisch in Form eines Kapselmusters darstellt.

Je nach Ursache wird die Kapsulitis auch als **Arthritis** oder **Synovitis** bezeichnet.

Ursachen

Es gibt eine Vielzahl von Ursachen für das Entstehen einer Kapselentzündung. Die Folge einer Kapsulitis ist immer ein Kapselmuster.

Ursachen für eine Kapsulitis:
- Folge eines Traumas,
- postoperative Entzündungsreaktion,
- aktivierte Arthrose,
- rheumatische Arthritis,
- Psoriasisarthritis,
- iatrogene Arthritis,
- idiopathische Arthritis,
- infektiöse Arthritis.

Klinisches Bild einer Kapsulitis

- Das **Humeroulnargelenk** ist hauptsächlich betroffen. Die Flexion ist eingeschränkter als die Extension. Mitunter können die Bewegungseinschränkungen jedoch in beide Richtungen nahezu gleich sein. Die Pronation sowie die Supination sind **im Anfangsstadium** nicht eingeschränkt.
- Bei einer Kapsulitis des **proximalen Radioulnargelenkes** ist die endgradige Pro- und Supination schmerzhaft, jedoch nicht eingeschränkt.
- Schmerzen, die medial am Ellenbogen beginnen.
- Im weiteren Verlauf entstehen diffuse Schmerzen im Gelenk.
- Medial prominente Gelenkschwellung.

Komplikationen
- Freie Gelenkkörper.
- **Intraartikuläre Adhäsionen** als Folge starker Entzündungsreaktion und aktiver oder therapeutischer Immobilisation.
- **Kompressionsneuropathie** des N. ulnaris durch chronische mediale Gelenkschwellung.
- **Einklemmungssymptomatik** durch hypertrophe Weichteile oder Kapselanteile.
- Kontrakturen von Kapsel, Bändern und/oder der Muskulatur.

7.2.3 Immobilisation

Wird der Ellenbogen aufgrund einer vorausgegangenen Traumatisierung oder postoperativ ruhig gestellt, entstehen in nahezu allen Geweben Reaktionen bzw. Anpassungserscheinungen.

Bei **kurzzeitiger Immobilisation** wird die Beweglichkeit durch Physiotherapie wiederhergestellt.

Bei lang andauernder Ruhigstellung oder bei Immobilisation von Gelenken mit heftiger Entzündung und Schwellung, ist die Rehabilitation langwieriger. Die Anpassung von Muskeln, Kapsel und Bändern, das Ausbilden von irreversiblen Crosslinks sowie Adhäsionen und Knorpeldegenerationen führen in vielen Fällen zu einem unbefriedigenden Ergebnis. Häufig ist der Einsatz von Streckschienen in der Nacht und Mobilisationsschienen am Tag, unumgänglich.

7.2.4 Frakturen

Frakturen mit einer **Gelenkbeteiligung** können, konservativ oder operativ versorgt, zu erheblichen Problemen bei der Wiederherstellung des Bewegungsausmaßes führen. Anhaltende oder rezidivierende Kapsulitiden, dauernde Schmerzen und die Folgen der Immobilisation verzögern den Heilungsablauf zusätzlich.

7.2.5 Heterotope Ossifikation (HO)

Die HO (**auch periartikuläre Ossifikation**) ist eine **krankhafte Knochenneubildung** in der Nähe oder innerhalb der Gelenke, die zu Schmerzen, Entzündungen und weiterer Bewegungseinschränkung führen können. Als Prophylaxe werden **postoperativ Radiotherapie** und die **Gabe von NSAIDs** empfohlen.

Die **Myositis ossificans** kann ebenfalls als heterotope Ossifikation bezeichnet werden, da die Verknöcherung vom **inter- und intramuskulären Bindegewebe** ausgeht.

Bei neurologischen Erkrankungen, treten heterotope Ossifikationen ohne ein vorausgegangenes Trauma auf.

> **❗ Beachte**
> Eine **zu aggressiv durchgeführte Physiotherapie** kann die Entstehung heterotoper Ossifikationen begünstigen.

7.2.6 Therapie bei Bewegungseinschränkungen am Ellenbogen

Allgemeine Therapie
- Schmerzlindernde physikalische Maßnahmen.
- Reizlindernde medikamentöse Maßnahmen.
- Aktive und passive Gelenkmobilisation.
- Schienenversorgung (◘ Abb. 7.2).
- Progressive Kräftigung.
- Zyklische Ausdauerbelastung ohne Impuls.
- Vermeiden statischer Belastung.
- Mitunter Traktionsbehandlung.

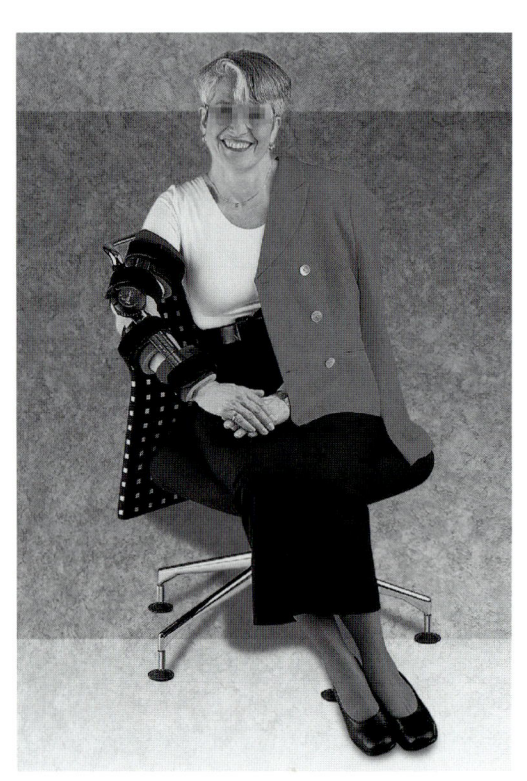

Abb 7.2. Schienenversorgung Ellenbogen (Firma Ormed, Freiburg)

7.3 Spezifische Untersuchung und Mobilisation der Ellenbogengelenke

Fällt in der **Basisprüfung** eine Bewegungseinschränkung auf, wird eine **spezifische Untersuchung** durchgeführt.. Dabei wird beurteilt, welche Strukturen hauptsächlich für die Einschränkung verantwortlich sind, welche Strukturen beeinflussend wirken und welche Strukturen mitbetroffen sind. Mit Hilfe des Befundes wird entschieden, welche Mobilisationstechnik für das Zustandsbild geeignet ist.

Die häufigsten Einschränkungen sind:

7.3.1 Artikuläre Einschränkung

Bei einer artikulären Einschränkung tritt das Endgefühl je nach Ausmaß der Schädigung früh in der Bewegungsbahn auf, oder es ist am Ende der Bewegung verändert.

Abweichungen des **Bewegungswiderstandes** können schon während der Bewegung auftreten. Bestehen starke Schmerzen, kann das Endgefühl auch durch **muskuläre Abwehrspannung** verändert oder sogar »leer« sein, das Bewegungsende kann nicht erreicht werden.

Liegt bei Überlastungssyndromen der Verdacht auf eine artikuläre Beteiligung vor, so erfolgt ebenfalls eine **spezifische Gelenkuntersuchung.** Die Einschränkungen sind häufig sehr gering und werden oft von anderen Gelenken kompensiert. Beim Testen des Endgefühls kann ein erhöhter endgradiger Bewegungswiderstand beurteilt werden.

7.3.2 Muskuläre Einschränkung

Im Gegensatz zur **muskulären Abwehrspannung** entsteht das muskuläre Endgefühl durch den Anstieg der **Gesamtspannung** passiver und kontraktiler Muskelanteile. Für den Patienten entsteht ein **(schmerzhaftes) »Dehngefühl«.** Beim Testen wird das Ende der möglichen Bewegung nicht erreicht. Techniken wie Hold-Relax verbessern die endgradige Gelenkbewegung und erweitern das Bewegungsausmaß.

7.3.3 Neurale Einschränkung

Wird die Bewegung (zusätzlich) durch eine neurale Komponente eingeschränkt, kann dies getestet werden, indem z. B. über die Halswirbelsäule eine neurale Spannungserhöhung oder -verminderung provoziert oder gelindert wird.

7.4 Spezifische Gelenkuntersuchung und Mobilisation

Wie bereits im Kapitel Biomechanik erwähnt, ist jede **anguläre Bewegung** mit einer **translatorischen Bewegung** gekoppelt. Bei einer Einschränkung verändert sich das Verhältnis zwischen Rollen/Schwingen und der translatorischen Bewegung (Schub/Gleiten) während der angulären Bewegung. Je nach Dauer oder Ursache der Einschränkung entsteht eine vergrößerte Roll-/Schwingbewegung oder eine verminderte Translation (Schub/Gleiten).

> **Beachte**
> Der Unterschied zwischen einer **verminderten Translation** und einer **vermehrten Roll-/Schwingbewegung** muss bei der Wahl der Mobilisationstechnik berücksichtigt werden.

7.4.1 Überwiegend reflektorisch bedingte Einschränkungen

Akute Geschehen, wie z. B. eine traumatische Kapsulitis, führen aufgrund von Schwellungen, Schmerzen, Synoviaveränderungen usw. zu Bewegungseinschränkungen. Zu beachten ist, dass ein muskulärer Hypertonus nicht immer auf alle Bewegungsrichtungen hemmend wirkt, da reflektorisch auch eine Muskelhypotonie entstehen kann (**paradoxe Reaktion**).

Durch eine **Zunahme der Roll-/Schwingbewegung** verändert sich bei der **reflektorischen Einschränkung** das Verhältnis zwischen Rollen/Schwingen und der translatorischen Bewegung (Schub/Gleiten).

Die Einschränkung wird nicht durch eine **verminderte Schub- oder Gleitbewegung**, sondern eine **vergrößerte Roll- bzw. Schwingbewegung** ausgelöst. Ursache hierfür ist eine leichtere Verformbarkeit der Kapsel-Band-Strukturen innerhalb der ersten Wochen einer Immobilisation. Mit Hilfe spezifischer Mobilisationstechni-

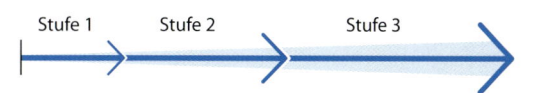

◨ **Abb 7.3.** Mobilisationsstufen: Stufe 1: Aufheben der Gelenkkompression; Stufe 2: Aufheben des Slack; Stufe 3: Dehnung

ken wird das physiologische Roll-Gleit-Verhältnis normalisiert. Ziel ist es, die Roll-/Schwingbewegung während der angulären Bewegung manuell zu reduzieren.

Bei den **reflektorisch bedingten Einschränkungen** kann ohne eine translatorische Gelenkuntersuchung mit einer dynamisch-funktionellen Mobilisationsbehandlung begonnen werden. Das Verhältnis zwischen Schwingen und Gleiten muss vom Beginn der angulären Bewegung mit der entsprechenden Technik beeinflusst werden.

Wird bei reflektorischen Einschränkungen in den Stufen 1 und 2 mit rein **translatorischen Mobilisationen** gearbeitet, wirken sich diese Techniken schmerzlindernd auf das Gelenk aus (◨ Abb. 7.3). Um eine wirkungsvolle **Schmerzüberlagerung** zu erreichen, werden aus der aktuellen Ruhestellung oszillierende Bewegungen durchgeführt.

7.4.2 Überwiegend strukturell bedingte Einschränkungen

Bei einer **artikulären strukturellen Einschränkung** besteht die Pathologie bereits einige Zeit. Eine Anpassung des Kapsel-Band-Apparates entsteht z. B. durch Ruhigstellung. Die eingehende **translatorische Gelenkuntersuchung** ist bei dieser Art der Einschränkung wichtig, da die Translation nicht nur am Punkt der Einschränkung vermindert ist, sondern oft bereits während des gesamten Bewegungsweges.

Zur Mobilisation wird vorrangig die zur angulären Bewegung gehörende **Translation** durchgeführt. Bei strukturellen Einschränkungen kann in **Stufe 2** und vor allem in **Stufe 3** aus der eingeschränkten Gelenkposition mobilisiert werden. **Physiologische Reize** werden auf das Gewebe gesetzt, indem im Anschluss an eine translatorische Mobilisation **dynamisch-funktionell** über das ganze Bewegungsausmaß mobilisiert wird.

7.4.3 Allgemeine Wirkung und Ziel der Gelenkmobilisation

- Verbesserung der Gelenkbeweglichkeit.
- Erleichterung der Beweglichkeit.
- Verhindern von Einschränkungen.
- Erhalten des Bewegungsausmaßes.
- Schmerzlinderung durch Bewegung (**Stimulation von Mechanorezeptoren**).
- Verbesserung der Durchblutung.
- Verteilung der Synovia, um die Knorpelernährung zu verbessern.
- Stimulus für das Bindegewebe, um die Fibrozyten zur Produktion von Fasern und Grundsubstanz anzuregen.

7.4.4 Wirkung und Ziel der dynamisch-funktionellen Mobilisation – DFM

Wie bereits erwähnt, sind in der **akuten und subakuten Rehabilitationsphase** die dynamisch-funktionellen Mobilisationstechniken besonders geeignet, da sie neben der physiologischen Wiederherstellung des Roll-Gleit-Mechanismus auch die physiologische **Einlagerung der Bindegewebsfasern** während der **Proliferationsphase** garantieren. Bei der Mobilisation müssen die **osteokinematischen Bewegungsachsen** sowie die Krümmungen der Gelenkflächen beachtet werden. Geradlinige, rein translatorische Bewegungen werden vermieden. Der physiologische »Roll-Gleit-Mechanismus« im Gelenk muss simuliert und wiederhergestellt werden. Die **große Bewegungsdynamik** dieser Technik führt außerdem zu einer guten **Schmerzüberlagerung**, fördert die **Entstauung und Durchblutung, verteilt die Synovia** über einen großen Bereich und nimmt dem Patienten die Angst vor der Bewegung. Ziel ist es, eine möglichst große (schmerzfreie) Bewegungsbahn zu durchlaufen, damit das **Roll-Gleit-Verhältnis** über eine große Strecke normalisiert wird. Es kann mit wenig Kraft gearbeitet werden, da das Bindegewebe in dieser Phase dehnbarer ist und die fehlende Translation auf die ganze Bewegungsbahn verteilt wird und nicht erst am Punkt der Einschränkung »nachgeliefert« werden muss. Die **momentanen Bewegungsachsen** werden weg vom Gelenkspalt in Richtung der **Zentrode** von **Gleiten und Schub** verlagert.

> **ⓘ Tipp**
> Die Techniken werden von den Patienten sehr gut toleriert. Verstärkte Schmerzen, die oft nach einer geradlinigen Gleitmobilisationen geäußert werden, sind nicht zu erwarten.

7.4.5 Wirkung und Ziel der translatorischen Gelenkmobilisation

Entsteht nach länger Ruhigstellung eine strukturelle Einschränkung, wird überwiegend translatorisch mobilisiert. Die Art der Durchführung richtet sich nach den Ergebnissen der vorausgegangenen **translatorischen Untersuchungen** und nach dem **Gelenkspiel im Rechts-Links-Vergleich**. Ziel ist es, die translatorische Bewegung zu vergrößern bzw. das Gelenkspiel zu normalisieren.

Grundlage dieser Techniken ist eher eine **mechanische** als eine **physiologische** Betrachtungsweise.

Schmerzlindernde Mobilisationen werden in **Stufe 1 und 2** sowohl in der aktuellen Ruhestellung als auch am Punkt der Einschränkung durchgeführt. **Bewegungserweiternde Mobilisationen** werden in **Stufe 2 und 3** aus der eingeschränkten Position behandelt.

Zu beachten ist, dass der Reiz vorsichtig gesetzt wird. Daher sollte während der ersten Behandlungen auf die **Irritierbarkeit der Struktur** geachtet werden. Erste Anhaltspunkte hierzu können bereits aus der Anamnese oder während der Untersuchung gewonnen werden.

> **ⓘ Tipp**
> Nach jeder translatorischen Technik sollte eine dynamisch-funktionelle Mobilisation über das neu gewonnene Bewegungsausmaß erfolgen, um einen physiologischen Stimulus für das Bindegewebe und die anderen Strukturen zu setzen.

7.4.6 Wirkung und Ziel der aktiv-funktionellen Mobilisation – AFM

Die Integration des aktiven Systems in die passive Mobilisationsbewegung stellt in der Wiederherstellung der Bewegung einen weiteren wichtigen Schritt dar. Dabei ist wichtig, eine physiologische Kompression, die entweder durch Muskelkontraktion oder durch Gewichtsbelastung entsteht, aufzubauen und das Zusammenspiel von Gelenkinformation und Muskelantwort zu normalisieren und aktiv zu sichern. Dabei kann von einer **passiv-dynamisch-funktionellen Mobilisation** in eine **aktiv-assistive** oder **aktive Mobilisation** übergegangen werden. Eine sinnvolle Vorbereitung oder Ergänzung sind Weichteiltechniken, thermische Anwendungen oder vorbereitende Behandlungen in anderen Bereichen (HWS, BWS usw.).

7.5 Dynamisch-funktionelle Mobilisationstechniken – DFM

7.5.1 DFM der Flexion

1) Der Patient sitzt. Der Therapeut hakt sich mit dem Zeigefinger am Olekranon ein, dabei liegt der Mittelfinger dorsolateral auf dem Radiusköpfchen. Die andere Hand umfasst den distalen Oberarm. Während der **Flexionsbewegung** wird die **Gleitbewegung** von Radius und Ulna gegenüber dem Humerus betont (◘ Abb. 7.4).

2) Der Patient sitzt, der Oberarm liegt auf der Bank. Die Daumen-Zeigefinger-Gabel des Therapeuten liegt auf dem Caput radii und der dorsalen Ulna, parallel zum Gelenkspalt. Während der **Flexionsbewegung** übt der Therapeut Druck auf den Unterarm aus und betont so die **Gleitkomponente.** Da die ventrale Knorpelfläche der Incisura trochlearis bei zunehmender Flexion belastet wird, stellt sie für das Gleiten die Referenzfläche dar (◘ Abb. 7.5 a,b).

3) Für die endgradige Flexion (120–140 Grad) kann das **Gleiten über einen Zug an der Ulna** verbessert werden (◘ Abb. 7.6 a,b).

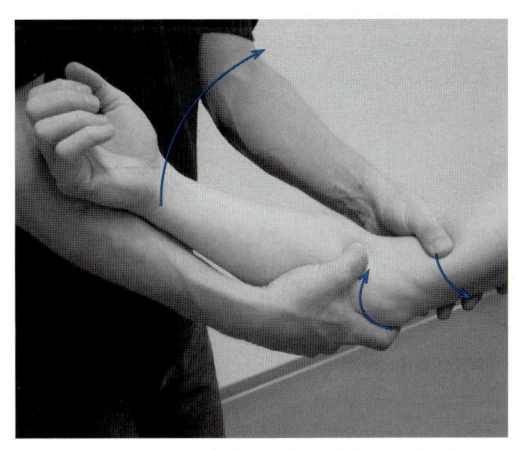

◘ Abb 7.4. Dynamisch-funktionelle Mobilisation der Flexion

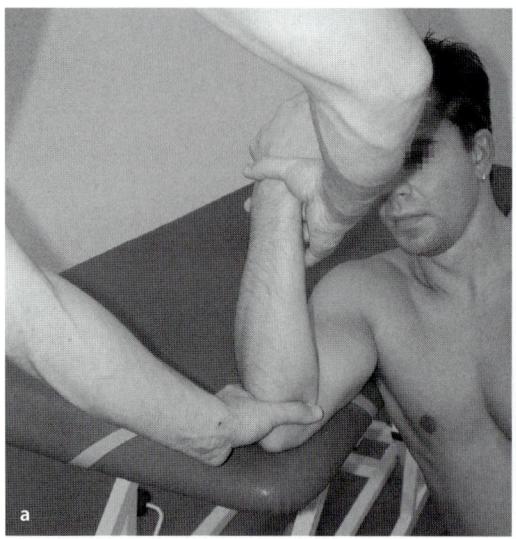

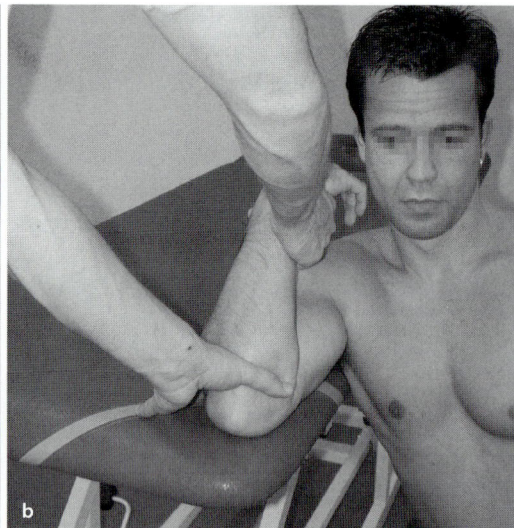

○ **Abb 7.5 a,b.** DFM in Flexion. **a** Anfangsposition; **b** Endposition

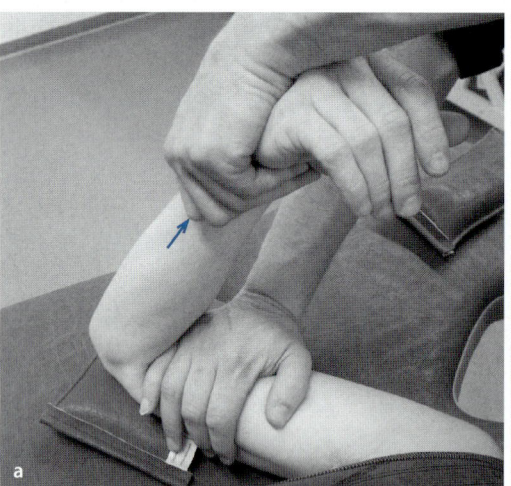

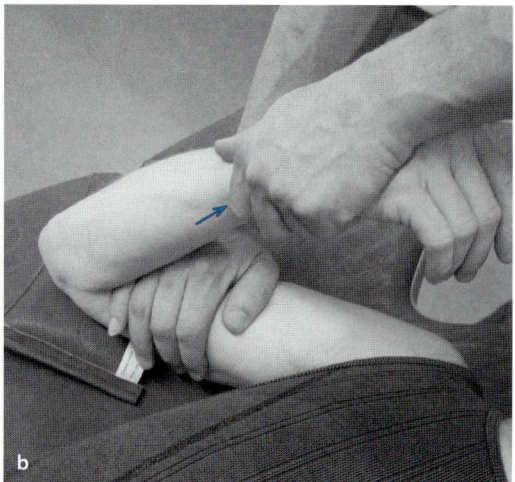

○ **Abb 7.6 a,b.** DFM in Flexion. **a** Anfangsposition; **b** Endposition

7.5.2 DFM der Extension

1) Der Patient sitzt. Der Therapeut schiebt mit der ulnaren Handkante während der **Extensionsbewegung** Ulna und Radius nach distal-dorsal. **Referenzfläche** ist der ventrale Anteil der Knorpelfläche auf der Incisura trochlearis, die annähernd parallel zur Knorpelfläche des Radius steht (○ Abb. 7.7 a,b).

2) Mit der Technik in ○ Abb. 7.8 a,b kann eine Betonung auf das Humeroulnargelenk gesetzt werden. Gleichzeitig kann die **Gleitbewegung des Olekranon** während der Extension nach dorsal-kranial mit dem Zeigefinger verstärkt werden.

7.5 · Dynamisch-funktionelle Mobilisationstechniken – DFM

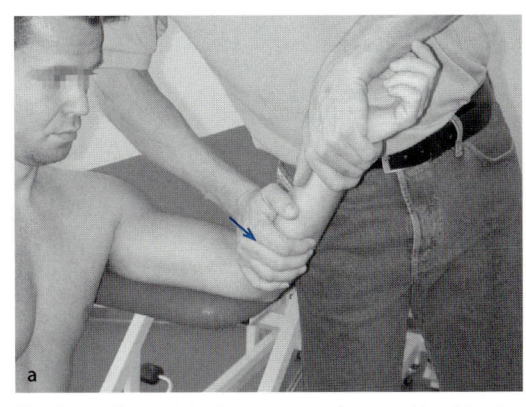

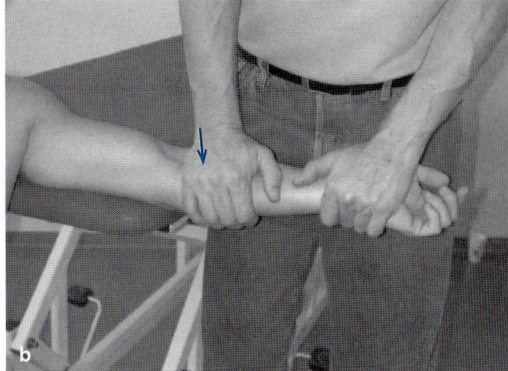

◻ Abb 7.7 a,b. DFM der Extension. a Anfangsposition; b Endposition

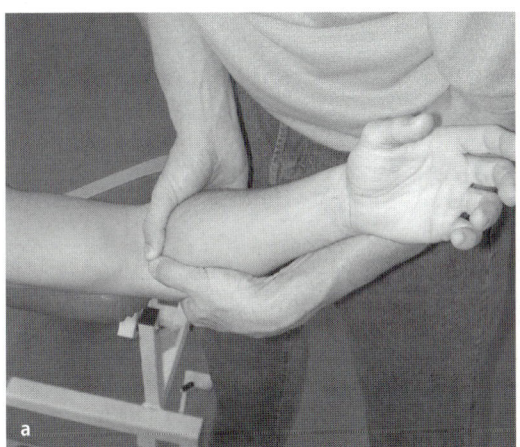

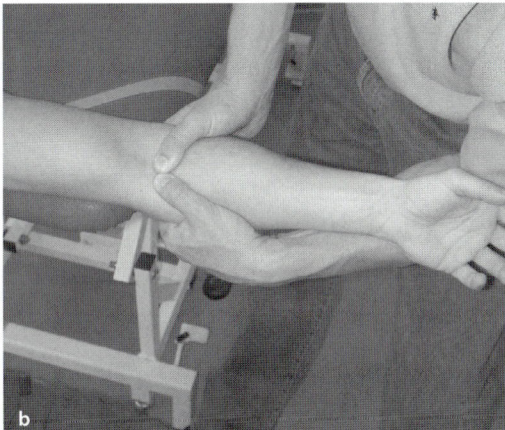

◻ Abb 7.8 a,b. DFM der Extension. a Anfangsposition; b Endposition

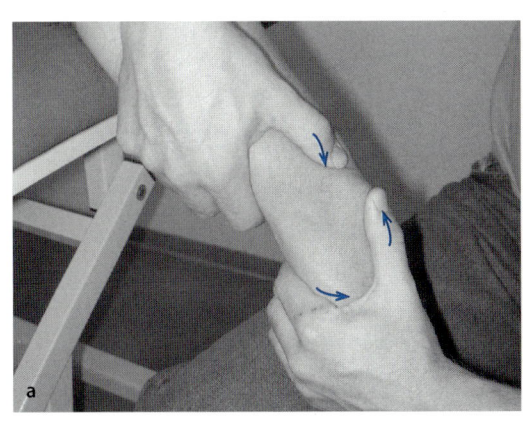

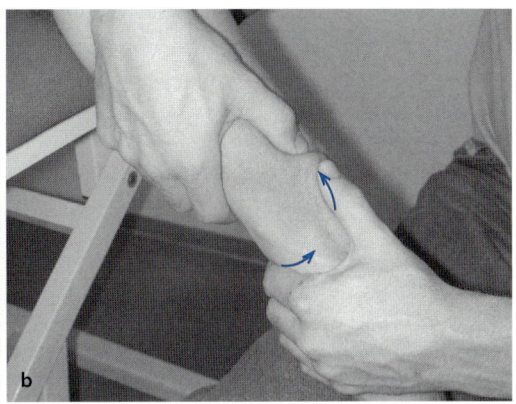

◻ Abb 7.9 a,b. DFM der Extension. a Anfangsposition; b Endposition

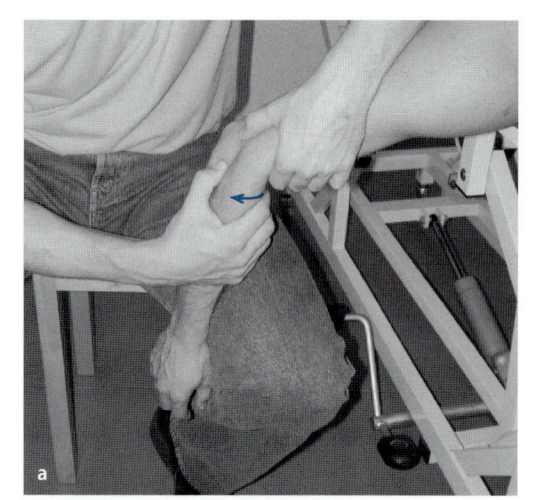

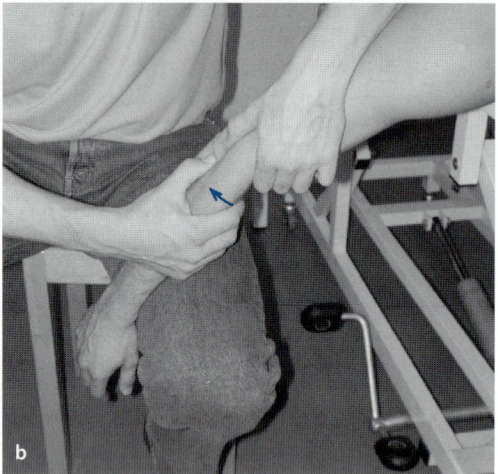

Abb 7.10 a,b. Gleitbewegung des Radius gegen das Cap. humeri. a Anfangsposition; b Endposition

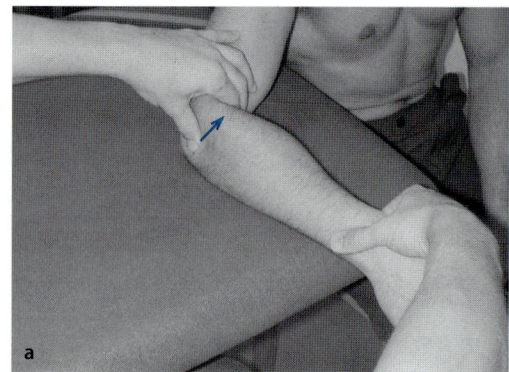

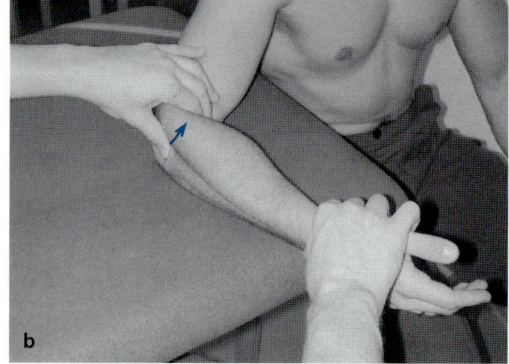

Abb 7.11 a,b. DFM der Supination. a Anfangsposition; b Endposition

entgegengesetzte Richtung. In Abb. 7.10 a,b liegt die Betonung eher auf der **Gleitbewegung des Radius** gegen das Capitulum humeri.

7.5.3 DFM der Supination

3) Für die letzten 30 Grad der Extension können alternativ die Techniken in Abb. 7.9 a,b und Abb. 7.10 a,b eingesetzt werden.

Der Patient liegt in Bauchlage, der Unterarm ruht auf dem Oberschenkel des Therapeuten. Während der Ellenbogen in Extension gebracht wird, betont der Zeigefinger mit der Technik in **Abb. 7.9a,b** das **Gleiten der Ulna** nach dorsal-distal. Gleichzeitig schiebt der Daumen das Olekranon nach proximal-dorsal. Die andere Hand des Therapeuten bewegt den Humerus in die

1) Der Patient sitzt, der Ellenbogen wird in der (aktuellen) Ruhestellung gelagert. Die Abduktion in der Schulter muss in dieser Ausgangsstellung so groß sein, dass die konkave Gelenkfläche der Ulna horizontal liegt. Während der Therapeut distal den Radius um die Ulna **in Supination** bewegt, wird mit dem Daumen eine **Rollbewegung des Radiusköpfchens** gegen die Ulna gegengehalten. Dadurch vermindert sich der **Rollanteil**, während der **Schubanteil** vergrößert wird (Abb. 7.11 a,b).

7.5.4 DFM der Pronation

1) Während der Radius um die Ulna in **Pronation** dreht, wird das Rollen des Caput radii gegenüber der Ulna von medial gehalten (◘ Abb. 7.12 a,b).
2) Für eine **endgradige Pronationsbewegung** (◘ Abb. 7.13 a,b) liegt der Oberarm auf der Bank. Der Therapeut umfasst den proximalen Unterarm von medial. Er übt mit dem Daumen einen Druck auf das Caput radii von medial und mit den Fingern einen Druck auf die laterale Seitenfläche des Olekranon aus. Hierdurch wird sowohl das Rollen des Caput radii nach medial als auch das Rollen der Ulna nach lateral vermindert.
3) Ist das **proximale Radioulnargelenk** frei, kann die **Abduktion** der Ulna gegenüber dem Humerus mobilisiert werden. Der Oberarm liegt auf der Bank. Der Therapeut umfasst den Unterarm von medial am Epicondylus medialis. Mit dem Handballen der anderen Hand wird das Rollen des Olekranon nach lateral während der Pronation vermindert (◘ Abb. 7.14 a,b).

❗ Beachte
Bei der **endgradigen Mobilisation** ist es wichtig, dass die **Pronationsbewegung** um eine Achse durch **den zweiten Strahl** läuft, damit eine Abduktion der Ulna gegenüber dem Humerus stattfinden kann.

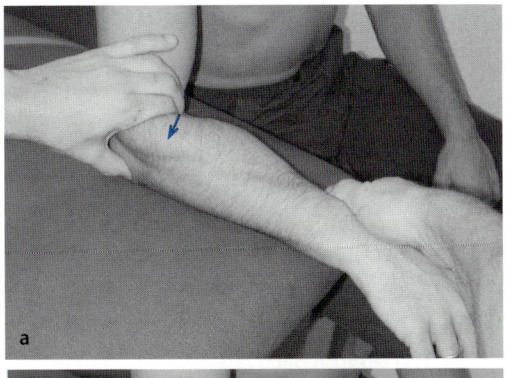

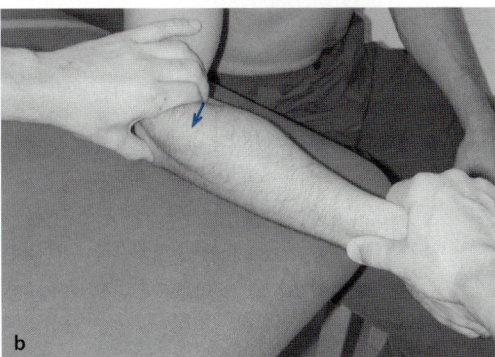

◘ Abb 7.12 a,b. DFM der Pronation. a Anfangsposition; b Endposition

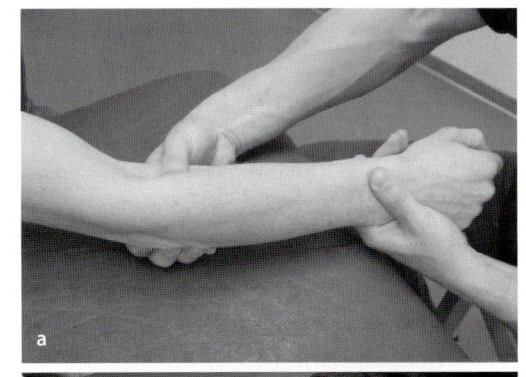

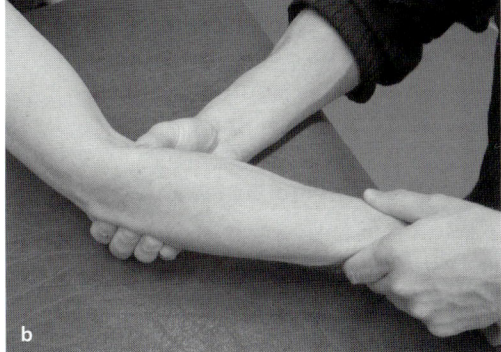

◘ Abb 7.13 a,b. Pronationsbewegung. a Anfangsposition; b Endposition

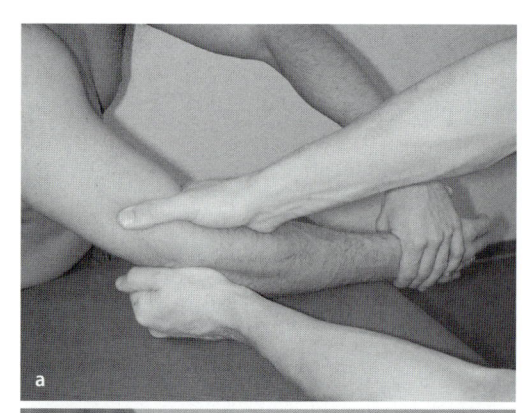

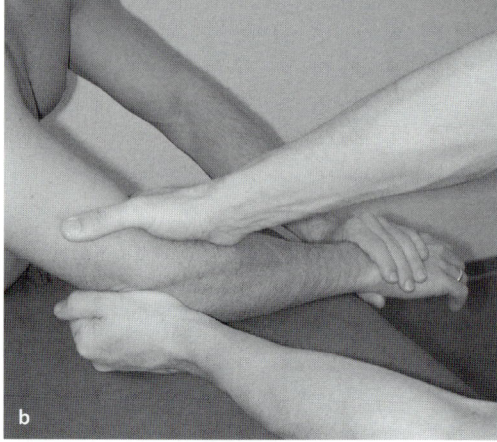

Abb 7.14 a,b. ABD Ulna gegen Humerus. **a** Anfangsposition; **b** Endposition

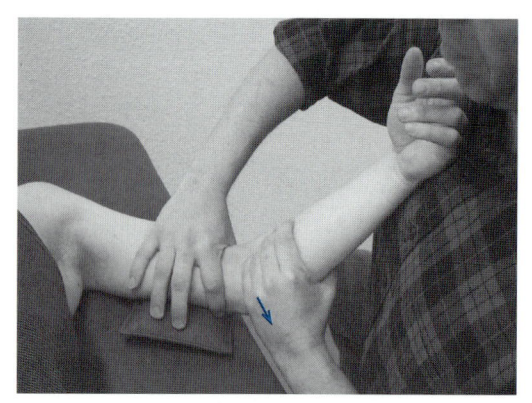

Abb 7.15. Separation im Humeroulnargelenk: Test und Mobilisation

7.6 Translatorische Untersuchung und Mobilisation

7.6.1 Translatorisches Testing und Mobilisation für das Art. humeroulnaris

Separation im Humeroulnargelenk

Ziel: Verbesserung der Flexion/Extension.

Test: Der Oberarm wird vom Therapeuten fixiert. Die Ulna wird senkrecht zur ulnaren Gelenkfläche von der Trochlea humeri gezogen. Dies kann in (aktueller) Ruhestellung und am Punkt der Extensions- bzw. Flexionseinschränkung durchgeführt werden (Abb. 7.15).

Mobilisation: Die Mobilisation wird auf die gleiche Weise durchgeführt.

Gleiten der Ulna gegenüber dem Humerus nach medial/lateral

Ziel: Verbesserung der endgradigen Pronation sowie der endgradigen Flexion und Extension.

Im Humeroulnargelenk findet eine **anguläre Ab- und Adduktionsbewegung** der Ulna gegenüber dem Humerus statt. Eine geringe Gleitbewegung nach lateral und medial ist daher möglich. Bei **endgradigen Einschränkungen** in Pronation, Flexion oder Extension sollte dieses Gleiten getestet und, wenn notwendig, behandelt werden.

Test → Gleiten nach lateral: Der Untersucher fixiert von lateral den Oberarm des Patienten über den Epicondylus lateralis. Die andere Hand schiebt die Ulna nach lateral (Abb. 7.16).

Mobilisation (auch als Test geeignet): Der Patient liegt auf der Seite, der Oberarm wird distal auf einem Sandsack stabilisiert. Da die Beweglichkeit des Humeroulnargelenkes verbessert werden soll, findet die Mobilisation über das Olekranon statt. Der Zeigefinger des Therapeuten schiebt das Olekranon während der Mobilisation nach lateral (Abb. 7.17).

Test → Gleiten nach medial: Der Oberarm des Patienten wird von medial über den Epicon-

7.6 · Translatorische Untersuchung und Mobilisation

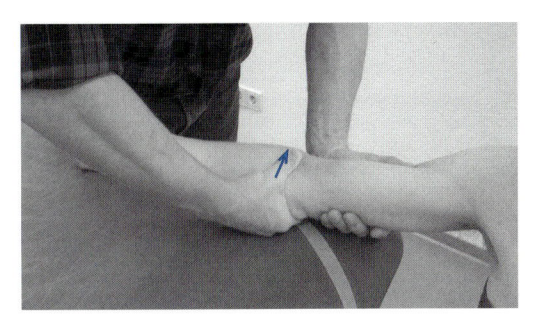

◘ Abb 7.16. Gleiten lateral: Test

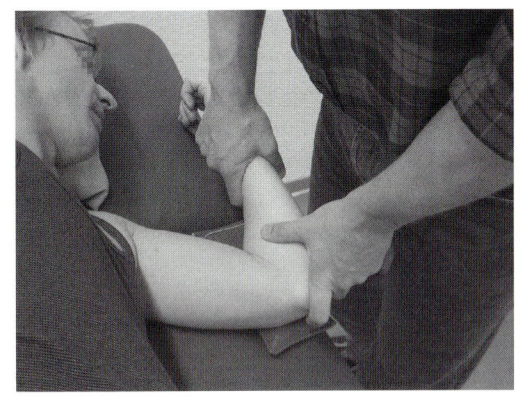

◘ Abb 7.17. Gleiten lateral: Mobilisation

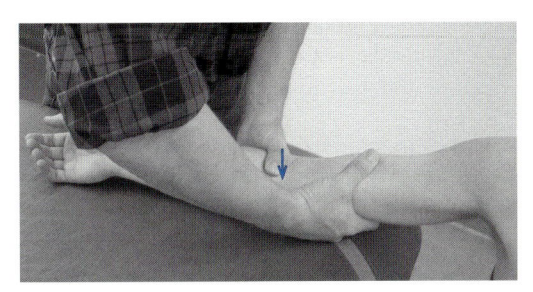

◘ Abb 7.18. Gleiten medial: Test

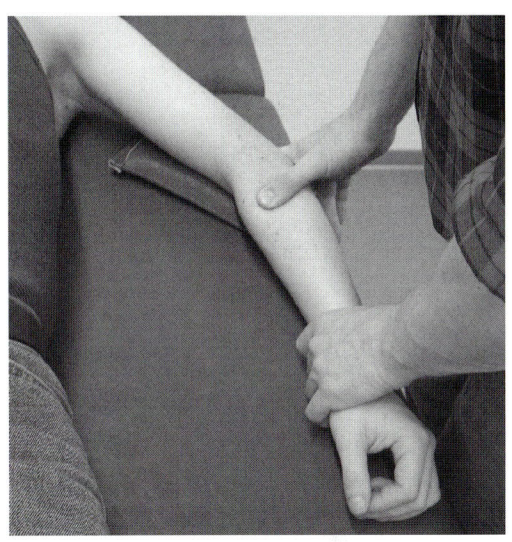

◘ Abb 7.19. Gleiten medial: Mobilisation

nem Sandsack gelagert. Die Mobilisation findet über das Zeigefingergrundgelenk statt, das einen Schub am Olekranon von lateral nach medial ausübt (◘ Abb. 7.19).

7.6.2 Translatorisches Testing und Mobilisation für das Art. humeroradialis

Gleiten des Caput radii nach ventral/dorsal gegenüber dem Capitulum humeri

Bei einer **Flexions- bzw. einer Extensionseinschränkung** muss immer auch das Humeroradialgelenk getestet werden.

Ziel: Verbesserung der Flexion und Extension.

Test → Gleiten nach ventral-dorsal: Das Capitulum humeri wird von dorsal fixiert, während das Caput radii mit Daumen und Zeigefinger nach dorsolateral und ventral-medial geschoben wird. Während der Bewegung wird der Gelenkspalt palpiert (◘ Abb. 7.20).

dylus medialis stabilisiert. Die andere Hand schiebt den Unterarm nach medial. Der Zeigefinger des Therapeuten liegt dabei auf dem Olekranon (◘ Abb. 7.18).

Mobilisation (auch als Test geeignet): Der Patient kann in Rücken- oder Bauchlage positioniert werden. Der distale Oberarm wird auf ei-

Mobilisation: Das Caput radii wird in die eingeschränkte Richtung mobilisiert.

Separation im Humeroradialgelenk

Ziel: Verbesserung der endgradigen Extension sowie der endgradigen Pronation. Für eine reibungslose Biomechanik ist die Bewegungsmöglichkeit des Radius nach distal notwendig. Diese Bewegung muss sowohl gegenüber dem Capitulum humeri als auch gegenüber der Ulna möglich sein.

Test: Der Therapeut fixiert den Oberarm des Patienten und palpiert gleichzeitig den Gelenkspalt. Durch Zug am Radius wird die Bewegungsmöglichkeit beurteilt. Dieser Test kann in (aktueller) Ruhestellung und am Punkt der Einschränkung durchgeführt werden (◘ Abb. 7.21).

Mobilisation: Wie der Test.

7.6.3 Translatorisches Testing und Mobilisation für das Art. radioulnaris proximalis

Gleiten des Caput radii ventromedial-dorsolateral

Für die Bewegungen der Pro- und Supination wird das Caput radii gegenüber der Ulna im **proximalen Radioulnargelenk** getestet.

Ziel: Verbesserung der Pro- und Supination.

Test: Die ulnare Gelenkfläche wird durch eine Abduktion im Schultergelenk in eine horizontale Position gebracht, sodass die Bewegung parallel zur Unterlage erfolgen kann. Eine Hand fixiert die Ulna und den distalen Oberarm, die andere Hand schiebt das Caput radii gegenüber der Ulna mit.

> **! Beachte**
> Daumen und Zeigefinger nach dorsolateral bzw. nach ventromedial (◘ Abb. 7.22).
> **Bei Einschränkungen** muss immer auch die Beweglichkeit des Caput radii gegenüber dem Capitulum humeri getestet werden.

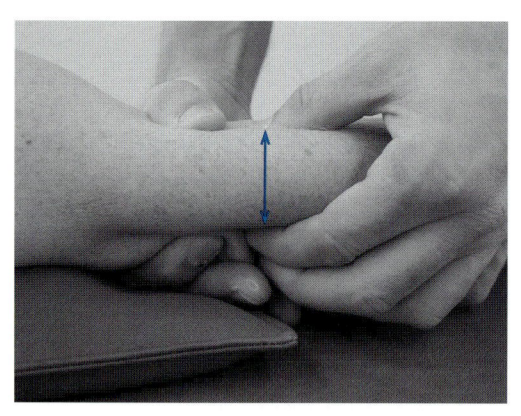

◘ Abb 7.20. Gleiten ventral, dorsal im Humeroradialgelenk: Test

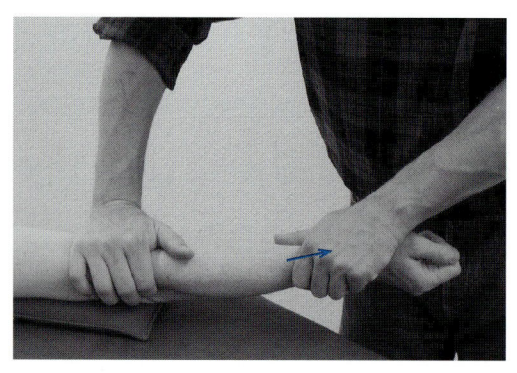

◘ Abb 7.21. Separation im Humeroradialgelenk: Test und Mobilisation

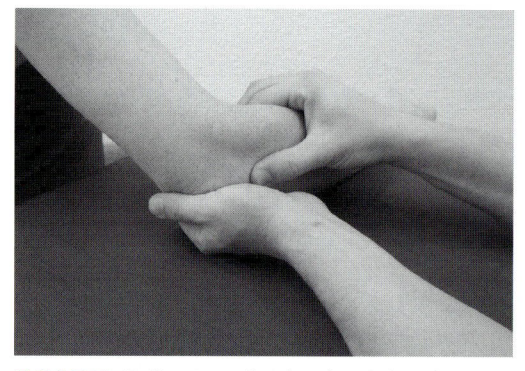

◘ Abb. 7.22. Radius gegenüber der Ulna nach ventromedial und dorsolateral: Test

7.7 · Aktiv-funktionelle Mobilisation – AFM

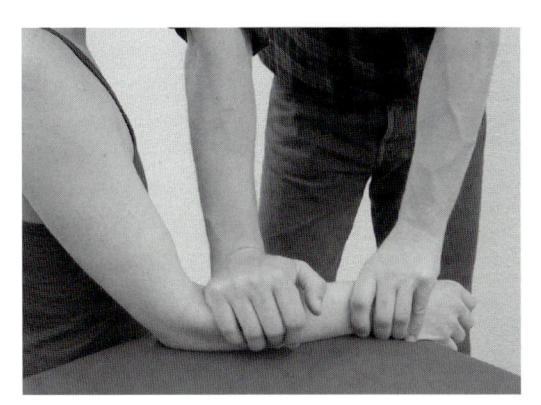

◘ Abb 7.23. Radius gegenüber der Ulna nach dorsolateral: Mobilisation

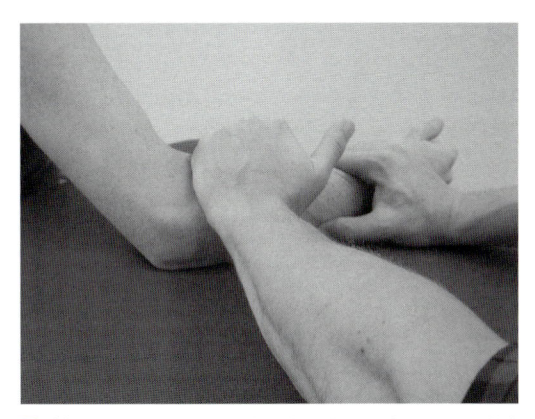

◘ Abb 7.24. Radius gegenüber der Ulna nach ventromedial: Mobilisation

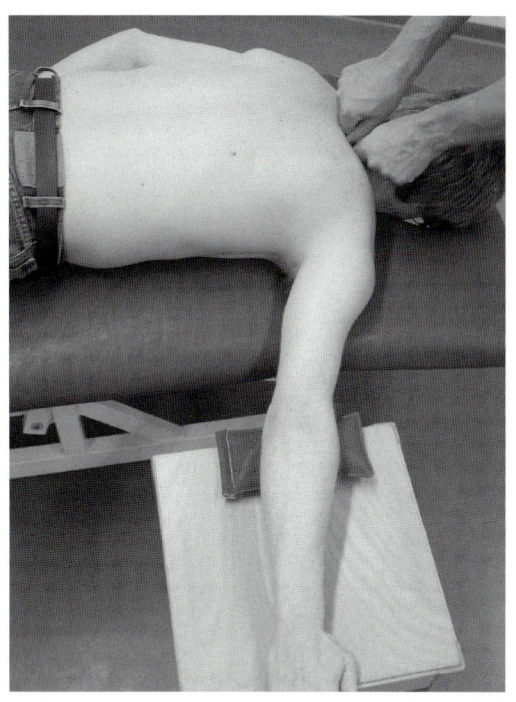

◘ Abb 7.25. Mobilisation der HWS unter neuraler Vorspannung

Mobilisation: Der Unterarm wird so gelagert, dass der Therapeut parallel zur Behandlungsebene mobilisieren kann. Für die Pronation wird das Caput radii mit dem Kleinfingerballen nach dorsolateral geschoben (◘ Abb. 7.23). Für die Supinationsbewegung wird das Caput radii nach ventromedial gebracht (◘ Abb. 7.24).

7.6.4 Tests und Mobilisationen unter neuraler Vorspannung

Eine **Beteiligung des neuralen Systems** liegt vor, wenn Beschwerden durch Spannungserhöhung oder -verminderung im Nervensystem provoziert werden können. Weist bereits die Anamnese auf eine neurogene Affektion hin, können die oben beschriebenen Tests und Mobilisationen am Ellenbogen auch unter **neuraler Vorspannung** durchgeführt werden.

Eine eventuelle Mitbeteiligung der unteren Halswirbelsäule und oberen Brustwirbelsäule muss dabei immer berücksichtigt werden. Diese Bereiche können nach eingehender Untersuchung entsprechend behandelt werden (◘ Abb. 7.25).

7.7 Aktiv-funktionelle Mobilisation – AFM

Die Mobilisationen unterscheiden sich nicht wesentlich von den dynamisch-funktionellen Mobilisationstechniken. Der Patient führt die anguläre Bewegung jedoch aktiv aus. Die jeweiligen Ausgangsstellungen sind gleich.

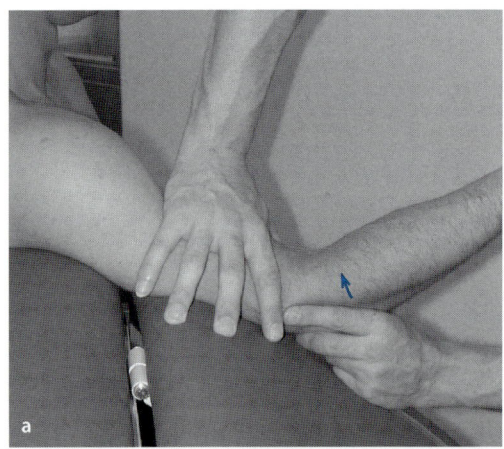

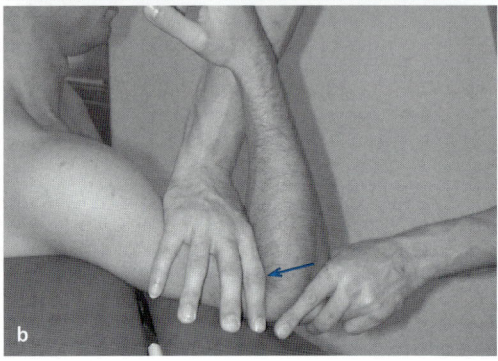

Abb 7.26 a,b. AFM der Flexion. **a** Anfangsposition; **b** Endposition

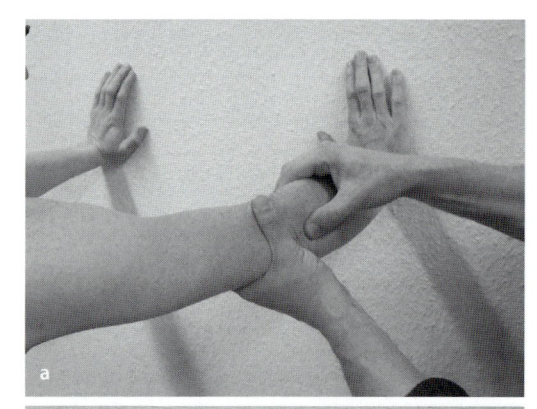

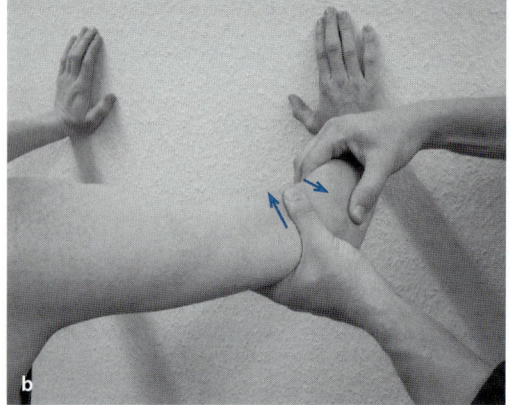

Abb 7.27 a,b. AFM der Extension. **a** Anfangsposition; **b** Endposition

7.7.1 AFM der Flexion (Abb. 7.26 a,b)

Bei der aktiven Flexion unterstützt der Therapeut das **Gleiten des Unterarms gegenüber dem Humerus**. Mit zunehmender Flexion wird das Gleiten muskulär provoziert. Zusätzlich kann ein Widerstand mit einem elastischen Band gesetzt werden.

7.7.2 AFM der Extension (Abb. 7.27 a,b)

Der Patient stützt sich mit der Hand auf die Behandlungsbank oder gegen eine Wand. Während der aktiven Extensionsbewegung betont der Therapeut für das Humeroradialgelenk **gelenknah die Gleitkomponente**.

7.7.3 AFM der Pronation (Abb. 7.28)

Die Mobilisation wird am herunterhängenden Arm ausgeführt. Der Therapeut kann mit den Fingern das **Rollen der Ulna nach lateral** und mit den Daumen das **Rollen des Caput radii nach ventromedial** kontrollieren. Der Patient bewegt aktiv in die (endgradige) Pronation. Bei der **isolierten Pronationsmobilisation** im Radioulnargelenk kann ein leichter Widerstand gegen die Pronation mit Hilfe eines elastischen Bandes gegeben werden.

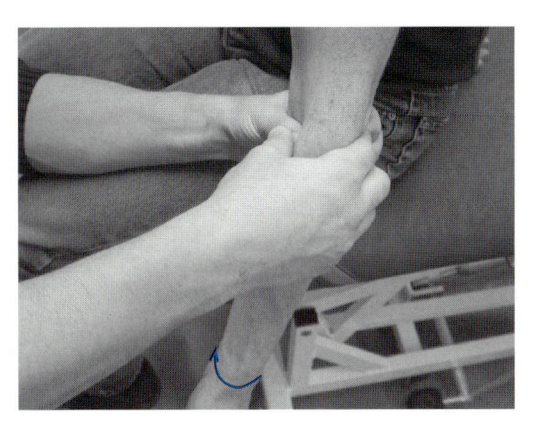

Abb. 7.28. AFM der Pronation

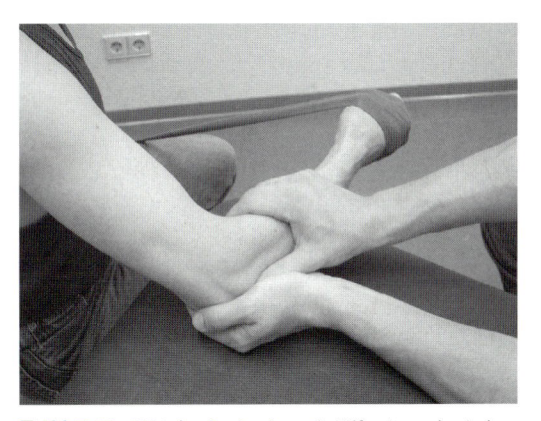

Abb. 7.29. AFM der Supination mit Hilfe eines elastischen Bandes

7.7.4 AFM der Supination (Abb. 7.29)

Der Therapeut kontrolliert mit dem rechten Daumen das **Rollen des Radius nach dorsolateral**. Der Widerstand erfolgt mit Hilfe eines elastischen Bandes.

Spezifische muskuläre Untersuchung

Affektionen des aktiven Systems (Muskel, Sehne, Insertion) verursachen keine **artikulären Einschränkungen**. Jedoch wirkt die Muskulatur durch **reflektorische Schutzspannung oder Längenanpassung**, wie z. B. nach längerer Ruhigstellung, bewegungsreduzierend.

Handelt es sich um eine Schutzspannung, besteht in der Regel ein weiches Endgefühl. **Das Bewegungsausmaß** lässt sich über postisometrische Entspannung erweitern. Hat sich der Muskel bereits in einer Verkürzung angepasst, werden in leichter Dehnstellung **isometrische Kontraktionen** durchgeführt, um die Einlagerung von Sarkomeren zu stimulieren.

7.8 Einklemmungssymptomatik am Ellenbogen

Die **Einklemmungssymptomatik** gehört auch zu den Ursachen für **Bewegungseinschränkungen** am Ellenbogen.

Diese Pathologie wird in der Regel durch sog. **freie Gelenkkörper (Corpora libera – CL)** verursacht, die entweder aus Knorpel, Knochen oder beidem bestehen. Weichteile können am Ellenbogen mitunter auch zu dieser Symptomatik führen. Klinisch bestehen ähnliche Beschwerden wie bei einer Verletzung des Meniskus am Kniegelenk oder dem Labrum acetabuli der Hüfte.

Ursachen mit ihren Besonderheiten:

7.8.1 Arthrose (Abb. 7.30 a,b)

Durch Degeneration des Knorpels können freie Gelenkkörper entstehen. Die Patienten klagen über plötzlich einschießende, stichartige Schmerzen im Ellenbogen bei Bewegung. Blockierungen des Gelenkes können auftreten, die langsam, auch ohne Therapie, wieder abklingen. Zwischen diesen akut auftretenden Beschwerden zeigt die Untersuchung häufig nur das klassische Bild einer Arthrose (**Kapselmuster**).

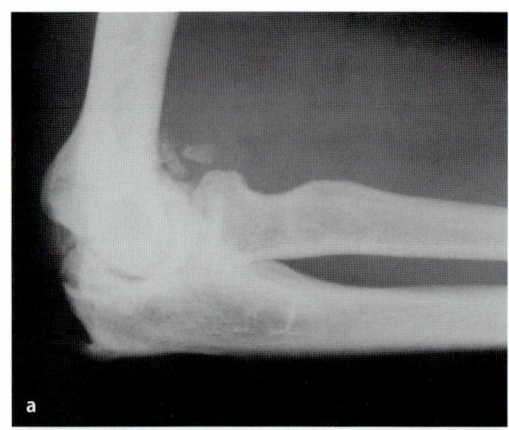

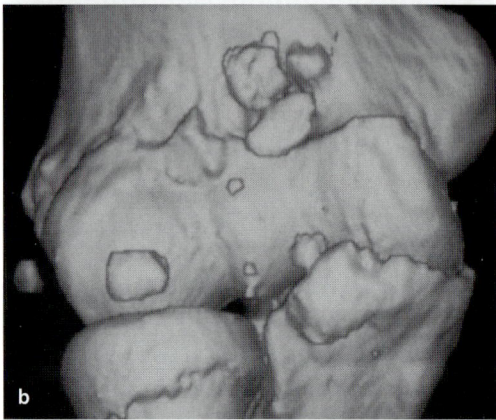

Abb. 7.30 a,b. Arthrose mit multiplen Gelenkkörpern. a Röntgenbild, b dreidimensionales CT

7.8.2 Osteochondrosis dissecans – OD

Definition
Aseptische Osteochondrose eines umschriebenen Gelenkflächenareals. Wird das **Gelenkflächenfragment (Gelenkmaus, Dissekat)** abgestoßen, hinterlässt es einen **Gelenkflächendefekt (Mausbett)** und stellt eine präarthrotische Form dar.

Ätiologie
Die OD kommt am häufigsten **im Alter zwischen 15 und 25 Jahren** vor. Die am meisten betroffene Gelenkfläche ist das **Capitulum humeri** am Ellenbogen. Männer sind etwa doppelt bis dreifach so oft betroffen wie Frauen. **Lokale Durchblutungsstörungen** und **wiederholte Mikrotraumata** werden für das Entstehen verantwortlich gemacht. Wurf- und Racketsportler sowie Kunstturner und Gewichtheber sind besonders gefährdet. Im Gegensatz zu den juvenilen aseptischen Osteochondrosen, wie z. B. dem Morbus Panner, nimmt die Tendenz zur Selbstheilung **mit zunehmendem Alter ab**.

Klinisches Bild
Zu Beginn werden belastungsabhängige Gelenkschmerzen geschildert, die evtl. mit einer artikulären Schwellung infolge einer Reizung der Membrana synovialis verbunden sind.

Befindet sich das **Dissekat im Gelenk**, klagen die Patienten über **plötzliche Stichschmerzen** in unregelmäßigen Intervallen und über eine plötzliche Blockierung des Gelenkes, die sich innerhalb einiger Tage zurückbildet. Auch **das Bewegungsausmaß** regeneriert sich innerhalb weniger Tage.

Der **Knorpelanteil des Dissekats** kann aufgrund der Ernährung durch die Synovia an Größe zunehmen, sodass zunehmende Beschwerden auftreten und das Knorpelstück operativ entfernt werden muss.

Verbleibt der Gelenkkörper im Gelenk, kann es zur **frühzeitigen Arthrose** kommen, auch wenn das Dissekat in der Zwischenzeit keine weiteren Beschwerden verursacht. Es zeigt sich eine typische Bewegungseinschränkung mit dem für eine Arthrose typisch **hartem Endgefühl**. Kommt es z. B. zu einer Blockierung der Extension, verändert sich das Endgefühl wieder in die blockierte Richtung.

7.8.3 (Osteo-)Chondromatose

Definition
Metaplastische Umwandlung der synovialen Zotten, wodurch multiple, zum Teil ossifizierte **intraartikuläre Corpora libera** entstehen.

Ätiologie

Für die Entstehung werden **rezidivierende Mikrotraumata** verantwortlich gemacht. Die Patienten sind meist **zwischen 35 und 55 Jahre** alt.

Klinisches Bild

Es kommt zur **Bewegungseinschränkung** und **rezidivierenden Gelenkblockierungen**. Begleitend treten immer wieder **Gelenkschwellungen** auf. Ossifizieren die Chondrome, sind sie auf dem Röntgenbild nachweisbar.

7.8.4 Idiopathisch

Es liegt **keine bekannte Ursache** vor. Das klinische Bild entspricht jedoch dem eines freien Gelenkkörpers.

7.8.5 Nach Frakturen

Vor allem nach **Frakturen mit Gelenkbeteiligung** besteht die Gefahr, dass in der Folge freie Gelenkkörper entstehen.

Klinisches Bild eines freien Gelenkkörpers

- Der Verdacht auf einen freien Gelenkkörper besteht, wenn folgende Trias vorliegt (**Trias Corpus librum**):
  - Blockierungen.
  - Verändertes Endgefühl in Extension oder Flexion.
  - Plötzlich einschießender, unerwarteter Schmerz.
- Es besteht eine **Bewegungseinschränkung** in einem **nicht-kapsulären Muster**.
- Ist der **freie Gelenkkörper eingeklemmt**, kann er bei Belastung des Ellenbogens **dauerhafte Schmerzen** verursachen. Die Schmerzen bestehen meist lateral am Ellenbogen. Die **Dorsalextension des Handgelenkes gegen Widerstand** kann schmerzhaft sein.

> **! Beachte**
> Diese Symptomatik wird häufig **mit einer Epicondylitis lateralis verwechselt.**

- Liegt der Gelenkkörper **dorsal**, kommt es zur (endgradigen) **Einschränkung in Extension** mit einem »gummiartigen« Endgefühl (◘ Abb. 7.31a).
- Liegt der Gelenkkörper **ventral**, resultiert eine **Flexionseinschränkung** mit einem harten Endgefühl (◘ Abb. 7.31b).

7.8.6 Hypertropher Corpus adiposum, hypertrophe Plica oder hypertrophe Kapselanteile

Durch Überbelastung, Trauma oder Instabilität kann es zu pathologischen Veränderungen im **dorsolateralen Gelenkanteil** kommen.

- Es bestehen vorwiegend **dorsolaterale Schmerzen bei endgradiger Streckung**.
- Auch diese Situation wird oft mit einer Epicondylitis lateralis verwechselt.
- Im Gegensatz zu einem freien Gelenkkörper ist die **Einklemmung konstant reproduzierbar**.

7.8.7 Therapie bei einer Einklemmungssymptomatik am Ellenbogen

Konservative Therapie
Manipulation des Ellenbogens

Ziel ist es, den Gelenkkörper an eine Stelle zu verlagern, wo die Gelenkmechanik nicht mehr gestört wird. Die Manipulation des Ellenbogens kann in **Supination oder Pronation** durchgeführt werden.

Für eine erfolgreiche **Manipulation** sind **verschiedene Komponenten** nötig:
1. Traktion,
2. Rotation,

3. Bewegung von Flexion nach Extension unter Traktion.

Lokalisation des Corpus librum

Das CL kann **dorsal oder ventral** lokalisiert sein. Liegt es **dorsal,** im Humeroradialgelenk, kommt es zu einer **Einschränkung der Extension**. Liegt es hingegen **ventral,** im Humeroulnargelenk, entsteht eine **Flexionseinschränkung**.

> **! Beachte**
> Im Humeroulnargelenk sind keine Rotationskomponenten möglich.

Dies erklärt auch den geringeren Effekt der Manipulation bei einer Flexionseinschränkung.

Manipulation mit Unterarmpronation
(Abb. 7.32a) **sowie Unterarmsupination**
(Abb. 7.32b)

Der Patient sitzt; der Oberarm wird von einem Helfer an der Bank fixiert, während der Rumpf gegen die Traktion gehalten wird. Der Therapeut umfasst den Radius distal. Bei der Manipulation wird der Ellenbogen **unter stetiger Traktion** von Flexion in die Extension und gleichzeitig von Supination in Pronation (bzw. von Pronation in Supination) gebracht. Um Überreizungen zu vermeiden, endet die Extensionsbewegung vor der Einschränkung.

Operative Therapie

Kann die Problematik mit Hilfe konservativer Therapie nicht beseitigt werden oder kommt es zu häufigen Rezidiven, muss der Gelenkkörper operativ entfernt werden.

Da die Gefahr der Einsteifung bei ältern Patienten groß ist, muss vom Arzt die Dringlichkeit einer Operation abgewogen werden.

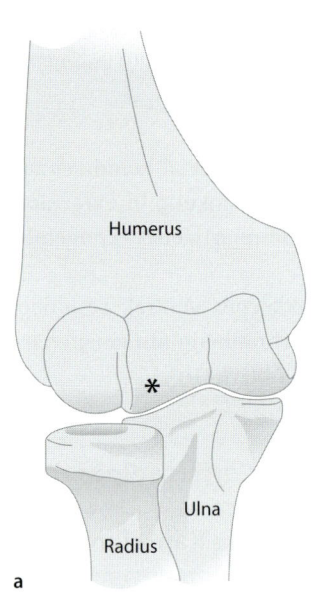

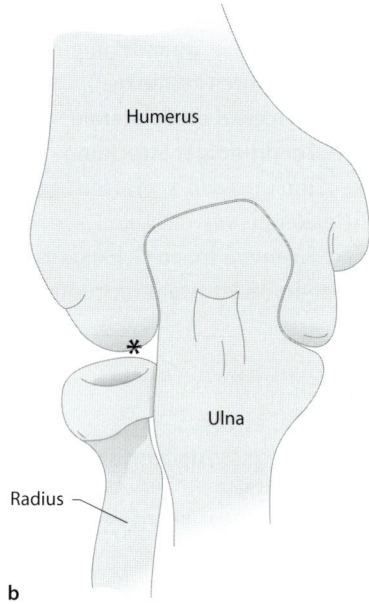

Abb. 7.31 a,b. Gelenkkörper (*) **a** ventral; **b** dorsal

7.8 · Einklemmungssymptomatik am Ellenbogen

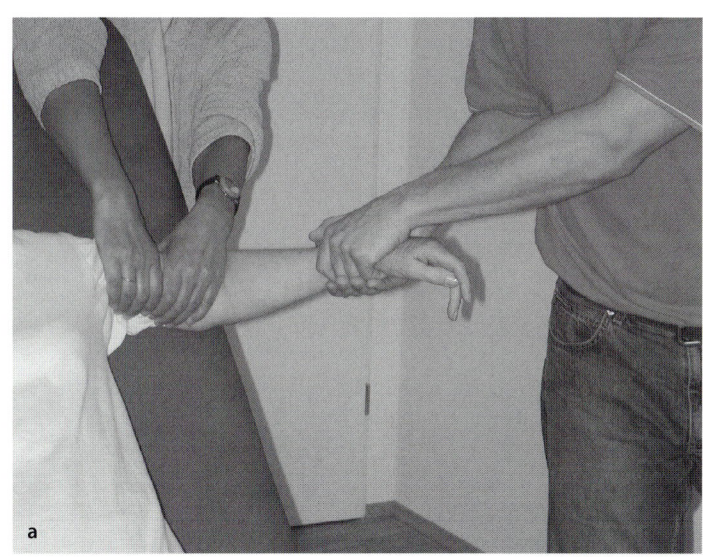

◘ Abb 7.32 a,b. Manipulation in Pronation (a) und Supination (b)

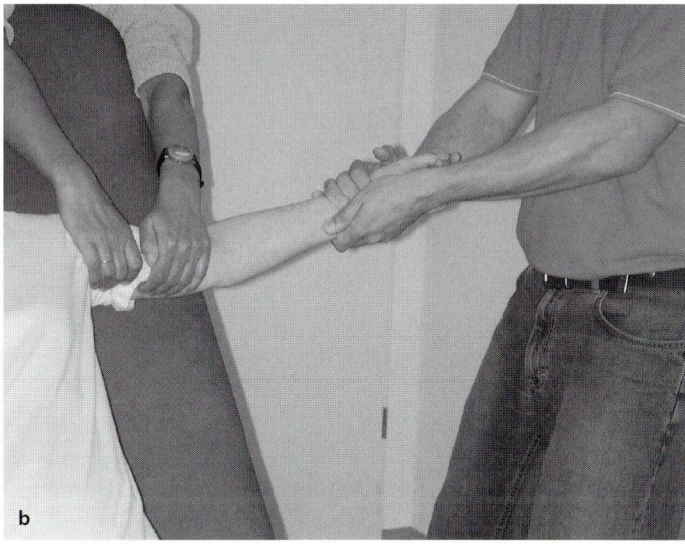

Kompressionsphänomene

8.1	Allgemeine klinische Zeichen einer peripheren Nervenkompression	– 134
8.2	Kompressionsneuropathien im Verlauf des N. ulnaris	– 134
8.2.1	Sensibles Versorgungsgebiet des N. ulnaris	– 134
8.2.2	N.-ulnaris-versorgte Muskeln und deren Tests	– 134
8.2.3	Kompression unter der Arkade von Struthers	– 136
8.2.4	Kompression im Sulcus des N. ulnaris	– 137
8.2.5	Kompression unter der Aponeurose des M. flexor carpi ulnaris	– 140
8.3	Kompressionsneuropathien im Verlauf des N. medianus	– 140
8.3.1	Sensibles Versorgungsgebiet des N. medianus	– 140
8.3.2	N.-medianus-versorgte Muskeln und deren Tests	– 140
8.3.3	Kompressionen	– 141
8.4	Kompressionsmöglichkeiten im Verlauf des N. radialis	– 143
8.4.1	Sensibles Versorgungsgebiet des N. radialis	– 143
8.4.2	N.-radialis-versorgte Muskeln und deren Tests	– 143
8.4.3	Kompression im Hiatus N. radialis	– 143
8.4.4	Kompression unter der Arkade von Frohse (Supinator-Syndrom)	– 144
8.4.5	Kompression zwischen den zwei Köpfen des M. supinator	– 145
8.4.6	Weitere Kompressionsstellen	– 145
8.5	Therapie der Kompressionssyndrome	– 145

Im Bereich des Ellenbogengelenkes können verschiedene Kompressionen peripherer Nerven auftreten. Diese **Nervenkompressionssyndrome** sind Folge von Überbelastungen, direkten Traumen oder Ähnlichem. Begünstigt wird ihr Entstehen durch Stoffwechselstörungen, wie z. B. Diabetes mellitus. Auch sind **stumme Kompressionen** an einer anderen Stelle im Nervenverlauf (Double-Crush-Syndrom oder Multiple-Crush-Syndrom) häufige Auslöser.

Die wichtigsten und am häufigsten vorkommenden Kompressionsstellen werden näher besprochen.

8.1 Allgemeine klinische Zeichen einer peripheren Nervenkompression

- Lokaler, häufig brennender Schmerz an der Kompressionsstelle.
- Möglicherweise besteht Ausstrahlung in das Versorgungsgebiet des Nervs.
- Schmerzen im Verlauf des Nervs.
- Durch Beklopfen der Kompressionsstelle kann eine Ausstrahlung provoziert werden (**Tinel's sign**).
- Oft ist der entsprechende Nervenspannungstest positiv.

Da solche Kompressionen in den meisten Fällen nur bei bestimmten Tätigkeiten oder Positionen auftreten, findet man klinisch nur selten objektivierbare Störungen der Sensibilität (taktile Sensibilität, Sensibilität für Schmerz und Temperatur) oder der Motorik. Damit wird das Erstellen eines Befundes erschwert. Erst bei länger andauernder oder kontinuierlicher Kompression treten massive Symptome auf, die das Symptombild deutlich werden lassen.

8.2 Kompressionsneuropathien im Verlauf des N. ulnaris

Kompressionen des N. ulnaris im Bereich des Ellenbogens ergeben nahezu immer das gleiche klinische Bild bezüglich der Sensibilität und Motorik. Aus diesem Grund werden die beiden klinischen Punkte eingangs erläutert. Abweichungen und Besonderheiten sind an entsprechender Stelle erwähnt.

8.2.1 Sensibles Versorgungsgebiet des N. ulnaris (Abb. 8.1a)

Bei Kompressionen im Ellenbogenbereich ist sensibel sowohl die **palmare** als auch die **dorsale Seite** der Hand betroffen. Eine Kompression im Bereich der oberen Thoraxapertur oder der Segmente C8, T1 müssen im Vorwege ausgeschlossen werden (Abb. 8.1b).

8.2.2 N.-ulnaris-versorgte Muskeln und deren Tests

- M. flexor carpi ulnaris (FCU) (Abb. 8.2).
- M. flexor digitorum profundus (FDP), Finger 4 und 5.
- M. palmaris brevis (Abb. 8.3).
- Hypothenarmuskulatur.
- Mm. interossei (Abb. 8.4).
- M. adductor pollicis (Abb. 8.5), positives **Froment-Zeichen** (Abb. 8.6).
- M. flexor pollicis brevis, caput profundum.
- Mm. lumbricales 3 und 4.
- Positives **Signe de Jeanne**.
- Krallenhandstellung.

Die möglichen Kompressionsstellen werden von proximal nach distal beschrieben.

8.2 · Kompressionsneuropathien im Verlauf des N. ulnaris

Abb 8.1 a. Sensible Versorgung der Hand.
A) Palmare Ansicht:
1 N. cutaneus antebrachii medialis;
2 N. cutaneus antebrachii lateralis;
3 R. palmaris N. ulnaris;
4 R. palmaris N. medianus;
5 N. radialis;
6 N. ulnaris;
7 N. medianus.

B) Dorsale Ansicht:
1 N. cutaneus antebrachii posterior;
2 N. cutaneus antebrachii lateralis;
3 N. cutaneus antebrachii medialis;
4 N. ulnaris;
5 N. radialis;
6 N. medianus.

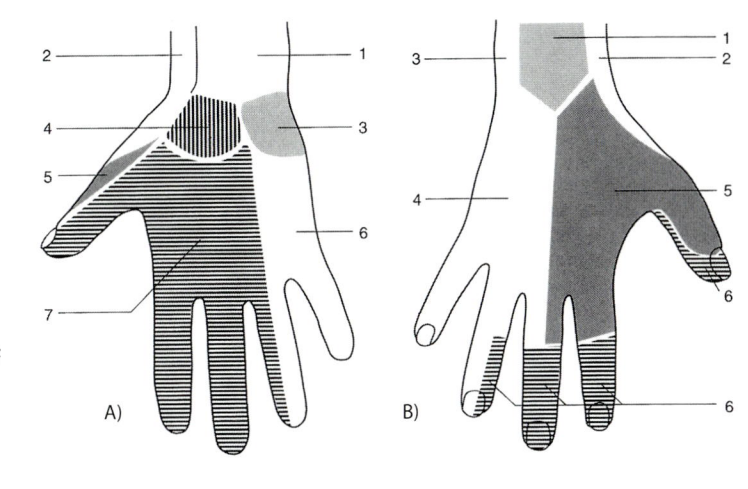

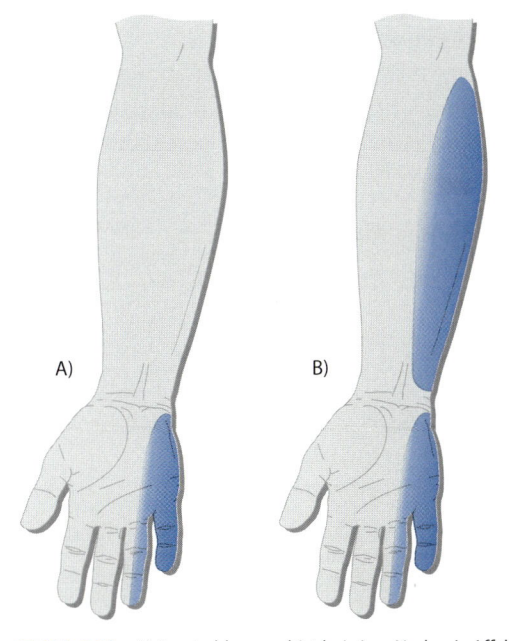

Abb 8.1 b. A) Ausstrahlungsgebiet bei einer N. ulnaris-Affektion; B) bei einem TOKS

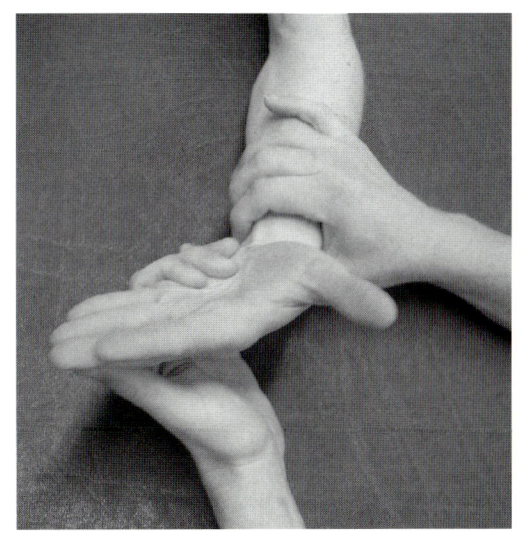

Abb 8.2. Muskeltest für den FCU; gleichzeitig wird die Sehne palpiert

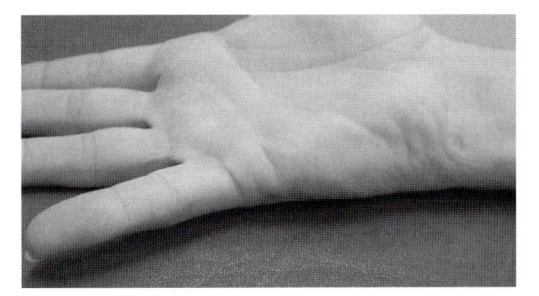

Abb 8.3. Bei der Abduktion des Kleinfingers entstehen die Hautfalten am Kleinfingerballen durch die Kontraktion des M. palmaris brevis

8.2.3 Kompression unter der Arkade von Struthers

Anatomie

Die Arkade von Struthers (◘ Abb. 8.7) ist ein **bindegewebiger Bogen** an der medialen Seite des Unterarmes, der etwa acht Zentimeter oberhalb des Epicondylus medialis zu finden ist.

Er wird durch den M. triceps brachii caput mediale, das Septum intermusculare mediale und die tiefe Oberarmfaszie gebildet.

Ursachen

- Direktes Trauma.
- Übermäßige Hypertrophie der Oberarmmuskulatur.
- Ein- oder mehrmalige kräftige Kontraktion des M. triceps brachii, z. B. als Folge eines Sturzes, bei dem sich der Patient mit den Armen abgefangen hat.

Klinisches Bild

- **Lokaler Druckschmerz** an der Kompressionsstelle unter dem Rand der Arkade.
- Typischer Schmerz und **evtl. Ausstrahlung** bei isometrischer Kontraktion des M. triceps, wobei die Anspannung einige Zeit gehalten werden muss.
- Das **Zeichen von Tinel** ist positiv.
- Der Spannungstest für den N. ulnaris kann positiv sein (◘ Abb. 8.8).
- Bei starker oder chronischer Kompression ist evtl. die Sensibilität und/oder die Motorik im Versorgungsgebiet der Nervs auffällig.

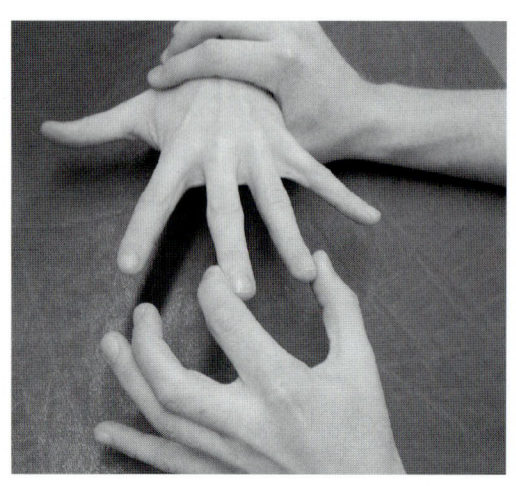

◘ Abb 8.4. Muskeltest für die Mm. interossei dorsales (hier: Finger 3 und 4)

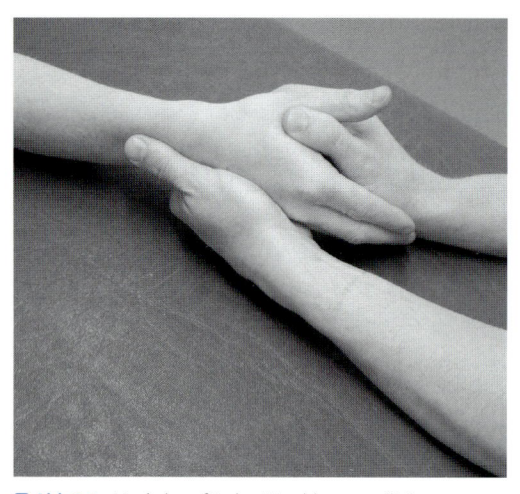

◘ Abb 8.5. Muskeltest für den M. adductor pollicis

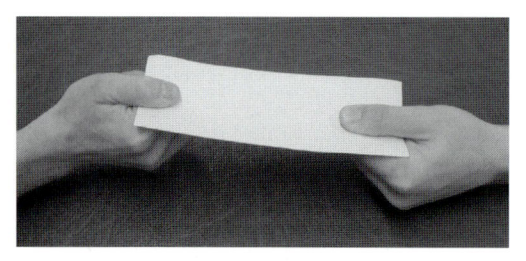

◘ Abb 8.6. »Froment sign«: Abschwächung des M. adductor pollicis; durch die Flexion des Daumenendgliedes wird diese Funktion kompensiert

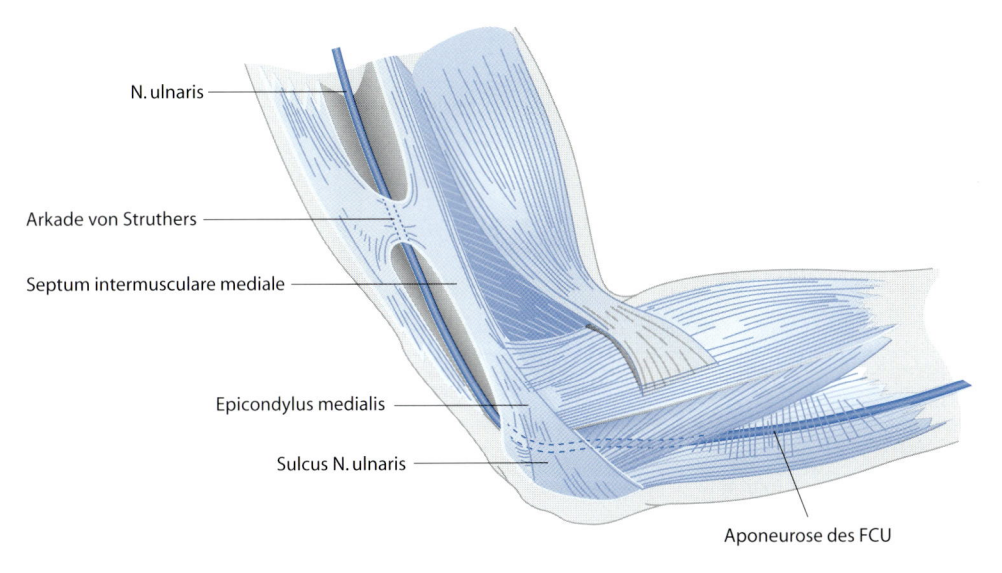

8.2 · Kompressionsneuropathien im Verlauf des N. ulnaris

Abb 8.7. Anatomie: Arkade von Struthers

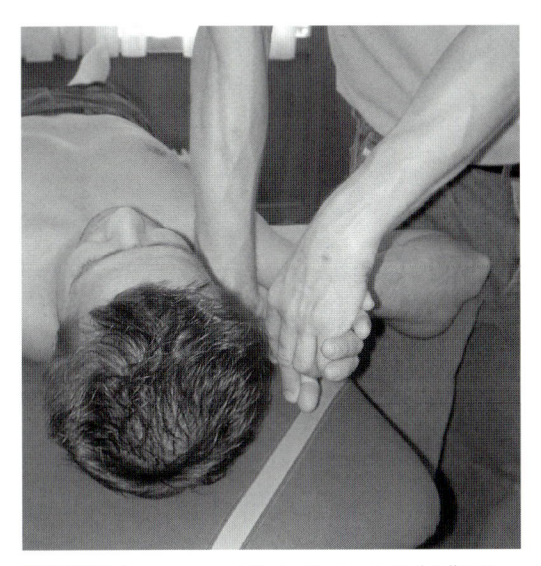

Abb 8.8. Spannungstest für den N. ulnaris (Endstellung)

8.2.4 Kompression im Sulcus des N. ulnaris

Anatomie

Der Sulcus des N. ulnaris (Abb. 8.9) liegt dorsal vom Epicondylus medialis. Er wird auch als »**Kubitaltunnel**« bezeichnet.

Ursachen

- Kompressionen im Sulcus des N. ulnaris treten oft zwischen dem 20. und 30. Lebensjahr als Folge eines Traumas auf. Zwischen dem 50. und 60. Lebensjahr liegt die Ursache eher in rheumatischen oder arthrotischen Veränderungen.
- Eine übermäßige **Dehnung** im Sulcus sowie proximal des N. ulnaris. Der Nerv dehnt sich normalerweise um etwa 5–8 mm während einer vollen Ellenbogenflexion aus.
- Neben einer Überdehnung kommt es bei Ellenbogenflexion zu einer **Raumverengung im Sulcus,** durch die Anspannung des medialen Retinaculums um bis zu 55 % des Querschnitts, was zu einer Kompression führt.

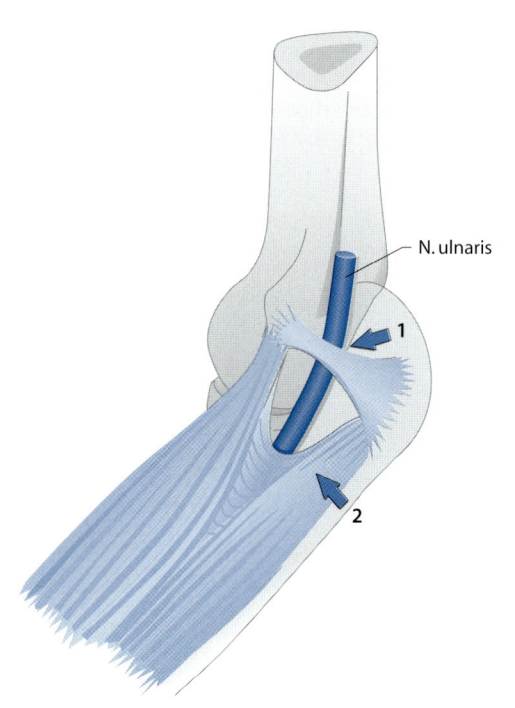

Abb. 8.9. Anatomie.
1 Sulcus N. ulnaris;
2 Aponeurose des FCU

- Gleichzeitig steigt der **intra- und extraneurale Druck** bei der Ellenbogenflexion mit zusätzlicher Kontraktion des FCU auf bis zu 200 mmHg an.

Der Nerv ist bei einer Flexion gleichzeitig Dehnung, Kompression und Friktion ausgesetzt (Abb. 8.10 a, b).

Weitere Ursachen sind:
- Mechanische Überbelastung.
- Wiederholte Überdehnung durch Extrempositionen (Sport).
- Lang anhaltende Dehnpositionen.
- Direkte Kompression (z. B. durch langes Stützen auf den Ellenbogen).
- Osteophytenbildung durch Arthrose.
- Dorsomediale Gelenkschwellung infolge einer bestehende Kapsulitis.
- Kallusbildung nach Frakturen.
- Übermäßiger Cubitus valgus.
- Ellenbogeninstabilitäten oder -luxationen.
- Nervsubluxation oder -luxation.

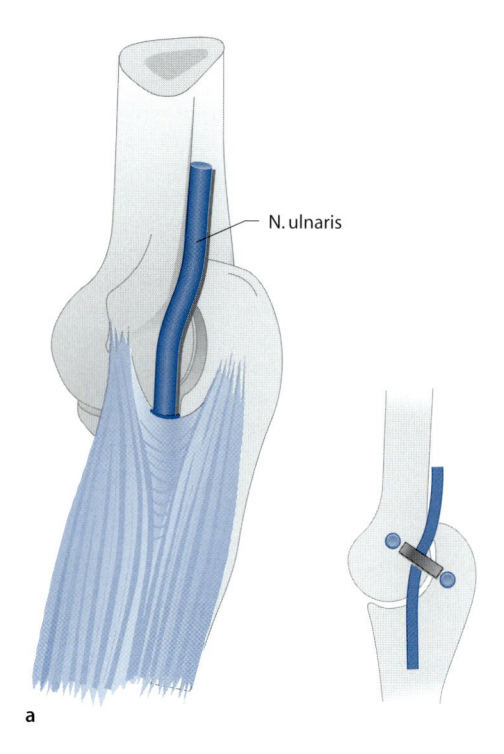

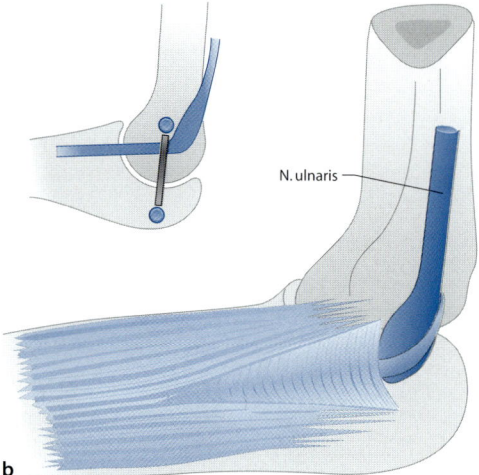

Abb. 8.10. **a** Ellenbogen in Extension; **b** Ellenbogen in Flexion. Raumverengung, Dehnung und Kompression durch Anspannung des medialen Retinaculums und der Aponeurose des FCU

Klinisches Bild
- Lokaler Druckschmerz im Sulcus.
- Ausstrahlung ins Versorgungsgebiet des N. ulnaris.
- Hypo-, Hyper- oder Parästhesien im Versorgungsgebiet.
- Hypothenaratrophie, Lähmung und Sensibilitätsverlust bei konstanter Kompression (◘ Abb. 8.11).
- Das **Tinel-Zeichen** ist positiv.
- Der Spannungstest für den N. ulnaris kann positiv sein.
- Der Flexionstest kann positiv sein (◘ Abb. 8.12 a).
- Die Provokation durch Druck in den Sulcus bei gleichzeitiger Dehnung ist positiv. Dieser Test hat eine hohe Sensitivität (◘ Abb. 8.12 b).

N.-ulnaris- Irritation durch Subluxation des N. ulnaris aus dem Sulcus ulnaris

Bei Ellenbogenflexion kann der Nerv aus dem Sulcus (sub)luxieren. Dies geschieht bei ca. 90° Flexion und kann sowohl vom Patienten als auch vom Therapeuten durch Palpation als »Schnappen« wahrgenommen werden.. Eine Irritation des N. ulnaris kann auch dadurch ausgelöst werden.

Tritt das Schnappen erst deutlich später (bei ca.110° Flexion) in der Bewegung auf, muss an ein Übergleiten des M. triceps brachii caput mediale über den Epicondylus medialis gedacht werden.

Ursachen der Luxation
- Ruptur des Lig. epicondyloolecranium (mediales Retinaculum).
- Übermäßiger Cubitus valgus.
- Anatomisch flach geformter Sulcus.
- Kongenitale Anomalitäten.

◘ Abb 8.11. Patient mit einer N.-ulnaris-Kompression im Sulcus N. ulnaris links. Das aktive Spreizen der Finger ist nur bedingt möglich

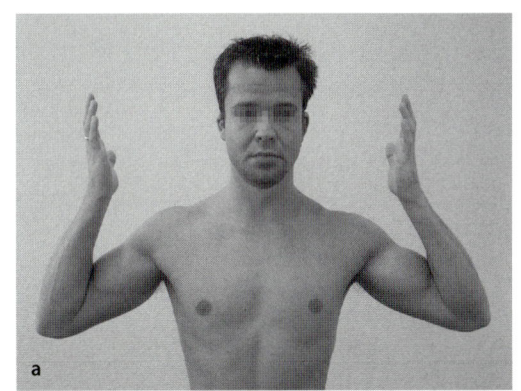

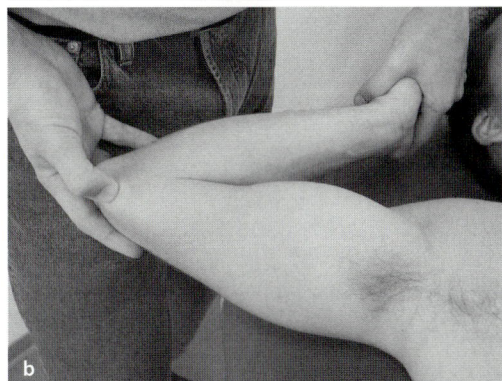

◘ Abb 8.12. a Klassischer Flexionstest. b Unter Vorspannung des N. ulnaris wird gleichzeitig Druck in den Sulcus gegeben; nach kurzer Zeit treten die typischen Beschwerden des Patienten in Erscheinung

8.2.5 Kompression unter der Aponeurose des M. flexor carpi ulnaris (s. Abb. 8.9)

Anatomie
Die Aponeurose spannt sich zwischen dem humeralen und dem ulnaren Kopf des FCU aus. Sie liegt etwa 1,5–3 cm distal des Epicondylus medialis.

> **Tipp**
> Diese Stelle wird häufig zum **Kubitaltunnel** gezählt.

Ursachen
- Direktes Trauma.
- (Mikro-)Traumatisierung infolge starker Belastung der Unterarmflexoren (Sportklettern).
- Kompression des Nervs durch Osteophyten und/oder Schwellung infolge von Arthrose oder Kapsulitis im Ellenbogengelenk.

Klinisches Bild
- Das Bild entspricht der Klinik bei einer Kompression des Nervs im Sulcus ulnaris.
- Isometrische Kontraktion des FCU kann die Beschwerden provozieren.
- Spezifischer Druckpunkt über der Aponeurose distal des Epicondylus medialis.
- Der Spannungstest für den N. ulnaris kann positiv sein.

8.3 Kompressionsneuropathien im Verlauf des N. medianus

8.3.1 Sensibles Versorgungsgebiet des N. medianus

Sensibel ist das gesamte Gebiet des N. medianus (s. Abb. 8.1a) einschließlich des Daumenballens, der durch den R. palmaris des N. medianus innerviert wird, betroffen.

8.3.2 N.-medianus-versorgte Muskeln und deren Tests

- M. pronator teres.
- M. flexor carpi radialis.
- M. palmaris longus.
- M. flexor digitorum superficialis (FDS).
- M. flexor digitorum profundus, Finger 2 und 3 (Abb. 8.13).
- M. flexor pollicis longus (Abb. 8.14).
- M. abductor pollicis brevis.
- M. flexor pollicis brevis, caput superficialis (Abb. 8.15), M. opponens pollicis.
- »Partial thenar atrophy«.
- Schwurhand.

Je weiter distal die Kompressionsstelle liegt, desto weniger Muskeln sind davon betroffen.

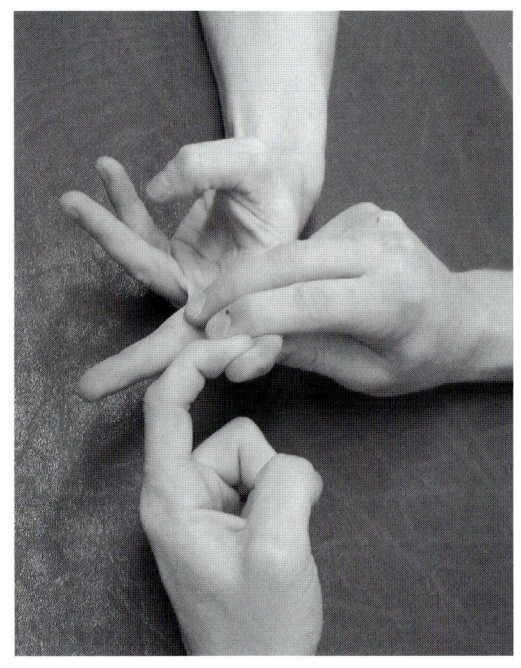

Abb 8.13. Muskeltest für den M. flexor digitorum profundus, Finger 2 und 3

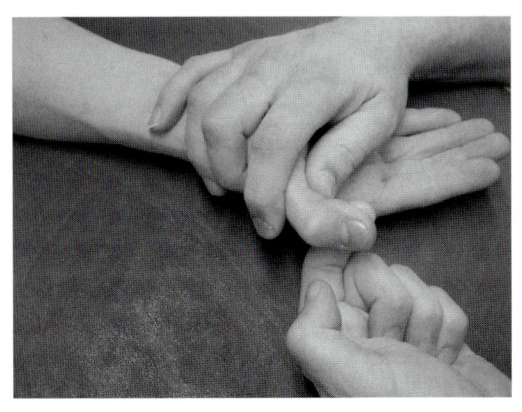

8.3 · Kompressionsneuropathien im Verlauf des N. medianus

◘ Abb 8.14. Muskeltest für den M. flexor pollicis longus

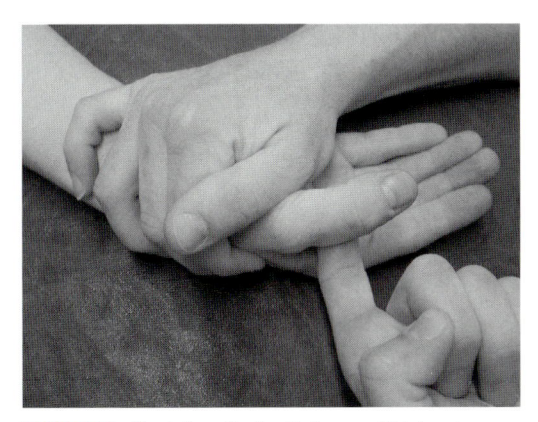

◘ Abb 8.15. Muskeltest für den M. flexor pollicis brevis

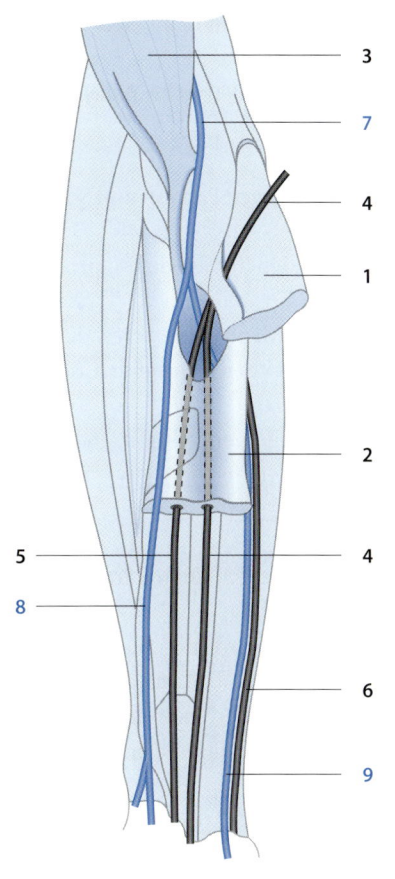

◘ Abb 8.16. Anatomie.
1 M. pronator teres;
2 FDS;
3 M. biceps brachii;
4 N. medianus;
5 N. interosseus anterior;
6 N. ulnaris;
7 A. brachialis;
8 A. radialis;
9 A. ulnaris

8.3.3 Kompressionen

— Unter dem **Lacertus fibrosus**
— Zwischen den beiden Köpfen des **M. pronator teres**
— Unter der fibrösen Arkade des **M. flexor digitorum superficialis** (◘ Abb. 8.16).

Anatomie

Der Nerv verläuft unter dem **Lacertus fibrosus** des M. biceps brachii zum M. pronator teres und zwischen den beiden Köpfen des Pronator teres hindurch. Nachdem der N. medianus aus dem Pronator teres hindurchgetreten ist, verläuft er ca. 2–8 cm distal des Epicondylus medialis unter die fibröse Arkade des M. flexor digitorum superficialis.

Ursachen

Kompression unter dem Lacertus fibrosus:
— Hypertrophie oder Hypertonie des Bizeps.

- Wiederholte Belastungen in Flexion und Supination.
- Lang anhaltende isometrische Belastungen des Bizeps.

Test: Der Widerstand gegen Flexion und Supination ist schmerzhaft.

Zwischen den beiden Köpfen des M. pronator teres:
- Hypertrophie des M. pronator teres.
- Fibröses Band zwischen den beiden Köpfen des M. pronator teres.
- Häufige und kräftige Kontraktion aus vorgedehnter Stellung (Extension und Supination).

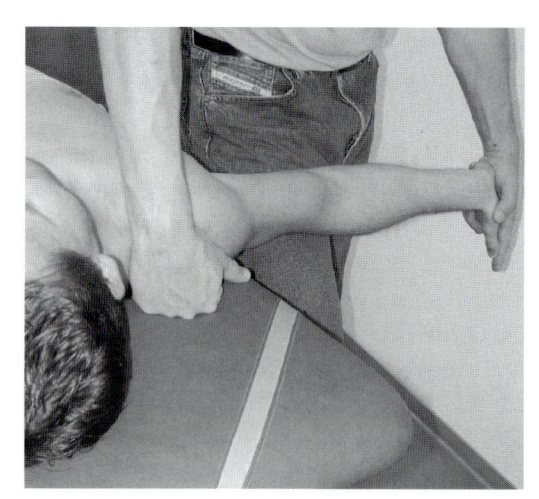

Abb 8.17. Spannungstest für den N. medianus (Endstellung); zusätzlich kann die HWS in Lateralflexion nach rechts gebracht werden

Test: Der Widerstand gegen Flexion und Pronation ist schmerzhaft.

Unter der fibrösen Arkade des M. flexor digitorum superficialis (s. Abb. 8.16):
- Hypertrophie der Fingerflexoren.
- Wiederholte kräftige Belastungen der Finger (Musiker).
- Lang anhaltende isometrische Belastungen der Finger (Klettern).

Test: Der Widerstand gegen die Flexion der proximalen Phalanx des Mittelfingers ist schmerzhaft.

Klinisches Bild
- Es besteht ein **Lokalschmerz** an der Kompressionsstelle.
- **Druckpunkt** an der entsprechenden Kompressionsstelle.
- Der **Nervenspannungstest** für den N. medianus kann in allen Fällen positiv sein (Abb. 8.17).
- Im Handbereich kann die Sensibilität betroffen sein.
- Da es sich in den meisten Fällen um eine **intermittierende Kompression** handelt, ist die Motorik nur selten betroffen.
- Bei Kompression im Bereich des M. pronator teres kann es zu Krämpfen und Schmerzen der **volaren Vorderarmmuskulatur** kommen.

Differenzialdiagnose: Kompression des N. interosseus anterior
- Die Flexion des Zeigefingerendglieds und die Flexion des Daumens sind **abgeschwächt.**
- Der **Pinzettengriff** und der **Faustschluss** der Finger 1 und 2 sind **nicht möglich** (Abb. 8.18).
- Die Opposition des Daumens **bleibt erhalten.**
- Das Schreiben fällt schwer.
- Es bestehen **keine sensiblen Ausfälle.**

Differenzialdiagnose: Karpaltunnelsyndrom

Beim Karpaltunnelsyndrom ist ein Teil des Daumenballens **sensibel nicht betroffen,** da sich vor dem Tunnel der R. palmaris des N. medianus abspaltet.

8.4 · Kompressionsmöglichkeiten im Verlauf des N. radialis

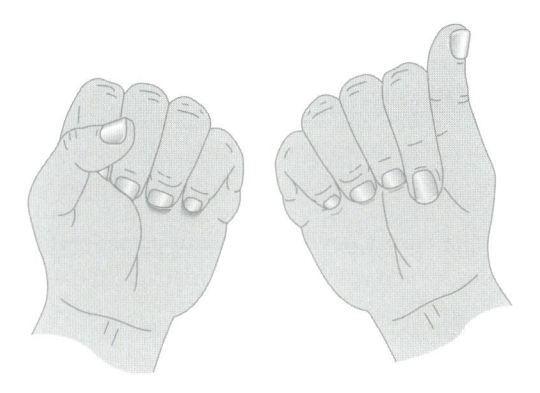

◘ **Abb 8.18.** Klinischer Befund bei eine Kompression des N. interosseus anterior

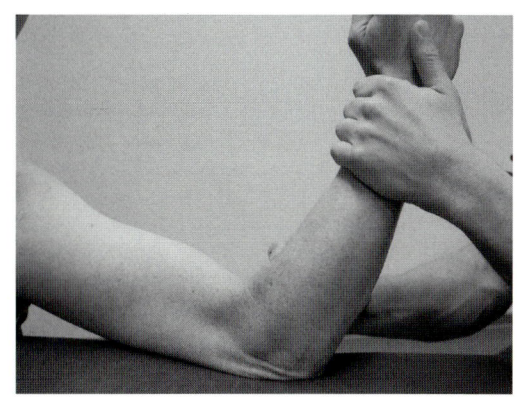

◘ **Abb 8.19.** Muskeltest für den M. brachioradialis; gleichzeitig wird der Muskelbauch im Verlauf palpiert

8.4 Kompressionsmöglichkeiten im Verlauf des N. radialis

8.4.1 Sensibles Versorgungsgebiet des N. radialis (s. ◘ Abb. 8.1a)

Im Bereich des Ellenbogens trennt sich der **N. radialis** in einen profunden **motorischen Ast** und einen superfizialen **sensiblen Ast**. Der sensible Ast innerviert die dorsale Fläche des Daumens bis zum Endglied.

8.4.2 N.-radialis-versorgte Muskeln und deren Tests

– M. brachialis.
– M. brachioradialis (◘ Abb. 8.19).
– M. extensor carpi radialis longus et brevis.
– M. extensor digitorum communis.
– M. extensor carpi ulnaris.
– M. extensor digiti minimi.
– M. abductor pollicis longus.
– M. extensor pollicis longus et brevis.
– M. extensor indicis.
– Fallhand.

8.4.3 Kompression im Hiatus N. radialis (◘ Abb. 8.20)

Diese Affektion wird auch als »**Samstag-Nacht-Lähmung**« bezeichnet.

Anatomie
Der Nerv durchstößt das intermuskuläre Septum am Hiatus, ca. 10 cm proximal des Epicondylus lateralis.

Ursache
– Externe Kompression (Gehhilfen).
– Forcierte Dehnung des M. triceps brachii.
– Übermäßige Trizepskontraktion.

Klinik
– Lokalschmerz an der Kompressionsstelle.
– Der **Nervenspannungstest** für den N. radialis kann positiv sein (◘ Abb. 8.21).
– **Parästhesie oder Taubheit** im Versorgungsgebiet des R. superficialis, oft ohne Schmerz.
– Bei konstanter Kompression kommt es zum Ausfall des M. brachioradialis der Hand und Fingerextension → **Fallhand**.

8.4.4 Kompression unter der Arkade von Frohse (Supinator-Syndrom)
(◘ Abb. 8.22)

Anatomie
Kompressionen des N. interosseus posterior unter der **Arkade von Frohse**, bzw. dem proximalen Rand der Unterarmfaszie über dem Supinator.

Ursache
- **Dynamische Kompression** durch Muskelaktivität oder durch veränderte anatomische Verhältnisse.
- **Kompression bei gleichzeitiger Dehnung** durch wiederholte Pronation, Ellenbogenextension und Handgelenksflexion.
- Zu eng angelegte Ellenbogenbandage.

Klinik
- **Lokalschmerz** an der Kompressionsstelle.
- **»Tiefer« Schmerz** im dorsolateralen Bereich des proximalen Unterarmes.
- Eventuell **Schwäche beim Faustschluss**. Der M. brachioradialis, und die beiden radialen Handextensoren sind nicht betroffen.
- **Keine Sensibilitätsausfälle**, da der superfiziale Ast sich vor dem Supinatortunnel abspaltet.
- Die Beschwerden werden z. B. beim Auswringen eines Handtuches verstärkt. Passive Dehnung oder Kontraktion gegen Widerstand in gedehnter Position lösen die Symptome ebenfalls aus.
- Der **Nervenspannungstest** für den N. radialis kann positiv sein.
- Ergibt sich durch eine Radialisaffektion ein klinisches Bild, das ähnlich dem des Tennisellenbogens ist, kann der Widerstand gegen die Extension des Mittelfingers bei gestrecktem Ellenbogen schmerzhaft sein.

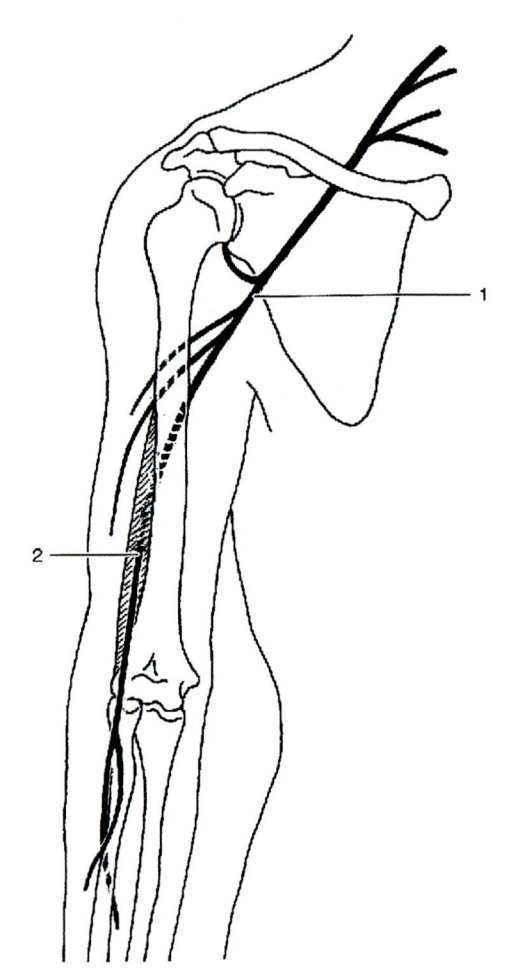

◘ **Abb 8.20.** Anatomie. *1* N. radialis; *2* Hiatus N. radialis

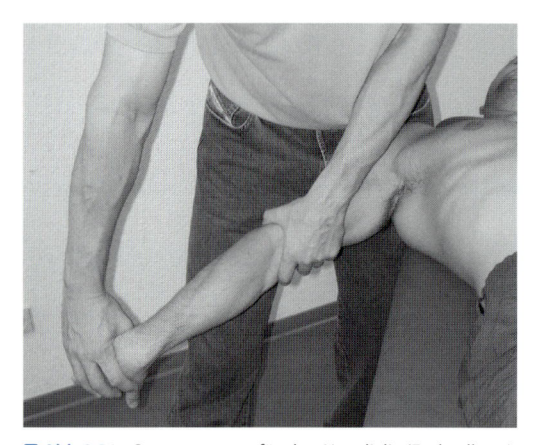

◘ **Abb 8.21.** Spannungstest für den N. radialis (Endstellung); zusätzlich kann die HWS in Lateralflexion nach rechts gebracht werden

8.4.6 Weitere Kompressionsstellen

- Unter der bindegewebigen Faszie zwischen M. brachialis und M. brachioradialis.
- Kompression durch einen Ast der A. brachialis.
- Kompression durch den Ursprung oder einen sehnigen Rand des ECRB.

8.5 Therapie der Kompressionssyndrome

- Vermeiden belastender Tätigkeiten.
- Muskuläre Detonisierung.
- Kontrolle aller möglichen Kompressionsstellen des betroffenen Nervs in seinem Verlauf. Dabei muss auch die Halswirbelsäule sowie die obere Brustwirbelsäule berücksichtigt werden. Ein Thoracic-outlet-Kompressionssyndrom sollte ebenfalls ausgeschlossen werden.
- Mobilisation der neuralen Grenzflächen, lokal, proximal und distal der Kompressionsstelle.
- Nervenmobilisation nach D. Butler.
- Bei positivem Befund kann eine lokale Gelenkmobilisation unter neuraler Vorspannung erfolgen.
- Postoperativ frühzeitige Nerven- und Gelenkmobilisation.
- Nichtsteroidale Antiphlogistika.
- Perineurale Injektion.
- Operative Neurolyse.

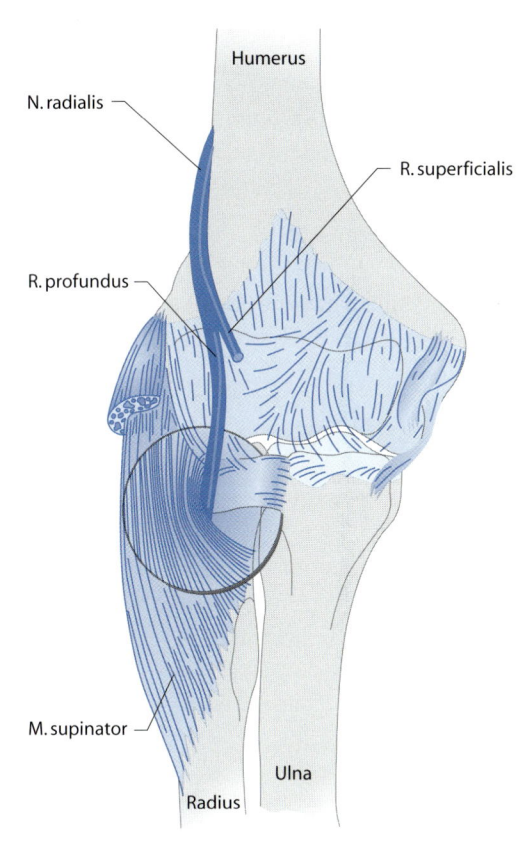

Abb 8.22. Kompression des N. radialis unter der Arkade von Frohse

8.4.5 Kompression zwischen den zwei Köpfen des M. supinator

- Der Widerstand gegen die Supination löst die Beschwerden aus.

Behandlung und Rehabilitation

9.1	Allgemeine Prinzipien für die Rehabilitation des Ellenbogengelenkes – 148
9.1.1	Ultraschall, Elektrotherapie, Lasertherapie und Stoßwellenbehandlung – 148
9.1.2	Nichtsteroidale Antiphlogistika (NSARs, NSAIDs) und lokale Kortisoninjektionen – 148
9.1.3	Physiotherapie und manuelle Therapie – 149
9.1.4	Orthesen – 150
9.1.5	Immobilisationsfolgen – 150
9.1.6	Wundheilungsphasen – 151
9.1.7	Das Prinzip der kinetischen Kette – 154
9.1.8	Das »Total Arm Strength Concept« – 154
9.2	Rehabilitation – 155
9.2.1	Rehabilitation der Gelenksteuerung – 155
9.2.2	Rehabilitation der Kraft – 160
9.3	Allgemeiner und spezifischer Rehabilitationsaufbau – 163
9.3.1	Allgemeiner Aufbau – 164
9.3.2	Rehabilitation von Überlastungssyndromen (Schema) – 164
9.3.3	Rehabilitation bei Instabilitäten – 165

9.1 Allgemeine Prinzipien für die Rehabilitation des Ellenbogengelenkes

In den folgenden Abschnitten soll eine kurze Zusammenfassung über die Prinzipien, Faktoren und Möglichkeiten gegeben werden, die bei der Behandlung von **Überlastungssyndromen** und anderen **orthopädischen Pathologien** des Ellenbogens berücksichtigt werden können.

Die einzelnen Abschnitte erheben keinen Anspruch auf Vollständigkeit. Sie sollen den Leser dazu anregen, einzelne Themen zu vertiefen, die eigene therapeutische Vorgehensweise zu optimieren und somit in Zusammenarbeit mit anderen medizinischen Berufsgruppen (Ärzte, Orthopädiemechaniker, Heilpraktiker, Sporttherapeuten usw.) die für den jeweiligen Patienten **beste Behandlungsstrategie** zu finden.

Die Zusammenfassung soll außerdem dazu dienen, die eigenen therapeutischen Schritte kritisch zu hinterfragen. Der Therapie, die nur von Engagement und Empirie gestützt wird, fehlen in der Diskussion um **effektive Therapieverfahren** mitunter objektive Argumente. Viele engagierte und überzeugte Therapeuten sind nach fachlichen Diskussionen über ihre Arbeit verunsichert und sogar frustriert, weil sie die eigene Arbeitsweise und die eigenen Maßnahmen nicht ausreichend begründen konnten. Die meisten Dinge, die wir täglich tun, sind **wissenschaftlich weder bewiesen noch verworfen,** was jedoch auch bedeutet, dass sich für die kommende Zeit ein weites Betätigungsfeld für die medizinischen Hilfsberufe auftut.

Daher ist es eine Herausforderung, alle Techniken und Strategien, die regelmäßig in der täglichen Praxis zur Anwendung kommen, **zu dokumentieren und auf ihre Effizienz zu überprüfen.** Häufig sind gerade die im Alltag selbstverständlich gewordenen Techniken diejenigen, die am wenigsten hinterfragt werden.

9.1.1 Ultraschall, Elektrotherapie, Lasertherapie und Stoßwellenbehandlung

Die **Stoßwellentherapie** wird von allen apparativen Therapien oft als effektivste Methode angesehen. Adäquate Studien haben dies bis heute jedoch nicht belegt (**Böddeker u. Haake, 2000; Buchbinder et al. 2002, Haake et al. 2002; Ko et al. 2002; Vogt u. Dubs 2001**). Auch die Effektivität der **Ultraschallbehandlung** konnte nicht nachgewiesen werden (**Pienimaki et al. 1996; Kober u. Kröling, 1993; Bouter 2002**). In den meisten Studien ist das Ergebnis, **verglichen mit einer Placebogruppe**, nicht signifikant besser. Ähnliche Ergebnisse wurden bei der Applikation von **Elektro- und Lasertherapie** erzielt (**Bouter 2002; Basford et al. 2002**).

9.1.2 Nichtsteroidale Antiphlogistika (NSARs, NSAIDs) und lokale Kortisoninjektionen

Vor allem liegen Untersuchungen zur Therapie von Insertionstendopathien vor.
- **Burnham et al. (1998)** zeigte kurzfristige Besserung von Greifkraft und Schmerz bei Patienten mit einem Tennisellenbogen durch die **äußere Anwendung von Gel mit Diclofenac 2 %.** Die Wirkung von NSAIDs auf Tendopathien ist sonst eher unklar.
- **Sölveborn et al. (1995)** konnte bei Patienten mit einer Epicondylitis radialis nach **einmaliger Injektion von Triamcinolon (Volon) mit Lidocain** eine deutliche Besserung in einem Zeitraum von zwei Wochen feststellen. Jedoch kam es häufig **nach 3 Monaten zu Rezidiven.** Der Effekt war am besten bei Patienten die zuvor keine andere Behandlung erhielten und deren Symptomatik nicht älter als 3 Monate bestand.
- **Verhaar et al. (1995)** verglichen **Kortisoninjektionen** mit Querfriktionen nach Cyriax.

Nach 6 Wochen war die Injektionsgruppe der Querfriktionsgruppe bezüglich Schmerz, Schmerz bei Dorsalextension gegen Widerstand und der subjektiven Zufriedenheit der Patienten überlegen; **nach 1 Jahr** konnte jedoch **kein Unterschied** zwischen den beiden Gruppen gefunden werden.
- **Dijs et al. (1990)** fand nach einmaliger Kortisoninjektion eine **deutliche Besserung** nach 1 Woche bei 91 %, jedoch auch eine **hohe Rezidivrate von 51 % innerhalb der ersten 3 Monate.** Dagegen zeigte sich physiotherapeutische Maßnahmen als **weniger effektiv** (bei 47 % Besserung nach 6 Wochen), aber die **Rezidivrate war deutlich geringer** (<5 %).
- **Stahl et al. (1997)** untersuchten Patienten mit Golferellenbogen. Die Behandlung bestand aus physikalischer Therapie sowie nichtsteroidalen Antiphlogistika für die eine Gruppe und aus physikalischer Therapie, nichtsteroidalen Antiphlogistika und einer einmaligen Kortisoninjektion für die andere Testgruppe. In Bezug auf Schmerzen zeigte sich nach 3 Monaten und 1 Jahr **kein Unterschied zwischen den beiden Gruppen.**
- **Hay et al. (1999)** verglich den Effekt von Kortisoninjektionen, NSAIDs und Placebobehandlung. Der Kurzzeiteffekt bezüglich Schmerz war bei der Injektionsgruppe am besten. Jedoch konnte **nach 1 Jahr kein Unterschied zwischen den Gruppen** festgestellt werden. Die Kortisoninjektion zeigte keinen nachteiligen Effekt auf das Ergebnis nach 1 Jahr.
- Alle Autoren sind sich weitgehend einig, dass **Kortisoninjektionen eine schnelle und kurzfristige schmerzhemmende Wirkung** entwickeln. Viele empfehlen Kortisoninjektionen zur Schmerzunterbrechung jedoch **nur bei starken oder persistierenden Schmerzen**, um anschließend die eigentliche Therapie, als sog. Technik- und Konditionierungsprogramm durchführen zu können.
- **Prognostisch gute Voraussetzungen** für einen konservativen Therapieerfolg haben Patienten mit lateraler Epikondylitis, die nach einmaliger Kortisoninjektion eine deutliche Besserung zeigen.
- Untersuchungen zeigen auch, dass sich der Heilungsprozess durch die **Kortisoninjektion nach akuten Verletzungen deutlich verschlechtert.** Nach 6 Wochen war die Zugkraft der Ligamente im Vergleich zur Kontrollgruppe kaum different. Eine vorsichtige Rehabilitation wird daher **während der ersten 6 Wochen nach einer Kortisoninjektion** bei akuten Verletzungen empfohlen.

9.1.3 Physiotherapie und manuelle Therapie

- **Pienimaki et al. (1996)** verglichen ein progressives Dehn- und Kräftigungsprogramm mit Ultraschallbehandlung bei Patienten mit chronischem Tennisellenbogen. Nach 8 Wochen zeigte die **aktive Gruppe deutliche Vorteile gegenüber der Ultraschallgruppe** bezüglich Arbeitsfähigkeit, Ruheschmerzen, Schmerzen bei Aktivität sowie bei Kraftwerten wie Greifen und isokinetischen Tests.
- **Kaufmann (2000)** dokumentierte in einer Einzelfallstudie die **Effektivität der Manipulation nach Mills** bei lateraler Epikondylitis.
- **Pienimaki et al. (1996)** konnte bei Patienten mit **Überlastungssymptomen** nach 2,5 Jahren retrospektiv **keinen positiven Effekt von Physiotherapie und/oder NSAIDs** auf das Ergebnis feststellen.
- **Vicenzino und Wright (1995)** dokumentierten bei Patienten mit einem Tennisellenbogen einen **positiven Effekt** in Bezug auf Schmerz und Funktion nach 6 Wochen Behandlung **mit lateralen Gleittechniken.**
- **Abbott et al. (2000)** konnten einen positiven Effekt einer »mobilisation with movement«

nach **Mulligan** bei Patienten mit einem Tennisellenbogen nachweisen. Die Wirkung zeigte sich bereits **direkt nach der Behandlung.**
- **Sevier und Wilson (1999)** fanden **keinen wissenschaftlich untermauerten Nachweis** für die Effektivität passiver oder aktiver Behandlungsmaßnahmen bei einem Tennisellenbogen.
- **Smidt et al. (2002)** verglichen bei 185 Patienten drei Behandlungsarten: 1. keine Therapie, 2. Physiotherapie (Querfriktionen, Ultraschall und Übungen mit 9 Behandlungen in 6 Wochen) und 3. Injektionstherapie (3 Injektionen Volon mit Lidocain in 6 Wochen). **Kurzfristig (3–6 Wochen)** waren **Injektionen am erfolgreichsten,** nach **26 und 52 Wochen** zeigte **die Physiotherapie eindeutig die besten Ergebnisse.**

9.1.4 Orthesen

- (Unterarm-)Bandagen **vermindern die Winkelgeschwindigkeiten** im Ellenbogen und Handgelenk sowie – je nach spielerischem Niveau – auch die Aktivität der Unterarmmuskulatur beim Aufschlag sowie bei der Rückhand im Tennis.
- Laterale Bandagen hemmen eher die **Extensoren** des Handgelenkes, mediale eher die **Flexoren (Groppel und Nirschl 1986).**
- Manche Autoren propagieren Bandagen aus flexiblem Material, um einen Kompressionseffekt auf die Unterarmextensoren zu haben.
- Jensen et al. (2001) beschreiben eine **Verbesserung der Greifkraft** und der **Schmerzsymptomatik** nach 6 Wochen mit Bandage, im Vergleich zur Therapie mit lokalen Kortisoninjektionen.
- Struijs et al. (2001) konnten in einem systematischen Review zum Thema »Orthesen zur Behandlung des Tennisellenbogens« **keinen belegbaren Effekt** nachweisen.
- Bandagen mit einem länglichen Pad scheinen effektiver zu sein als Bandagen, die nur einen punktuellen Druck ausüben

9.1.5 Immobilisationsfolgen

Obwohl die **Immobilisation als Therapie** in der konservativen und postoperativen Nachbehandlung von Verletzungen **immer seltener wird,** kommt sie notwendigerweise in der alltäglichen Praxis immer noch vor.

Immobilisation liegt auch dann vor, wenn **der Patient selbst die verletzte Struktur** aufgrund von Schmerzen über einen bestimmten Zeitraum vollständig oder teilweise **ruhig stellt.** Je nach Dauer dieser Phase ergeben sich mehr oder weniger ausgeprägte Konsequenzen für Gelenke, Kapsel, Muskeln oder Sehnen.

Die hieraus entstehenden Folgen sind:

Sehnen- und Bandinsertionen
- Schwächung des Knochens im Ansatzbereich.

Muskel-Sehnen-Übergang
- Nach **einer Woche** Immobilisation nimmt die Kontaktzone zwischen Muskelzellen und dem Kollagen **der Sehne um 16–17 % ab.**
- Nach **14 Tagen** ist die Belastbarkeit des Muskel-Sehnen-Übergangs **deutlich reduziert,** wodurch der Übergang sehr anfällig für Verletzungen wird.
- Nach **3 Wochen** besteht eine **um 50 % verminderte** Kontaktzone von Muskel und Sehnengewebe.
- Vor allem die **Abnahme von Glykosaminoglykanen** und die **Zunahme von Kollagen Typ 3** sind auffällig.

Sehnen und Ligamente
- Aufgrund der anatomischen Ähnlichkeit von Ligamenten und Sehnen ist zu erwarten, dass ähnliche Veränderungen auftreten.

Durch den **schlechten Metabolismus** und die **geringe Blutversorgung von Sehnengewebe** laufen die Prozesse in diesen Strukturen langsamer ab als z. B. in Muskelgewebe.
- Die **Kollagenfasern** werden bei Immobilisation **dünner, spalten sich in Längsrichtung** auf und zeigen einen **untypischen Verlauf**.
- Die **Kapillarisierung** und die Durchblutung reduzieren sich während der Immobilisation.
- Biochemisch entsteht eine **Abnahme von Proteoglykanen**, Abnahme von Wasser, ein **vermehrter Abbau von Kollagen**, eine **Verminderung der Fibrozytenaktivität** sowie eine **Degeneration der Fibrozyten**.
- Die Belastbarkeit der Sehne nimmt insgesamt ab.

Gelenkkapsel
- Im Bereich **der Gelenkkapsel** entsteht wie bei den Ligamenten eine **Abnahme von Hyaluronsäuremolekülen, Glykosaminoglykanen und Wasser**.
- Die **Dehnbarkeit des Gewebes nimmt** infolge der veränderten biochemischen Zusammensetzung deutlich zu. Dies wirkt sich auf die **Steuerung des Gelenkes** während der Bewegungen aus und führt zu Bewegungseinschränkungen.
- Besteht die Immobilisation über lange Zeit, entstehen unerwünschte **Crosslinks zwischen den Fasern**. Die Kapsel verliert ihre Flexibilität. Nach **sechs bis acht Wochen** der Immobilisation kann eine unorganisierte Narbe **bis zu 40 %** der ursprünglichen Zugstärke haben.
- Therapeutisch wird es dann schwer, durch Mobilisation oder Dehnung die **ursprüngliche Beweglichkeit** wiederherzustellen, ohne dass **eine erneute Traumatisierung** mit den daraus resultierenden Narbenhypertrophien entsteht.

Gelenkknorpel
- Durch die Auflage der Knorpelflächen befindet sich nahezu **keine Gelenkflüssigkeit** mehr zwischen den Kontaktstellen. Es kommt zur **Abnahme der Proteoglykanproduktion, zum Matrixverlust und zur Unterernährung der Chondrozyten**.
- Auch der subchondrale Knochen zeigt **atrophische Vorgänge**, die zum Entstehen einer Arthrose beitragen können.

Muskulatur
- Nach wenigen Tagen der Immobilisation sieht man eine **deutliche Atrophie** und eine **Abnahme des physiologischen Querschnitts**.
- Weiterhin kommt es zu **Veränderungen der Muskellänge**. Je nachdem, in welcher Positionen das Gelenk immobilisiert wurde, passt sich der Muskel den Situationen in Verkürzungen oder Verlängerung an, bis die **ursprüngliche Ruhespannung** erreicht ist.
- Etwa die Hälfte des **Verlustes an Muskelmasse** erfolgt in den **ersten zwei Wochen**. Der Muskelmassenverlust ist bei Ruhigstellung **in verkürzter Position ausgeprägter** als bei Immobilisation in einer gedehnten Stellung.
- Diese Vorgänge sind jedoch **reversibel**. Die Wiederherstellung beträgt etwa **die zwei- bis vierfache Zeit der Immobilisation**.

9.1.6 Wundheilungsphasen (Abb. 9.1)

Ein wichtiger Aspekt in der gesamten Rehabilitation ist die Wundheilung, **insbesondere bei Entzündungsprozessen**. Erkenntnisse daraus sollen dazu dienen, die **Behandlungsmaßnahmen und -intensitäten** an die spezifischen Bedürfnisse des heilenden Gewebes anzupassen und somit den **Heilungsverlauf optimal zu unterstützen**.

Obwohl z. B. bei den **Insertionstendopathien** am lateralen und medialen Epikondylus

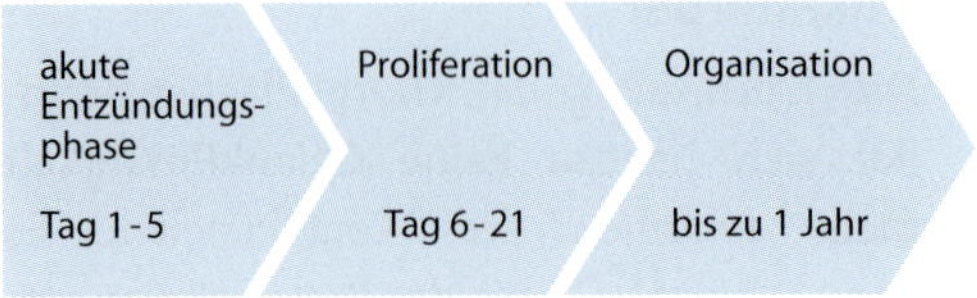

```
akute              Proliferation       Organisation
Entzündungs-
phase

Tag 1-5            Tag 6-21            bis zu 1 Jahr
```

Abb 9.1. Die verschiedenen Wundheilphasen

kein typisches Entzündungsmechanismus vorliegt, sind im Hinblick auf andere Pathologien die Entzündungsphasen kurz benannt und deren Konsequenz für die Praxis aufgeführt.

Phase 1: Akute Entzündungsphase
Dauer der Phase
- Etwa **fünf bis sieben Tage** ab dem Zeitpunkt des Traumas oder der Operation.

Was passiert?
- Zu Beginn kommt es im Wundgebiet zur Ausschüttungen von **Schmerz- und Entzündungsmediatoren**, woraus Schmerzen, Hyperämie und Schwellung resultieren. Daraus ergibt sich eine **Bewegungseinschränkung des Gelenks** oder die **Funktionsunfähigkeit der betroffenen Struktur**.
- Im weiteren Verlauf dringen **weiße Blutzellen und Makrophagen** in das Wundgebiet ein, um Gewebereste zu entfernen und Information darüber zu sammeln, welche Art von Gewebe ersetzt werden muss. Außerdem sorgen die Makrophagen für eine **vermehrte Ansammlung von Fibrozyten**.

Konsequenz für die Therapie
- Die besten Voraussetzungen in dieser Phase sind gegeben, wenn dem Körper die Möglichkeit gegeben wird, die Prozesse in Ruhe zu durchlaufen. Die Therapie besteht aus Entlastung, Immobilisation, Kompression sowie Lagerung. Eine Kühlung des Gelenkes kann zu Schmerzreduktion beitragen, darf den Ablauf der akuten Entzündungsphase jedoch nicht hemmen.

- Diese Strategie ist **bei allen akuten Verletzungen und Traumata indiziert** und aus dem Bereich der Sportphysiotherapie bereits bekannt.

Phase 2: Proliferationsphase
Dauer der Phase
- Bis ca. **Ende der dritten Woche**. Sie entwickelt sich fließend aus Phase 1.

Was passiert?
- Fibroblasten und einwachsende Kapillaren bilden ein **Reparaturgewebe**, das sog. **Granulationsgewebe**.
- Die Fibroblasten produzieren **Hyaluronsäure, Proteoglykane und Kollagen Typ 3**, welches zunächst unwillkürlich angeordnet wird. Die benötigte Sauerstoffzufuhr wird durch die einsprossenden Kapillaren sichergestellt.
- In der **3. Woche** kommt es zur **Wundkontraktion** durch Myofibroblasten, die das Wundgebiet verkleinert. Diese Verkleinerung wird **durch die Neubildung von Kollagen und Fibronektin stabilisiert**.
- Um eine für die Biomechanik sinnvolle Anordnung des Gewebes zu garantieren, sind **Belastung und Bewegung** notwendig. Einerseits erkennen Fibroblasten diese **Zugkräfte**, nehmen aber andererseits auch **Ladungsveränderungen** wahr, die bei der Verschiebung der kollagenen Fasern entstehen (**sog. piezoelektrischer Effekt**). Durch diese Informationen werden die Fibroblasten dazu angeregt, die kollagenen Fasern **entsprechend den Spannungs- und Zugkräften** einzubauen.
- Das **Typ-3-Kollagen** wird in **Typ-1-Kollagen** umgebaut. Für diesen Vorgang ist vermehrt Sauerstoff notwendig.
- Da nur **wenige Crosslinks ausgeprägt** sind und auch die **elektrostatischen Bindungen noch sehr schwach** sind, ist das entstehende

9.1 · Allgemeine Prinzipien für die Rehabilitation des Ellenbogengelenkes

Narbengewebe in dieser Phase sehr leicht zu verletzen.

Konsequenz für die Therapie
- Dynamisch-funktionelle Mobilisation (DFM)
- Aktives **belastungsfreies** Bewegen
- Durchblutungsfördernde Maßnahmen
- Entstauende Maßnahmen.

Die Belastung entspricht etwa der **Zone A** (Fußzone) der **Kraft-Verlängerungs-Kurve** von kollagenem Bindegewebe (◘ Abb. 9.2), in der manuellen Therapie auch bekannt als **Stufe 1 und 2**.

Die **zusätzliche Substitution** von Vitamin C sowie anderen Antioxidanzien und das Vermeiden von Zigarettengenuss wird empfohlen. Auch das **Vermeiden von Stress** trägt zu einem günstigen Heilungsverlauf bei.

Phase 3: Organisationsphase
Dauer der Phase
- Diese Phase beginnt in der **4. Woche** und kann bei kollagenem Bindegewebe **bis zu einem Jahr oder mehr** dauern.

Was passiert?
- Das Gewebe wird in dieser Zeit belastbarer durch die **Zunahme der Crosslinks** und dicker werdende **kollagene Fasern**.

Konsequenz für die Therapie
- Progressive Belastungssteigerung **ab der 4. Woche**. Diese Belastung entspricht **Zone B** der **Kraft-Dehnungs-Kurve** von kollagenem Bindegewebe (s. ◘ Abb. 9.2), in der manuellen Therapie bekannt als **Stufe 3**.
- Progressive **Mobilisation** des Gelenkes.
- Um keine erneute Entzündung hervorzurufen, muss auch in dieser Phase auf **Schmerzfreiheit während der Behandlung** geachtet werden.

Trotz aller Maßnahmen wird das Gewebe die **ursprüngliche Belastbarkeit** nicht wieder erhalten. Da z. B. Sehnen eine nur **geringe Durchblutung** aufweisen, erreichen diese erst nach **ca. neun Monaten 75 %** der ursprünglichen Belastbarkeit.

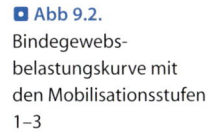

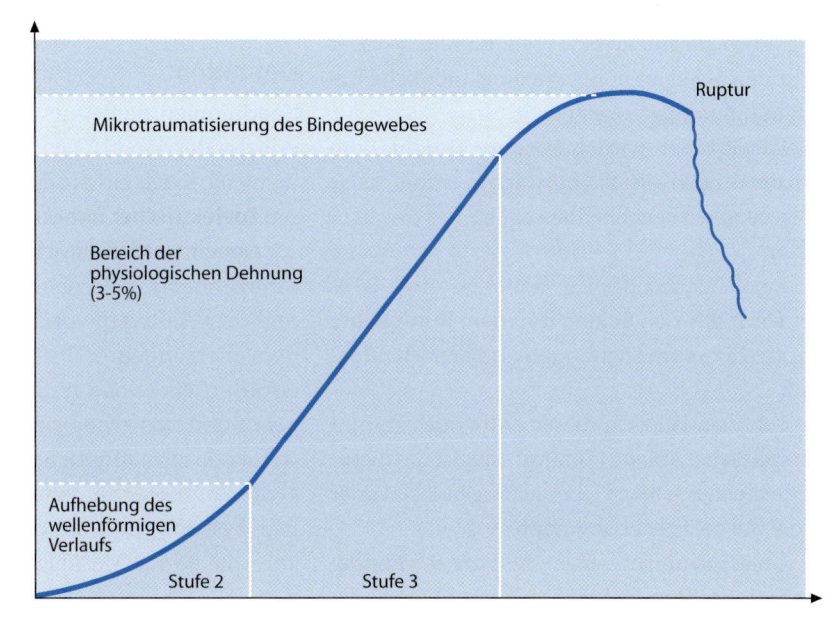

◘ Abb 9.2.
Bindegewebsbelastungskurve mit den Mobilisationsstufen 1–3

Mikrotraumatisierung des Bindegewebes

Ruptur

Bereich der physiologischen Dehnung (3-5%)

Aufhebung des wellenförmigen Verlaufs

Stufe 2   Stufe 3

9.1.7 Das Prinzip der kinetischen Kette

Das Prinzip der **kinetischen Kette** wurde von verschiedenen Autoren als **grundlegendes Prinzip** bei **der Rehabilitation** von Überlastungssyndromen an der oberen Extremität beschrieben.

Definition
Das Prinzip der kinetischen Kette beschreibt **das** Zusammenwirken verschiedener Segmente des Körpers **während einer Aktivität.** Jedes Segment wird von der Bewegung beeinflusst.

Ablauf von Bewegungen
Bewegungen setzen sich aus **verschiedenen Sequenzen** zusammen, unterliegen einer **bestimmten Abfolge** und spielen sich in **verschiedenen Körperabschnitten** ab. Bei einem Schlag oder Wurf werden z. B. Bewegungsimpulse von einem auf den anderen Abschnitt übertragen. Diese Prinzipien sind in der Trainingslehre lange bekannt und bilden die **essenzielle Grundlage** für Höchstleistungen in fast allen sportlichen (Wurf-)Disziplinen.

Impulsübertragung
Ziel eines Wurfes oder Aufschlages ist es, das distale Körpersegment bzw. den Ball, den Speer oder den Schläger in die **maximal mögliche Beschleunigung** zu versetzen.

Idealerweise wird hierzu der Impuls **von proximal nach distal übertragen**, wobei jedes Folgesegment schneller bewegt als das Segment zuvor.

Beim Tennisaufschlag kommen etwa **54 %** der Kraft **aus den Beinen und dem Rumpf** aber nur ca. **25 % vom Ellenbogen und dem Handgelenk.**

Fehlt ein Glied in dieser Kette oder stimmt der **zeitliche Ablauf (Timing)** innerhalb dieser Kette nicht, entstehen Überlastungen **distal oder proximal gelegener Segmente.**

Untersuchungen zeigen, dass es **nach Bandagierung des Handgelenkes** zu einer Verminderung der Winkelgeschwindigkeiten im Handgelenk und zu einer Erhöhung der Winkelgeschwindigkeit im Ellenbogengelenk beim Tennisaufschlag sowie bei der Rückhand kommt.

Die kinetische Kette der oberen Extremität
Die Impulsübertragung innerhalb der kinetische Kette wird folgendermaßen beschrieben:

Untergrund → Beine → Hüften → Rumpf → Schulter → Ellenbogen → Handgelenk → Sportgerät.

Zur kinetischen Kette der oberen Extremität werden folgende Segmente gerechnet:

Rumpf → skapulothorakales Gelenk → skapulohumerales Gelenk → distaler Arm.

Jeder Abschnitt kann zwar anatomisch und biomechanisch isoliert betrachtet werden, alle Teile zusammen bilden jedoch eine funktionelle Einheit.

> **Beachte**
> Bei Überlastungen muss immer auch die kinetische Kette kontrolliert werden.

9.1.8 Das »Total Arm Strength Concept«

Definition
Konditionierung des gesamten Armes, auf dem **Prinzip der kinetischen Kette** beruhend, mit dem Ziel, Kraft und Ausdauer der gesamten oberen Extremität zu verbessern.

Bei Tennisspielern konnte ein **deutlicher Zusammenhang** zwischen der **Gesamtarmkraft** und dem Auftreten von **Schulter- und Ellenbogenverletzungen** nachgewiesen werden. Daher erfordert eine vollständige Rehabilitation eine gute Konditionierung einzelner Gelenksysteme wie auch eine funktionelle Rehabilitation der gesamten Kette im offenen und geschlossenen System. Bei Überlastungen muss immer auch die übrige Muskulatur konditioniert werden.

9.2 Rehabilitation

Das folgende Kapitel soll sowohl allgemeine als auch spezielle, pathologiebezogene **Behandlungsstrategien und -maßnahmen** aufzeigen.

Die eingangs erwähnten **allgemeinen Prinzipien und Kriterien** werden hier integriert. Zusätzlich werden Techniken auf der Erfahrungsgrundlage mit einfließen.

Der Schwerpunkt liegt auf den **Phasen der Schmerzreduktion, der Optimierung des Heilungsverlaufes und der Rehabilitation der Gelenksteuerung**. Schmerzfreiheit stellt die **absolute Voraussetzung** für sinnvolles propriozeptives und muskuläres Training dar.

Diese Tatsache stellt häufig den **direkten postoperativen Einsatz** verschiedener komplexer Rehabilitationsformen mit der Anwendung aller zur Verfügung stehenden Mittel in Frage.

9.2.1 Rehabilitation der Gelenksteuerung

Aufbauend auf das Kapitel 3.3 »Gelenksteuerung« wird ein **schematischer Behandlungsaufbau** dargestellt und durch praktische Beispiele ergänzt. Ziel ist es, alle Ebenen der **motorischen Kontrolle** (spinale Reflexe, Hirnstamm, kognitive Ebene) zu integrieren.

Phase 1: Reduzieren und Beseitigen der Störfaktoren

In dieser Phase wird die **Grundlage für den weiteren Rehabilitationsverlauf** gelegt und darüber entschieden, ob sich der weitere Behandlungsweg einfach oder eher kompliziert gestaltet. Aus diesem Grund muss die notwendige Zeit für eine eingehende Untersuchung aufgebracht und über notwendige Maßnahmen nachgedacht werden.

Die wichtigsten Störfaktoren sind:
- Schmerz,
- Entzündung und Schwellung,
- Immobilisationsfolgen,
- Einschränkung,
- Sympathikushyperaktivität,
- Minderdurchblutung.

Da die einzelnen Punkte eng miteinander verknüpft und **voneinander abhängig** sind, können in dieser Phase mehrere Behandlungsmaßnahmen durchgeführt werden. Hierzu zählen Ruhe, Entlastung, Kühlung und leichte Kompression **während der Akutphase, subakut**, falls erforderlich, zusätzlich schmerz- und entzündungshemmende Medikamente sowie eine **dynamisch-funktionelle Mobilisation** im schmerzfreien Bereich.

Phase 2: Muskuläre Anbahnung

Die muskuläre Anbahnung kann über verschiedene Techniken erreicht werden. Frühzeitig sind die **aktiv-funktionellen Mobilisationstechniken** besonders gut geeignet (s. ◘ Abb. 7.25–7.28). Zum Erlangen der Kokontraktion bieten sich Übungen in der geschlossenen Kette oder mit dem BOING (◘ Abb. 9.3, 9.4, 9.5) an. Um das Gefühl für das Gelenk zu verbessern, ist das

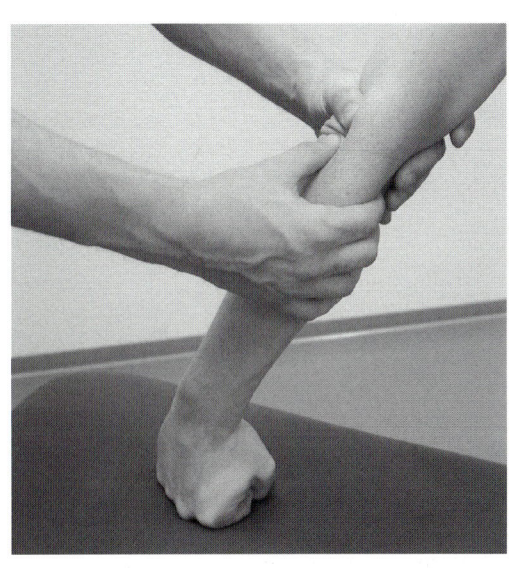

◘ **Abb 9.3.** Anbahnung in der geschlossenen Kette mit leichten isometrischen Anspannungen

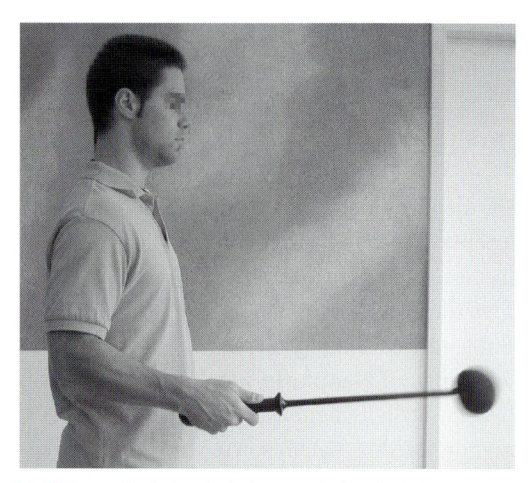

Abb 9.4. Muskuläre Anbahnung mit dem BOING

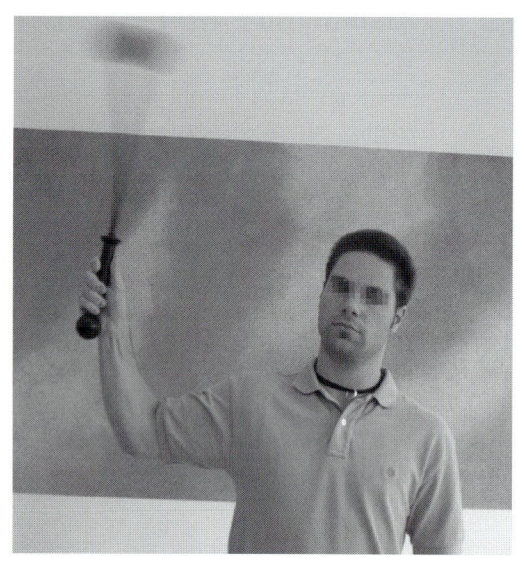

Abb 9.6. Stabilisation in Wurfposition mit dem BOING

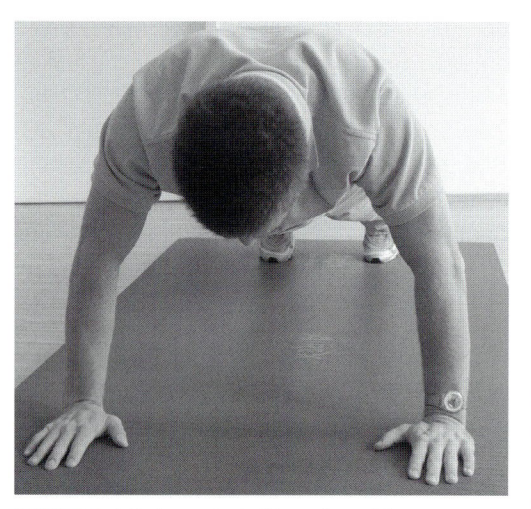

Abb 9.5. Anbahnung in der Liegestützposition

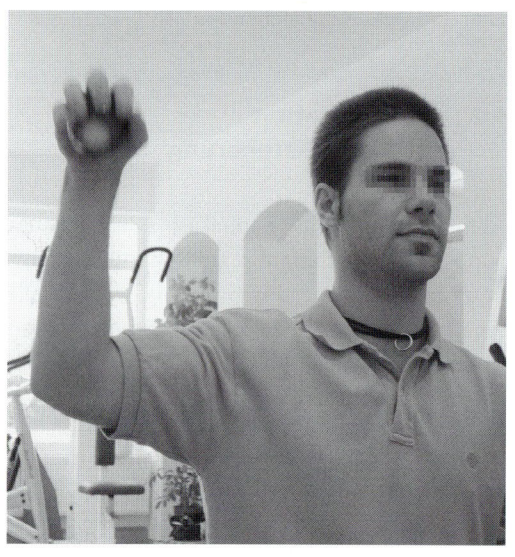

Abb 9.7. Stabilisation mit dem Spinball

»Training des Gelenkstellungssinnes« über Reproduktion der Gelenkstellung eine Möglichkeit.

Phase 3: Statische und dynamische Stabilisation

Geeignet sind vor allem Übungen in der **offenen und geschlossenen Kette** mit oder ohne Hilfsmittel. Die Belastungen werden in Phase 3 gegenüber der Anbahnungsphase intensiviert und komplexer gestaltet; der **dynamische Anteil tritt in den Vordergrund** (Abb. 9.6, 9.7, 9.8, 9.9, 9.10).

9.2 · Rehabilitation

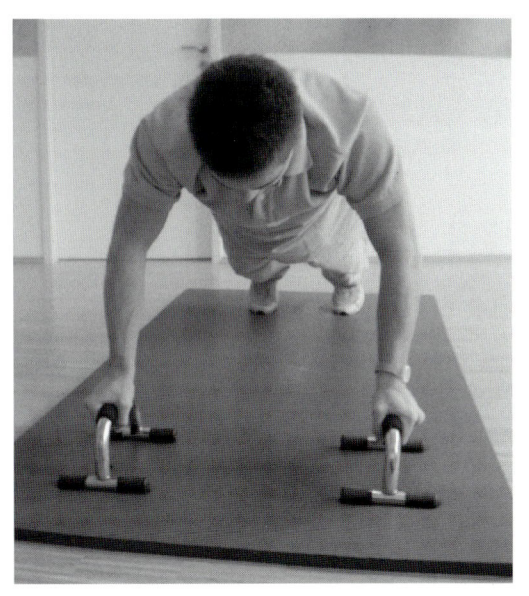

Abb 9.8. Statische und dynamische Stabilisation in Liegestützposition

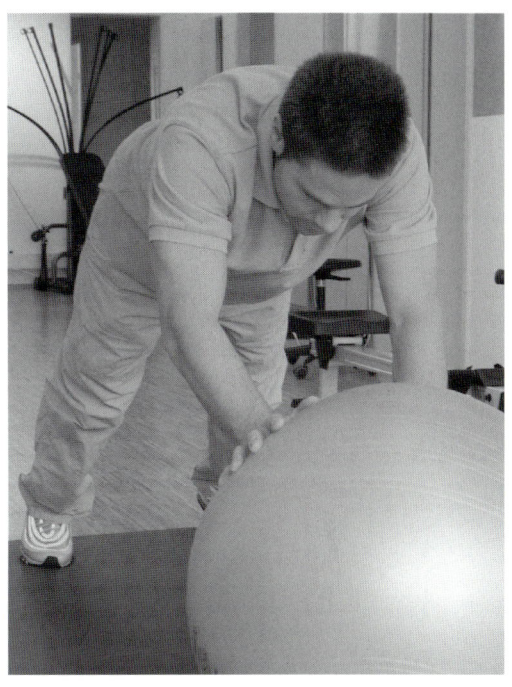

Abb 9.10. Statische und dynamische Stabilisation mit dem Ball

Phase 4: Reaktive neuromuskuläre Kontrolle

Durch plötzliche Änderungen der Gelenkstellung wird die **dynamische Gelenkkontrolle** trainiert. Aus entsprechenden Positionen werden **exzentrische und reaktive Belastungen** gesetzt (Abb. 9.11, 9.12, 9.13, 9.14).

Phase 5: Funktionelle Muster

In dieser Phase werden die für den Alltag und Sport notwendigen **funktionellen motorischen Muster** in ihrer **Grundform** trainiert. Progressiv wird zu spezifischen, sportartspezifischen Belastungen übergegangen (Abb. 9.15, 916).

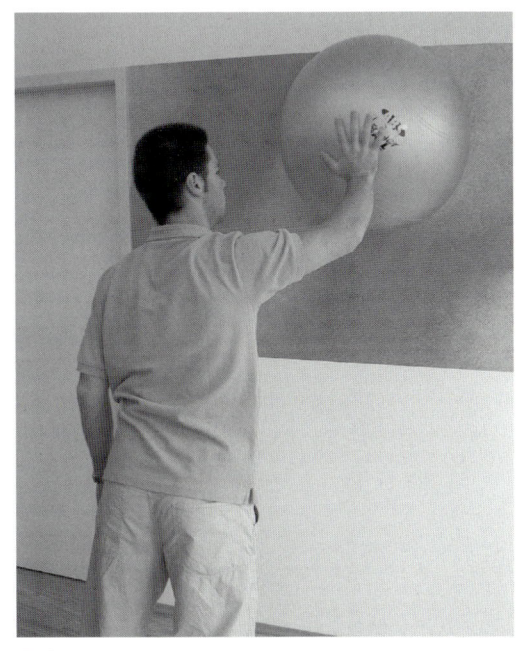

Abb 9.9. Wall dribbling

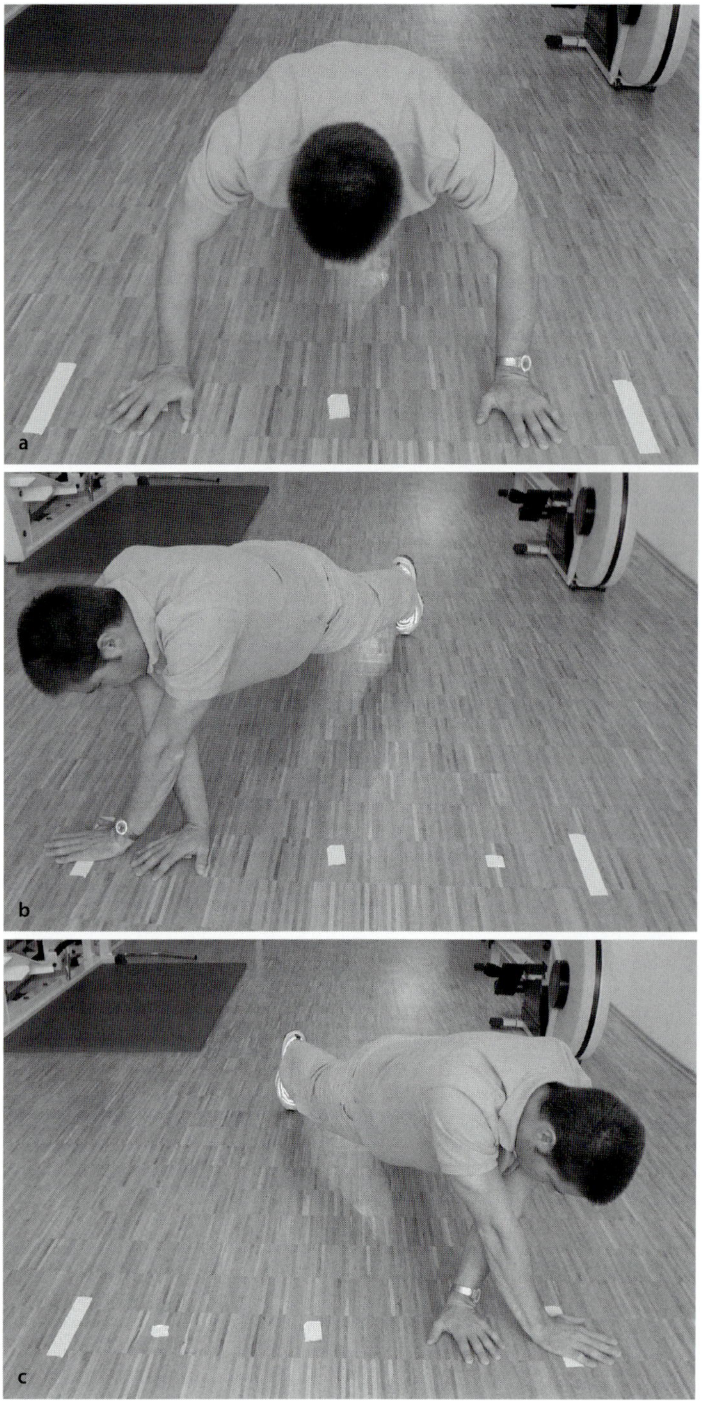

Abb 9.11 a–c. Crosswalk: Diese Übung kann auch als Kontrolltest verwendet werden

9.2 · Rehabilitation

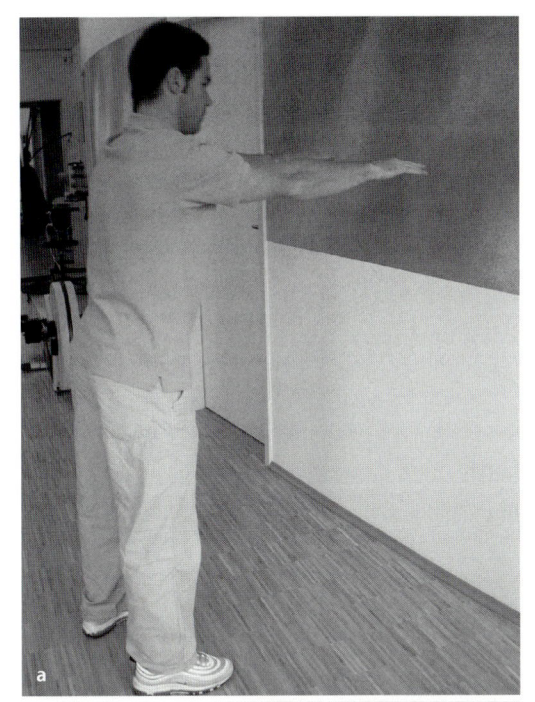

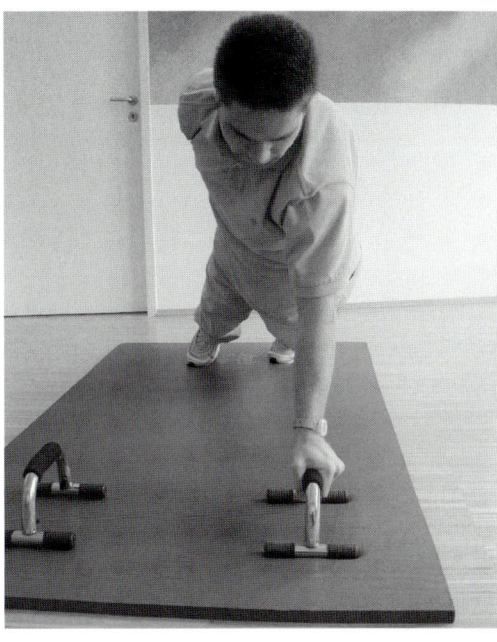

Abb 9.13. Einarmige Stützposition

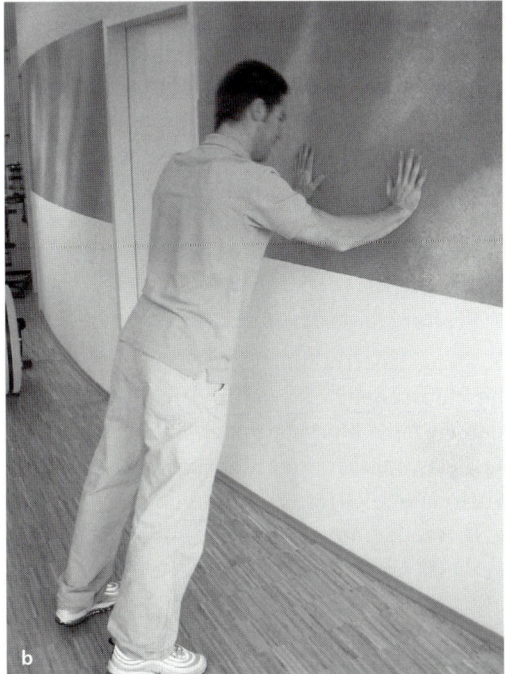

Abb 9.12 a,b. Wall push up: Der Patient drückt sich von der Wand ab und fängt sich wieder auf; reaktives Training unter Teilbelastung

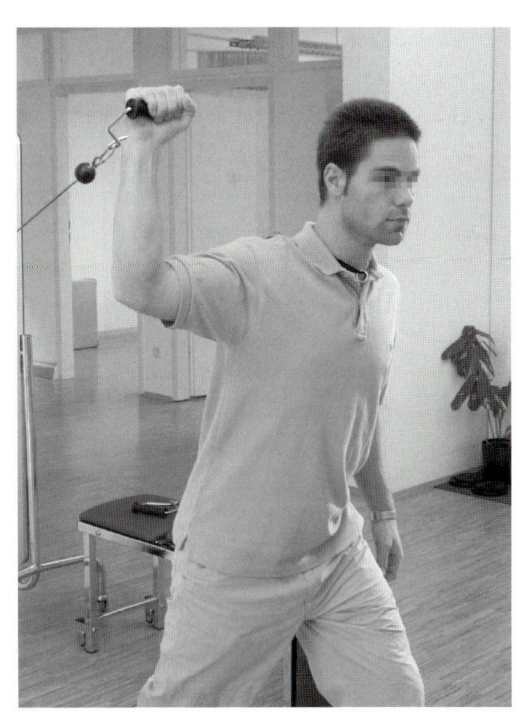

Abb 9.14. Wurfsimulation am Kabelzug

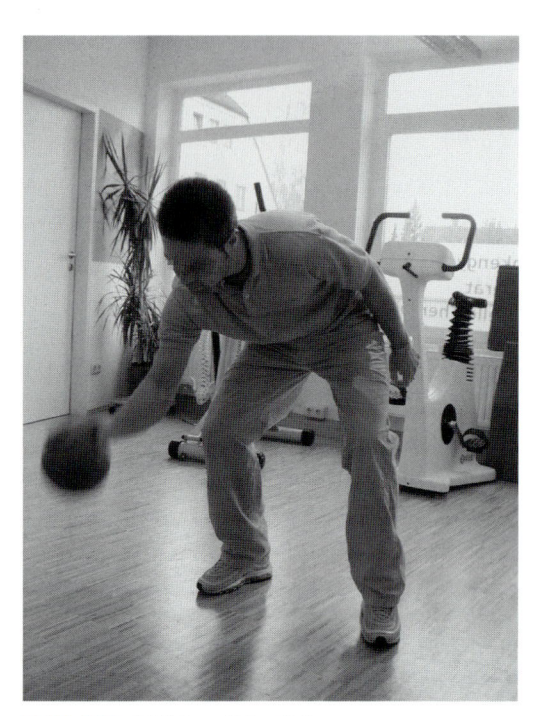

Abb 9.15. Dribbling mit dem Ball

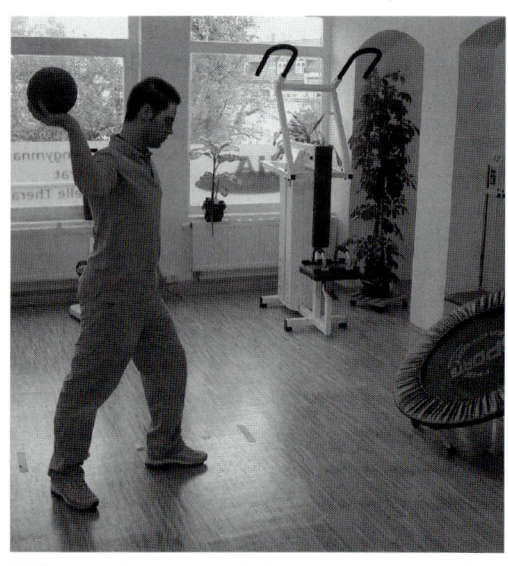

Abb 9.16. Extensives Wurftraining mit einem 3-kg-Ball

9.2.2 Rehabilitation der Kraft

Neben den Therapien zur **Beweglichkeitsverbesserung**, zur **Schmerzreduktion** und dem Training der **neuromuskulären Kontrolle** führt der Patient in den meisten Rehabilitationskonzepten zusätzlich ein begleitendes Kräftigungsprogramm durch. Ab einer gewissen Belastung sind verschiedene Kraftformen die **Voraussetzung für eine gute Gelenksteuerung**. Ist das Gelenk **reaktiven Belastungen** ausgesetzt, wird eine **spezifische Kräftigung** unumgänglich.

Da der Ellenbogen ein **nicht tragendes Gelenk** ist, das beim alltäglichen Gebrauch eher selten starken Belastungen ausgesetzt wird, stehen die **Mobilität** und die **Gelenksteuerung** im Vordergrund.

Mit einem langsam aufbauenden Krafttraining wird begonnen, wenn das Gelenk **schwellungs- und entzündungsfrei** ist. Die Belastung muss so dosiert sein, dass nach dem Training keine Erwärmung, Schwellung oder vermehrte Einschränkung der Beweglichkeit entsteht.

Die Erfahrung zeigt, dass für die Alltags- und Arbeitsfähigkeit ein **extensives, begleitendes Kraftausdauertraining** ausreichend ist.

Aufbau des Kräftigungsprogramms (Überblick)

1. Kraftausdauertraining

Kraftausdauertraining kann in der **offenen und geschlossenen Kette** stattfinden. Klassisch werden einzelne Muskelgruppen isoliert gekräftigt (s. Belastungskriterien). Zusätzlich können aber auch andere Geräte zum Einsatz kommen, wie z. B. Handergometer, Kabelzug oder das Rudergerät (Abb. 9.17).

2. Hypertrophietraining/intramuskuläres Koordinationstraining (IK-Training)

Hypertrophietraining findet normalerweise in der **offenen Kette** mit dem Ziel statt, **eine Muskelgruppe zu isolieren** und mit der entsprechenden Intensität zu beüben. Dabei soll vor allem

9.2 · Rehabilitation

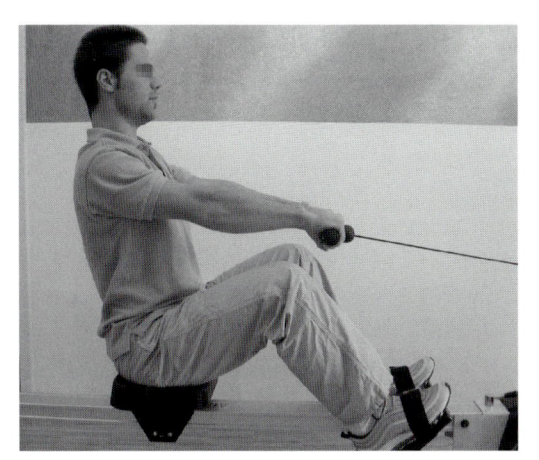

Abb 9.17. Rudern zum Aufwärmen oder (Kraft-)Ausdauertraining

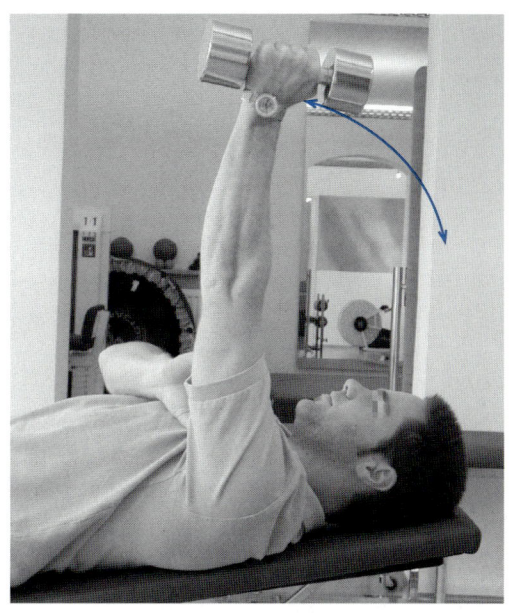

Abb 9.19. Spezifische Kräftigung des M. triceps brachii

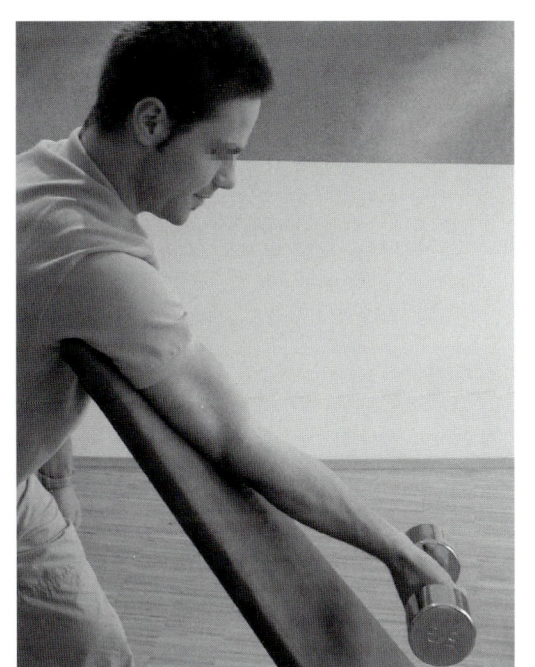

Abb 9.18. Spezifische Kräftigung des M. biceps brachii

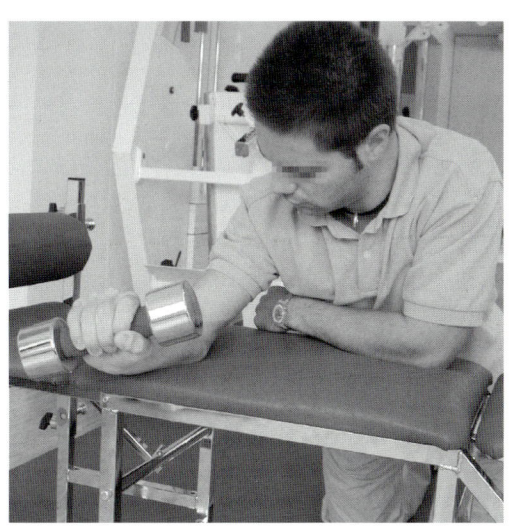

Abb 9.20. Spezifische Kräftigung der Handgelenksextensoren

der Muskelquerschnitt vergrößert werden. Beim **IK-Training** geht es darum, möglichst **viele motorische Einheiten gleichzeitig** zu aktivieren, was zu einer **Erhöhung der Maximalkraft** führt. Sowohl das Hypertrophie- als auch das IK-Training sollen mit der entsprechenden Intensität auch in der geschlossenen Kette durchgeführt werden, da sich diese **propriozeptiv und funktionell** von der offenen Kette unterscheidet (Abb. 9.18–9.24).

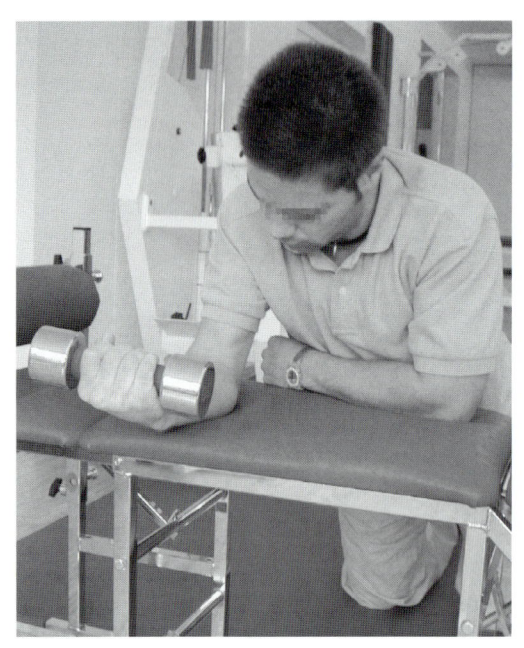

Abb 9.21. Spezifische Kräftigung der Handgelenksflexoren

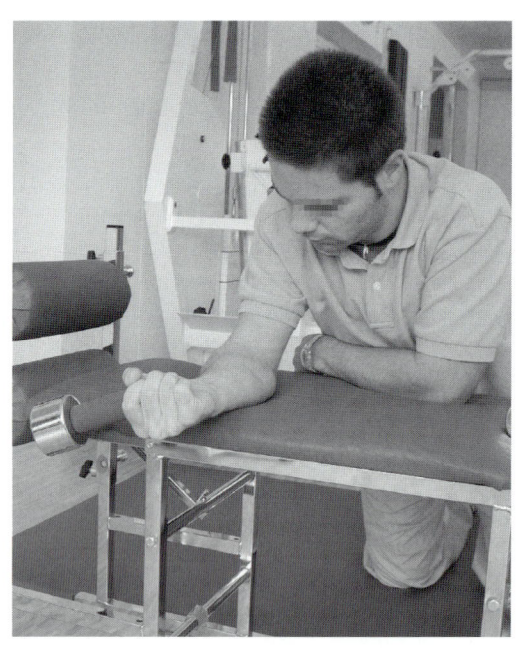

Abb 9.22. Spezifische Kräftigung der Pronation (Supination)

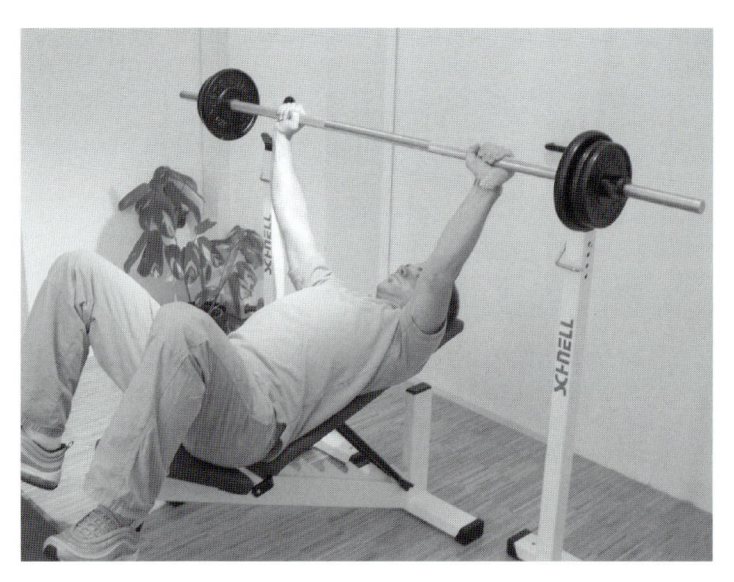

Abb 9.23. Bankdrücken als komplexe Übung für die obere Extremität

3. Reaktivtraining

Im Bereich der unteren Extremität werden die **reaktiven Eigenschaften** vor allem in der geschlossenen Kette gefordert. Für die obere Extremität müssen beide Situationen trainiert werden (s. ◘ Abb. 9.11–916).

Belastungskriterien

In ◘ Tabelle 9.1 sind die Belastungskriterien für die einzelnen Abschnitte der Krafttrainings aufgeführt.

9.3 Allgemeiner und spezifischer Rehabilitationsaufbau

Nach dem allgemeinen Überblick zur Rehabilitation der Gelenksteuerung und der Kraft werden einige pathologiebezogene Protokolle, eingeteilt in zeitliche Abschnitte und Inhalte, dargestellt. Zunächst soll ein allgemeiner Rehabilitationsaufbau, wie er unter Berücksichtigung der zuvor genannten Faktoren aussehen könnte, einen ersten Überblick verschaffen. Dieser Aufbau ist sowohl für **die konservative** als auch für **die post-**

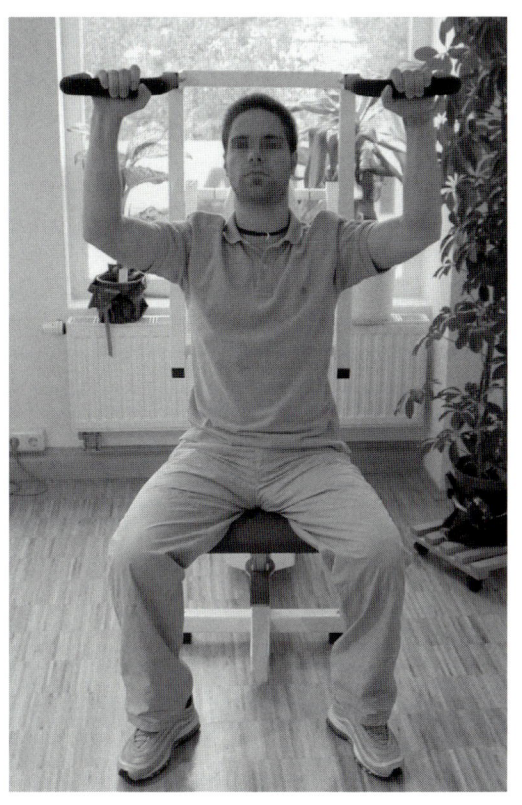

◘ Abb 9.24. Pull down als komplexe Übung für die obere Extremität

◘ **Tabelle 9.1.** Belastungskriterien

	Kraftausdauer	Hypertrophietraining	IK-Training	Reaktivität
Wiederholungen	15–25	6—15	1–6	5–10
Durchgänge	3–6	3—5	3–5	3–5
Pausen [min]	1	2—3	3–5	3–5
Ausführung	Langsam	Zügig	Schnell	Explosiv
Intensität [%]	30–50	50—80	80–100	100 und mehr
Häufigkeit/Woche	2–3	2–3	2	2

operative Behandlung geeignet und kann entsprechend modifiziert werden. Modifikationen bezüglich der Phasendauer und den einzelnen Schwerpunkten variieren mit dem **Alter des Patienten, dem Rehabilitationsziel, der vorliegenden Pathologie, der Operationstechnik** oder den ärztlich vorgegebenen **postoperativen Nachbehandlungsprotokollen.** Als weitere Beispiele sind die Rehabilitationsabläufe bei **Überlastungssyndromen** und **Instabilitäten** dargestellt.

9.3.1 Allgemeiner Aufbau

1. Akutphase, 1. bis 7. Tag

Ziele:
- Schmerzreduktion.
- Belastungsreduktion.
- Kontrolle der Entzündung.
- **Optimale** Bedingungen für die Wundheilung schaffen.

2. Übergangsphase, 2. und 3. Woche

Ziele:
- Wiederherstellen des normalen Bewegungsausmaßes mit der **normalen Arthrokinematik.**
- **Anbahnen** und **Normalisieren** der muskulären Aktivitäten.
- Untersuchung und Behandlung der neuralen Strukturen.
- Überprüfen der kinetischen Kette.
- Schmerzfreiheit **am Ende dieser Phase.**

3. Aufbauphase, 4. bis 8. Woche

Ziele:
- Intermuskuläre **Koordination** und **Kraftausdauer.**
- Kräftigung der einzelnen Gelenke **innerhalb der kinetischen Kette.**
- Erarbeiten der statischen und dynamischen **neuromuskulären** Kontrolle.

4. Funktionelle Phase ab der 9. Woche

Ziele:
- Progressives **neuromuskuläres Training.**
- **Erweitern** des funktionellen Trainings.
- Extensive Wiederaufnahme der **sportlichen Belastung** und Korrektur der Technik.
- Sportartspezifische Belastungen.

5. Erhaltungsphase ab der 13. Woche

9.3.2 Rehabilitation von Überlastungssyndromen (Schema)

Die erfolgreiche Therapie ist in hohem Maße **von verschiedenen Faktoren** abhängig. Folgende Fragen sind daher wichtig:

- Ist die Struktur, welche die momentanen Hauptbeschwerden des Patienten verursacht, tatsächlich bestimmt worden?
- Ist diese Affektion die einzige Ursache, oder stellt sie nur ein begleitendes Symptom dar?
- Wird das Problem von anderen Faktoren beeinflusst?
  Hals- und Brustwirbelsäule sowie internistische Erkrankungen können als mögliche Auslöser in Frage kommen. Zur Ausschlussdiagnostik ist daher die klinische Untersuchung von großer Bedeutung
- Wie können die bekannten Fakten und Erkenntnisse in die Therapie integriert werden?

1. Akutphase

- Reduktion der schmerzauslösenden Aktivitäten.
- Aufklärung des Patienten über die Pathologie und das weitere Vorgehen.

9.3 · Allgemeiner und spezifischer Rehabilitationsaufbau

- Erarbeiten einer guten Compliance.
- Kühlung, Elektrotherapie, Ultraschall.
- Nichtsteroidale Antiphlogistika, Medikamente zur äußeren Anwendung (DMSO).
- Querfriktionen **ab dem 5. Tag**.
- Bandagenversorgung.

2. Übergangsphase
- Querfriktionen.
- Gelenkmobilisation, falls der Befund darauf hinweist.
- Beseitigung von Kontrakturen **im Bereich des Handgelenkes** (Flexoren/Pronatoren) mit Hilfe von Dehnungen und detonisierenden Maßnahmen wie Massage, Funktionsmassage, Triggerpunktbehandlung usw.

3. Aufbauphase
- Lokale Kräftigung des Ellenbogens und der Gelenke in der kinetischen Kette (Abb. 9.25–926).
- Rumpfstabilisation.
- Gelenkstabilisation in der **offenen und geschlossenen Kette**.
- Training mit dem BOING und dem Speedball.

4. Funktionelle Phase
- Isokinetisches Training.
- Reaktives Training.
- Progressive Wiederaufnahme der **sportlichen Aktivität**.
- **Korrektur** der Technik oder des Sportgerätes.

5. Erhaltungsphase

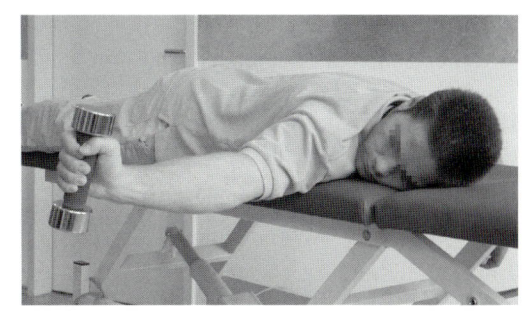

Abb. 9.25. Spezifische Kräftigung des M. infraspinatus

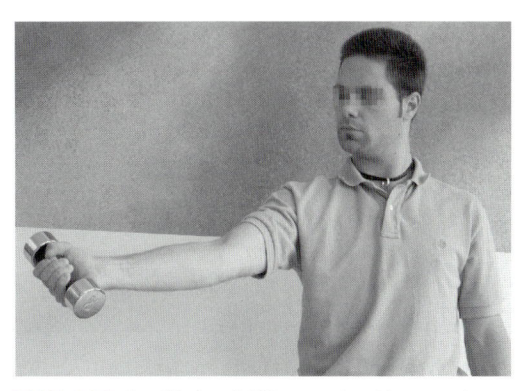

Abb. 9.26. Spezifische Kräftigung des M. supraspinatus (»full can position«)

9.3.3 Rehabilitation bei Instabilitäten

1. Akutphase
- Reduktion der **schmerzauslösenden Aktivitäten**.
- Kühlung, Elektrotherapie, Ultraschall.
- Nichtsteroidale Antiphlogistika, Medikamente zur äußeren Anwendung (DMSO).
- Querfriktionen **ab dem 5. Tag**, falls die Muskulatur mit betroffen ist.
- Versorgung mit einer Orthese oder Ellenbogenbandage für **maximal 3 Wochen**.

2. Übergangsphase
Wiederherstellen des normalen Bewegungsausmaßes/der normalen Arthrokinematik
- Dynamisch-funktionelle Mobilisation (DFM).
- Dehnung.

- Detonisierende Maßnahmen.
- Mobilisation der **neuralen Strukturen**.

Normalisieren und Anbahnen der muskulären Muster

Übungen in der geschlossenen Kette zur **Förderung der Kokontraktion**.

Training des Gelenkstellungssinnes

Bewusste und unbewusste Reproduktion der Gelenkwinkel z. B. an einem isokinetischen System.

3. Aufbauphase

- Training der **intermuskulären Koordination** und **Kraftausdauer**.
- Kräftigung der betroffenen Gelenke **innerhalb der kinetischen Kette**.
- Erarbeiten der **reaktiven neuromuskulären Kontrolle**.

4. Funktionelle Phase

- Schrittweise Rückkehr zu sportlichen sowie beruflichen Aktivitäten.
- Training der erforderlichen **funktionellen motorischen Muster**.
- Sportartspezifische Belastungen.

5. Erhaltungsphase

Zitierte und weiterführende Literatur

Anatomie, Biomechanik, Gelenksteuerung – 168

Klinische Untersuchung – 169

Überlastungssyndrome – 169

Instabilitäten – 170

Bewegungseinschränkungen am Ellenbogen – 171

Kompressionsneuropathien – 172

Allgemeine Behandlungskriterien und Rehabilitation – 172

Anatomie, Biomechanik, Gelenksteuerung

An KN, Chao EY, Morrey BF, Donkers MJ (1992) Intersegmental elbow joint load during pushup. Biomed Sci Instrum 28:69–74

Basmajian JV, De Luca CJ (1985) Muscles alive. Williams & Wilkins, Baltimore

Celli L (1991) The elbow-traumatic lesions. Springer, Berlin Heidelberg New York Tokyo

Chow JW, Carlton LG, Lim YT, Shim JH, Chae WS, Kuenster AF (1999) Muscle aktivation during the tennis volley. Med Sci Sports Exerc 31:846–54

Cohen MS, Bruno RJ (2001) The collateral ligaments of the elbow. Clin Orthop 383:123–130

de Bruijn R (2000) Orthopädische Medizin. Teil 1, Obere Extremität. NAOG, Eersel

de Morree JJ (1996) Dynamiek van het menselijk bindweefsel. Bohn Stafleu Van Loghum, Houten

Deutscher Tennis-Bund (1995) Tennis-Lehrplan. BLV Verlagsgesellschaft mbH, München

Donkers MJ, An KN, Chao EYS, Morrey BF (1993) Hand position affects elbow joint load during push-up exercises. J Biomechanics 26:625–632

Eygendaal D, Olsen BS, Jensen SL et al. (1999) Kinematics of partial and total ruptures of the medial collateral ligament of the elbow. J Shoulder Elbow Surg 8:612–616

Field LD, David DW (1996) Evaluation of the arthroscopic valgus instability of the elbow. Am J Sports Med 24:177–181

Fleisig GS, Andrews JR (1996) Biomechanics and injuries of overhead throwing. AAOS Video

Floris S, Olsen BS, Dalstra M et al. (1998) The medial collateral ligament of the elbow joint: anatomy and kinematics. J Schoulder Elbow Surg 7:345–351

Giangarra CE, Conroy B, Jobe FW et al. (1993) Electromyographic and cinematographic analysis of elbow function in tennis players using single- and double-handed backhand strokes. Am J Sports Med 21:394–399

Glazebrook MA, Curwin S, Islam MN et al. (1994) Medial epicondylitis: an electromyographic analysis and an investigation of intervention strategies. Am J Sports Med 22:674–679

Gleason T, Goldstein W, Ray D (1985) The function of the anconeus muscle. Clin Orthop 192:147–148

Glousman RE, Barron J, Jobe FW, Perry J, Pink M (1992) An electromyographic analysis of the elbow in normal and injured pitchers wit medial collateral ligament instability. Am J Sports Med 20:311–318

Glousman RE, Jobe F, Tibone J et al. (1988) Dynamic electromyographic analysis of the throwing shoulder with glenohumeral instability. J Bone Joint Surg Am 70:220–226

Gollhofer A (1986) Komponenten der Schnellkraftleistung im Dehnungs-Verkürzungs-Zyklus. SFT, Erlensee

Hamilton CD, Glousman RE, Jobe FW et al. (1996) Dynamic stability of the elbow: an electromyographic analysis of the flexor pronator group and the extensor group in pitchers with valgus instability. J Shoulder Elbow Surg 5:347–354

Imatani JI, Ogura T, Morito Y et al. (1999) Anatomic and histologic studies of lateral collateral ligament complex of the elbow joint. J Shoulder Elbow Surg Nov-Dec:625–627

Kaltenborn F (1992) Manuelle Mobilisation der Extremitätengelenke. Olaf Noris Bokhandel, Oslo

King GJW, Morrey BF, An KN (1993) Stabilizers of the elbow. J Shoulder Elbow Surg 2:165–174

Kahle W, Leonhardt H, Platzer W (1986) Taschenatlas der Anatomie. Thieme, Stuttgart

Kannus P, Jozsa L (1997) Human tendons. Human Kinetics Champaign

Kapandji IA (1984) Funktionelle Anatomie der Gelenke. Enke, Stuttgart

Kelley JD, Lombardo SJ, Pink M et al. (1994) Electromyographic and cinematographic analysis of elbow function in tennis players with lateral epicondylitis. Am J Sports Med 22:359–363

Kendall FP, Kendall McCreary E (1988) Muskeln-Funktion und Test. Gustav Fischer, Stuttgart

Lagerberg A (1999) De onderarm als kinematische keten. Versus: 17:298–319

Lephart SM, Fu FH (2000) Proprioception and neuromuscular control in joint stability. Human Kinetics Champaign

McComas AJ (1996) Sceletal muscle. Human Kinetics Champaign

McMinn RMH, Hutchings RT, Pegington J, Abrahams PH (1993) Atlas der Anatomie des Menschen. Ullstein, Mosby Berlin

Morrey BF (1993) The elbow and its disorders, 2nd ed. W.B. Saunders, Philadelphia

Morrey BF (2000) The elbow and its disorders. W.B. Saunders, Philadelphia

Morrey BF, An KN (1985) Functional anatomy of the Ligaments of the Elbow. Clin Orth 201:84–90

Morrey BF, An KN (1993) Articular and ligamentous contributions to the stability of the elbow joint. Am J Sports Med 11:315–319

Morrey BF, An KN (1983) Articular and ligamentous contributions to the stability of the elbow joint. Am J Sports Med 11:315–319

Morris M, Jobe FW, Perry J et al. (1989) Electromyographic analysis of elbow function in tennis players. Am J Sports Med 17:241–247

Netter FH (1995) Atlas der Anatomie des Menschen. Ciba Geigy, Basel

O'Driscoll (2000) Classification and evaluation of recurrent instability of the elbow. Clin Orthop 370:34–43

O'Driscoll SW, Jaloszynski R, Morrey BF, An KN (1992) Origin of the ulnar collateral ligament. J Hand Surg 17A:164–168

Olsen BS, Søjbjerg JO, Nielsen KK (1998) Posterolateral elbow joint instability: the basic kinematics. J Schoulder Elbow Surg 7:19–29

Olsen BS, Søjbjerg JO, Dalstra M, Sneppen O (1996) Kinematics of the lateral ligamentous constrains of the elbow. J Schoulder Elbow Surg Sep-Oct:333–341

Olsen BS, Vaesel, Søjbjerg JO (1996) Lateral collateral ligament of the elbow joint: anatomy and kinematics. J Schoulder Elbow Surg Mar-Apr:103–112

Überlastungssyndrome

Oonk HN (1988) Osteo- en Arthrokinematika. Uitgeverij henric van ijsel, Weert

Özkaya N, Nordin M (1999) Fundamentals of biomechanics. Springer, Berlin Heidelberg New York Tokyo

Petrie S, Collins JG, Solomonow M et al. (1998) Mechanoreceptors in the human elbow ligaments. J Hand Surg 23A:512–518

Regan WD, Korinek SL, Morrey BF, An KN (1991) Biomechanical study of ligaments around the elbow joint. Clin Orth 271:170–179

Riek S, Chapman AE, Milner T (1999) A simulation of muscle force and internal kinematics of extensor carpi radialis brevis during backhand tennis stroke: implications for injury. Clin Biomech 14:477–483

Richardson C, Gwendolen J, Hodges P, Hides J (1999) Therapeutic exercises for spinal segmental stabilization in low back pain. Churchill Livingstone, London

Roles NC, Maudsley RH (1972) Radial tunnel syndrome. J Bone Joint Surg 54B:499–508

Rosse C, Gaddum-Rosse P (1997) Holinshead's textbook of anatomy, 5th edn. Lippincott-Raven Publishers, Philadelphia

Sojbjerg JO, Ovesen J, Nielsen S (1987) Experimental elbow instability after transsection of the medial collateral ligament. Clin Orthop 218:186–190

Solveborn SA (1997) Radial epicondyalgia (tennis elbow): treatment with stretching or forearm band. A prospective study with long-term follow-up including range-of-motion measurements. Scand J Med Sci Sports 7:229–237

Timmermann LA, Andrews JR (1994) Histology and arthroscopic anatomy of the ulnar collateral ligament of the elbow. Am J Sports Med 22:667–673

Tyrdal S, Olsen BS (1998) Hyperextension of the elbow joint: pathoanatomy and kinematics of ligament injury. J Shoulder Elbow Surg 7:272–283

Tyrdal S, Olsen BS (1998) Hyperextension trauma to the elbow joint induced through the distal ulna or the distal radius: pathoanatomy and kinematics. An experimental study of the ligament injuries. Scand J Med Sci Sports 8:177–182

van Cranenburgh B (1999) Neurowetenschappen. Elsevier/DeTijdstrom Maarssen, Maarssen

van Wingerden BAM (1998) Bindegewebe in der Rehabilitation. Scirpo, Schaan Liechtenstein

Watkins J (1999) Structure and function of the musculoskeletal system. Human Kinetics Champaign

Weinberg AM, Pietsch IT, Helm MB et al. (2000) A new kinematic model of pro- and supinationof the human forearm. J Biomech 33:487–491

Weinberg AM, Pietsch IT, Krefft M et al. (2001) Die Pro- und Supination des Unterarms unter besonderer Berücksichtigung des articulatio humeroradialis. Unfallchirurg 104:404–409

Werner FW, An KN (1994) Biomechanics of the elbow and forearm. Hand Clinics 10:357–373

Werner SL, Fleisig GS, Dillman CJ et al. (1993) Biomechanics of the elbow during baseball pitching. JOSPT 17:274–278

Klinische Untersuchung

Cyriax J (1982) Textbook of orthopaedic medicine Vol. 1. Bailliere Tindall, London

de Bruijn R (2000) Orthopädische Medizin. Teil 1, Obere Extremität. NAOG, Eersel

de Wolf AN, Mens JAM (1996) Aandoeningen van het bewegingsapparaat in de algemene praktijk. Bohn Stafleu Van Loghum, Houten

Kaltenborn F (1992) Manuelle Mobilisation der Extremitätengelenke. Olaf Noris Bokhandel, Oslo

Kesson M, Atkins E (1998) Orthopaedic medicine – a practical approach. Butterworth Heinemann, Oxford

Lewit K (1992) Manuelle Medizin, 6. Aufl. Barth Verlagsgesellschaft, Leipzig

Morrey BF (2000) The elbow and its disorders, 3rd edn. W.B. Saunders, Philadelphia

Winkel D (1994) Nichtoperative Orthopädie, Band 2. Gustav Fischer, Stuttgart

Überlastungssyndrome

Abbott JH, Patla CE, Jensen RH (2000) Grip strength changes immediatly following elbow mobilisation with movement in subjects with lateral epicondyalgia. IFOMT Congress 2000 Perth, Australia

Alfredson H, Ljung BO, Thorsen K, Lorentzon R (2000) In vivo investigation of ECRB tendons with microdialysis technique- no signs of inflammation but high amounts of glutamate in tennis elbow. Acta Orthop Scand 71:475–479

Almekinders LC, Almekinders SV (1994) Outcome in the treatment of chronic overuse sports injuries: a retrospective study. J Orthop Sports Phys Ther 19:157–161

Almekinders LC, Temple JD (1998) Etiologie, diagnosis and treatment of tendonitis: an analysis of the literature. Med Sci Sports Exerc 31:1183–1192

Baker CL, Murphy KP, Gottlob CA, Curd DT (2000) Arthroscopic classifcation and treatment of lateral epicondylitis: two year clinical results. J Shoulder Elbow Surg 9:475–482

Bredella MA, Tirman PF, Russel CF et al. (1999) MR Imaging findings of lateral ulnar collateral ligament abnormalities in patients with lateral epicondylitis. AJR 173:1379–1382

Connell D, Burke F, Coombes P et al. (2001) Sonographic examination of lateral epicondylitis. AJR 176:777–782

Coonrad R, Hooper W (1973) Tennis elbow: its course, natural history of conservative and surgical management. J Bone Joint Surg 55A:1177–1183

Cyriax J (1982) Textbook of orthopaedic medicine, Vol. 1. Bailliere Tindall, London

Edelson G, Kunos CA, Vigder F, Obed E (2001) Bony changes at the lateral epicondyle of possible significance in tennis elbow syndrome. J Shoulder Elbow Surg 10:158–163

Giangarra CE, Conroy B, Jobe FW et al. (1993) Electromyographic and cinematographic analysis of elbow function in tennis players using single- and double-handed backhand strokes. Am J Sports Med 21:394–399

Glazebrook MA, Curwin S, Islam MN et al. (19949 An electromyographic analysis and an investigation of intervention strategies. Am J Sports Med 22:674–679

Goldie I (1964) Epicondylitis lateralis humeri. Acta Chir Scand Supp 339

Groppel JL, Roetert EP (1992) Applied physiology of tennis. Sports Med 14:260–268

Kannus P, Jozsa L (1997) Human tendons. Human Kinetics Champaign

Kraushaar B, Nirschl R (1999) Current concepts review; tendinosis of the elbow (Tennis elbow). J Bone Joint Surg 81A:259–277

Lagerberg A (1999) De onderarm als kinematische keten. Versus 17:298–319

Lieber RL, Ljung BO, Friden J (1997) Sarcomere length in wrist extensor muscle. Changes may provide insights into the etiologiy of chronic lateral epicondylitis. Acto Orthop Scand 68:249–254

Ljung BO, Lieber RL, Friden J (1999) Sarcomere length varies with wrist ulnar deviationbut not forearm Pronation in extensor carpi radialis brevis muscle. J Biomechanics 32:199–202

Mumenthaler M, Schliack H, Stöhr M (1998) Läsionen peripherer Nerven. Thieme, Stuttgart

Nirschl RP (1988) Prevention and treatment of shoulder and elbow injuries in tennis players. Clin Sports Med 7:289–308

Nirschl RP (1992) Elbow tendinosis/Tennis elbow. Clin Sports Med 11:851–870

Nirschl RP, Pettrone FA (1979) Tennis elbow:the surgical treatment of lateral epicondylitis. J Bone Joint Surg 61A:832–839

O'Dwyer KJ, Howie CR (1995) Medial epicondylitis of the elbow. Int Orthop (SICOT) 19:69–71

Pienimaki TT, Tarvainen TK, Siira PT, Vanharanta H (1996) Progressive strengthening and stretching exercises and ultrasound for chronic lateral epicondylitis. Physiotherapy 82:522–530

Pienimaki TT, Siira PT, Vanharanta H (2002) Chronical medial and lateral epicondylitis: a comparison of pain, disability and function. Arch Phys Med Rehabil 83:317–321

Riek S, Chapmann A, Milner T (1999) A simulation of muscle force and internal kinematics of extensor carpi radialis brevis during backhand stroke: implications for injury. Clin Biomech 14:477–483

Totkas D, Noack W (1995) Die Bedeutung der Radialiskompressionssyndrome (RKS) für die Diagnostik und operative Therapie der sogenannten Epicondylitis humeri radialis. Z Orthop 133:317–322

Vincenzo B, Wright A (1995) Effects of a novel manipulative physiotherapy technique on tennis elbow: a single case study. Manual Ther 1:30–35

Vincenzo B, Paungmali A, Burtatowski S, Wright A (2001) Specific manipulative therapy treatment for chronic lateral epicondylagia produces uniquely characteristic hypoalgesia. Man Therapy 6:205–212

Instabilitäten

Armstrong AD, Dunning CE, Faber KJ et al. (2002) Single-strand ligament reconstruction of the medial collateral ligament restores valgus elbow stability. J Shoulder Elbow Surg 11:65–71

Azar F, Andrews JR, Wilk KE, Groh D (2000) Operative treatment of ulnar collateral ligament injuries of the elbow in athletes. Am J Sports Med 28:16–23

Bozentka DJ (2000) Subluxation of the annular ligament as a cause of elbow clicking. J Shoulder Elbow Surg 9:67–69

Chou P, Chou Y, Lin C et al. (2001) Effect of elbow flexion on upper extremity impact forces during a fall. Clin Biomech 16:888–894

Dunning CE, Zarzour ZDS, Patterson SD et al. (2001) Ligamentous stabilizers against posterolateral rotatory instability of the elbow. J Bone Joint Surg 83A:1835–1839

Dunning CE, Zarzour ZDS, Patterson SD et al. (2001) Muscle force and pronation stabilize the lateral ligament deficient elbow. Clin Orthop 388:118–124

Ellenbecker TS (1995) Rehabilitation of shoulder and elbow injuries in tennis players. Clin Sports Med 14:87–110

Ellenbecker TS, Mattalino AJ, Etam EA, Caplinger RA (1998) Medial elbow joint laxity in professional baseball pitchers. Am J Sports Med 26:420–424

Eygendaal D, Verdegaal SHM, Obermann WR et al. (2000) Posterolateral dislocation of the elbow. Relationship to medial instability. J Bone Joint Surg 82A:555–560

Fleisig GS, Barrentine SW, Escamilla RF, Andrews JR (1996) Biomechanics of overhand throwing with implications for injuries. Sports Med 21:421–437

Hochholzer T, Neubert M, Steinbrück K (1994) Ellenbogenluxation bei Kindern und Jugendlichen im Sport. Sportverl Sportschad 8:89–92

Kente R, Behr CT, Warren RF et al. (2000) Acute elbow injuries in the National Football Leaque. J Shoulder Elbow Surg 9:1–5

King GJW, Dunning CE, Zarzour ZD et al. (2002) Single-strand reconstruction of the lateral ulnar collateral ligament restores varus and posterolateral rotatory stability of the elbow. J Shoulder Elbow Surg 11:60–64

Mulligan SA, Schwartz ML, Broussard MF, Andrews JR (2000) Heterotopic calcification and tears of the ulnar collateral ligament: radiographic and MR imaging findings. AJR 175:1099–1102

Nestor BJ, O'Driscoll SW, Morrey BF (1992) Ligamentous reconstruction for posterolateral rotatory instability of the elbow. J Bone Joint Surg 74A:1235–1241

O'Driscoll SW (2000) Classification and evaluation of recurrent instability of the elbow joint. Clin Orthop 370:34–43

O'Driscoll SW, Morrey BF, Korinek S, An KN (19929 Elbow subluxation and dislocation. A spectrum of instability. Clin Orthop 280:186–197

Rafai M, Largab A, Cohen D, Trafweh M (1999) Pure posterior luxation of the elbow in adults: immobilzation or early mobilisation. A randomised prospective study of 50 cases. Chir Main 18:272–278

Rettig AC, Sherill C, Snead DS et al. (2001) Nonoperative treatment of ulnar collateral ligament injuries in throwing athletes. Am J Sports Med 29:15–17

Rettig AC, Mieling P (2002) Managing elbow problems in throwing athletes. J Musculoskel Med 19:122–130

Ross G, McDevitt ER, Chronister R, Ove PN (1999) Treatment of simple elbow dislocation using an emmediate motion protocol. Am J Sports Med 27:308–311

Schippinger G, Seibert FJ, Steinbock J, Kucharczyk M (1999) Management of simple elbow dislocations. Does the period of immobilization affect the eventual results? Langenbecks Arch Surg 384:294–297

Singh H, Osbahr DC, Wickham MQ et al. (2001) Valgus laxity of the ulnar collateral ligament of the elbow in collegiate athletes. Am J Sports Med 21:558–561

Timmerman LA, Andrews JR (1994) Undersurface tear of the ulnar collateral ligament in beasebal players. A newly recognized lesion. Am J Sports Med 22:33–36

Timmerman LA, Schwartz ML, Andrews JR (1994) Preoperative evaluation of the ulnar collateral ligament by magnetic resonance imaging and computed tomography arthrography. Am J Sports Med 2226–2232

Tyrdal S, Bahr R (1996) High prevalence of elbow problems among goalkeepers in European team handball-»handball goalies elbow«. Scand J Med Sci Sports 6:297–302

Tyrdal S, Olsen BS (1998) Combined hyperextension and supination of the elbow joint induces lateral ligament injuries. Knee Surg Sports Traumatol Arthrose 6:36–43

Tyrdal S, Olsen BS (1998) Hyperextension of the elbow joint: phatoanatomy and kinematics of ligament injuries. J Shoulder Elbow Surg 7:272–283

Tyrdal S, Pettersen OJ (1998) The effect of strength training on »handball goalies elbow« – a prospective uncontrolles clinical trial. Scand J Med Sci Sports 8:33–41

Werner SL, Murray TA, Hawkins RJ, Gill TJ (2002) Relationship between throwing mechanics and elbow valgus in professional baseball pitchers. J Shoulder Elbow Surg 11:151–155

Winkel D (1994) Nichtoperative Orthopädie, Band 2. Gustav Fischer, Stuttgart

Bewegungseinschränkungen am Ellenbogen

Attmanspacher W, Dittrich V, Stedtfeld HW (2002) Humeroradiale Pathologie am Ellenbogengelenk. Unfallchirurg 15:11–16

Bruno RJ, Lee ML, Strauch RJ, Rosenwasser MP (2002) Posttraumatic elbow stiffness: evaluation and management. J Am Acad Orthop Surg 10:106–116

Byrd JWT, Elrod BF, Jones KS (2001) Elbow arthroscopy for neglected osteochondrosis dissecans of the capitellum. J South Orthop Assoc 10:12–16

Celli L, Bedeschi P, Warr A (1991) The elbow: traumatic lesions. Springer, Berlin Heidelberg New York Tokyo

Cyriax J (1982) Textbook of orthopaedic medicine, Vol. 1. Bailliere Tindall, London

Debrunner AM (1994) Orthopädie, Orthopädische Chirurgie, 3. Aufl. Hans Huber, Bern

Forster MC, Clark DI, Lunn PG (2001) Elbow osteoarthritis: prognostic indicators in ulnohumeral debridement-the Outerbridge-Kashiwagi procedure. J Shoulder Elbow Surg 10:557–560

Gelinas JJ, Faber KJ, Patterson SD, King GJ (2000) The effectiveness of turnbuckle splinting for elbow contractures. J Bone Joint Surg 82B:74–78

Geyer M, Stöhr H (2001) Arthroskopische Abklärung und Therapie des humeroradialen Impingements. Arthroskopie 14:171–176

Henrikson BM, Gehrchen PM, Jorgensen MB, Gerner-Smidt H (1995) Treatment of traumatic effusion in the elbow joint; a prospective, randomised study of 62 consecutive patients. Injury 26:475–478

Isogai S, Murakami G, Wada T, Ishii S (2001) Wich morphologies of synovial folds result from degeneration and/or aging of the radiohumeral joint: an anatomic study with cadavers and embryos. J Shoulder Elbow Surg 10:169–181

Kaltenborn F (1992) Manuelle Mobilisation der Extremitätengelenke. Olaf Noris Bokhandel, Oslo

Karaoglu S, Erdogan N, Türk CY (2001) Giant loose body in the elbow following trauma. J Shoulder Elbow Surg 10:598–599

King GJW, Faber KJ (2000) Posttraumatic elbow stiffness. Orthop Clin North Am 31:129–143

Loew M (2001) Die Ellenbogenkontraktur – ätiologische Übersicht und allgemeine Behandlungskonzepte. Orthopäde 30:587–592

Niethard FU, Pfeil J (1992) Orthopädie, 2. Aufl. Hippkrates, Stuttgart

O'Driscoll SW, Giori NJ (2000) Continuous passive motion (CPM): theory and principles of clinical application. J Rehabil Dev 37:179–188

Randall W, Viola MD, Hastings H 2nd (2000) Treatment of ectopic ossification about the elbow. Clin Orthop 370:65–86

Riezebos C, Koes E (1988) De spierverkorting. Stichting Haags Tijdschrift voor Fysiotherapie, Den Haag

Schenk RC, Goodnight JM (1996) Current concepts review – Osteochondrosis dissecans. J Bone Joint Surg 78A:439–454

Strobel MJ, Eckhardt O, Eichhorn J (2001) Freie Gelenkkörper im Ellenbogengelenk; Lokalisation und operationstechnisches Management. Arthroskopie 14:165–170

Takahara M, Ogino T, Fukushima S et al. (1999) Nonoperative treatment of osteochondritis dissecans of the humeral capitellum. Am J Sports Med 27:728–732

Thomsen M, Loew M, Nägerl H (2001) Zum Thema: Kontrakter Ellenbogen: Kinematik und Biomechanik des Ellenbogengelenks. Orthopäde 30:582–586

Kompressionsneuropathien

Aminoff MJ, Greenberg DA, Simon RP (1996) Clinical neurology, 3rd edn. Appelton & Lange
Bozentka DJ (1998) Cubital tunnel syndrome pathophysiology. Clin Orthop 351:90–94
Celli L, Bedeschi P, Warr A (1991) The elbow-traumatic lesions. Springer, Berlin Heidelberg New York Tokyo
Chessner TJS, Leslie IJ (2000) Radial nerve entrapment by the lateral intermuscular septum after trauma. J Orthop Trauma 14:65–72
Kalb K, Gruber P, Landsleitner B (1999) Das Kompressionssyndrom des Nervus radialis im Bereich der Supinatorloge. Erfahrungen mit 110 Patienten. Handchir Mikrochir Plast 31:303–310
Kleinrensink GJ, Stoeckart R, Mulder PGH et al. (2000) Upper limb tension test as a tool in the diagnosis of nerve and plexus lesions. Anatomical and biomechanical aspects. Clin Biomech 15:9–14
Langguth RM (1987) Der Verlauf des N. radialis im Bereich des Ellenbogengelenkes unter Berücksichtigung der Strukturen, an denen der Nerv geschädigt werden kann. Bibl. Med Fakultät der Univ. München, München
Mummenthaler M, Schliack H, Stöhr M (1998) Läsionen peripherer Nerven, 7. Aufl. Thieme, Stuttgart
Novak CB, Lee GW, Mackinnon SE, Lay L (1994) Provocative testing for cubital tunnel syndrome. J Hand Surg 19:817–820
Ochiai N, Honmo J, Tsujino A, Nisiura Y (2000) Electrodiagnosis in entrapment neuropathy by the arcade of Struthers. Clin Orthop 378:129–135
Okamoto M, Abe M, Shirai H, Ueda N (2000) Morphologie and dynamics of the ulnar nerve in the cubital tunnel-observation by ultrasonography. J Hand Surg 25B:85–89
Olehnik WK, Manske PR, Szerzinski J, Louis S (1994) Median nerve compression in the proximal forearm. J Hand Surg 19A:121–126
Özkan M, Bacakoglu K, Gül Ö et al. (1999) Anatomic study of posterior interosseus nerve in the arcade of Frohse. J Shoulder Elbow Surg 8:617–620
Pecina MM, Krmpotic-Nemanic J, Markiewitz AD (1997) Tunnel syndromes – peripheral nerve compression syndromes, 2nd edn. CRC Press, Boca Raton
Riffaud L, Morandi X, Godey B et al. (1999) Anatomic bases for the compression and neurolysis of the deep branch of the radial nerve in the radial tunnel. Surg Radiol Anat 21:229–233
Ritts GD, Wood MB, Linscheid RL (1987) Radial tunnel syndrome. A ten-year surgical experience. Clin Orthop 219:201–205
Roles NC, Maudsley RH (1972) Radial tunnel syndrome. J Bone Joint Surg 54B:499–508
Sarhadi NS, Korday SN, Bainbridge LC (1999) Radial tunne syndrome: diagnosis and management. J Hand Surg 24B:139–140
Schuind FA, Goldschmidt D, Bastin C, Burny F (1995) A biomechanical study of the ulnar nerve at the elbow. J Hand Surg 20:623–627
Spinner RJ, Goldner RD (1998) Snapping of the medial head of the triceps and recurrent dislocation of the ulnar nerve. Anatomical and dynamic factors. J Bone Joint Surg 80:239–247
Spinner RJ, Goldner RD, Fada RA, Sotereanos DG (1999) Snapping of the triceps tendon over the lateral epicondyle. J Hand Surg 24A:381–385
Spinner RJ, An KN, Kim KJ et al. (2001) Medial or lateral dislocation (snapping) of a portion of the distal triceps: a biomechanical, anatomic explanation. J Shoulder Elbow Surg 10:561–567
Toby EB, Hanesworth D (1998) Ulnar nerve strains at the elbow. J Hand Surg 23A:992–997
Warwick L, Seradge H (1995) Early versus late range of motion following cubital tunnel surgery. J Hand Ther 8:245–248
Witthaut J, Steffens K (1995) Nervus interosseus posterior-Parese durch einen sehnigen Rand des M. extensor carpi radialis brevis. Handchir Mikrochir Plast Chir 27:329–333
Wright TW, Glowczewskie BA, Cowin D, Wheeler DL (2001) Ulnar nerve excursion and strain at the elbow and wrist associates with upper extremity motion. J Hand Surg 26A:655–662

Allgemeine Behandlungskriterien und Rehabilitation

Abbott JH, Patla CE, Jensen RH (2000) Grip strength changes immeddiatly following elbow mobilisation with movement in subjects with lateral epicondylgia. IFOMT Congress, Perth
Adams KM, Thompson ST (1996) Continous passive motion use in hand therapy. Hand Clin 12:109–127
Alfredson H, Ljung BO, Thorsen K, Lorentzon R (2000) In vivo investigation of ECRB tendons with microdialysis technique-no signs of inflammation but high amounts of glutamate in tennis elbow. Acta Orthop Scand 71:475–479
Akeson WH, Amiel D, Abel MF et al. (1987) Effects of immobilization on joints. Clin Orthop 219:28–37
Akeson WH, Woo LY, Amiel D (1973) The connective tissue response to immobility; biomechanical changes in periarticula connective tissue of the immobilized rabbit knee. Clin Orthop 93:356–362
Almekinders LC (1998) Tendinitis and other chronic tendinopathies. J Am Acad Orthop Surg 6:157–164
Almekinders LC, Almekinders SV (1994) Outcome in the treatment of chronic overuse sports injuries: a retrospective study. J Orthop Sports Phys Ther 19:157–161
Almekinders LC, Temple JD (1998) Etiologie, diagnosis and treatment of tendonitis: an analysis of the literature. Med Sci Sports Exerc 31:1183–1192
Amiel D, Akeson WH, Harwood FL (1983) Stress deprivation effect on metabolic turnover of the medial collateral ligament collagen: a comparison between 9- and 12-week immobilization. Clin Orthop 173:265–270

Basford JR, Sheffield CG, Cieslak KR (2000) Laser therapie: a randomised, controlled trial of the effects of low intensity Nd:YAG laser irradiation on lateral epicondylitis. Arch Phys Med Rehabil 81:1504–1510

Böddeker I, Haake M (2000) Die extrakorporale Stoßwellentherapie zur Behandlung der Epicondylitis humeri radialis. Orthopäde 29:463–469

Booth FW (1987) Physiologic and biochemical effects of immobilization on muscle. Clin Orthop 219:15–21

Bouter LM (2000) Insufficient scientific evidence for efficacy of widely used electrotherapy, laser therapy and ultrasound treatment in physiotherapy. Ned Tijdschrift Geneeskd 144:502–505

Bowen RE, Dorey FJ, Shapiro MS (2001) Efficiacy of nonoperative treatment for lateral epicondylitis. Am J Orthop 30:642–646

Buchbinder R, Green S, White M et al. (2002) Shock wave therapy for lateral elbow pain. Cochrane Database Syst Rev 1:CD003524

Burnham R, Gregg R, Healy P, Steadward R (1998) The effectiveness of topical diclifenac for lateral epicondylitis. Clin J Sports Med 8:78–81

Coonrad R, Hooper W (1973) Tennis elbow: its course, natural historyconservative and surgical management. J Bone Joint Surg 55A:1177–1183

Cyriax J (1982) Textbook of orthopaedic medicine Vol. 1. Bailliere Tindall, London

Dargel R (1995) Entzündung: Grundlagen, Klinik, Therapie. Ullstein Mosby GmbH & Co. KG, Wiesbaden

de Morree JJ (1994) Normale Funktion des Bindegewebes und seine Reaktion auf physische Belastung und auf Ruhigstellung nach Trauma. Schweizer Physiotherapie 11:18–26

de Morree JJ (2001) Dynamik des menschlichen Bindegewebes: Funktion, Schädigung und Wiederherstellung, 1. Aufl. Urban & Fischer, München

de Morree JJ (1996) Dynamiek van het menselijk bindweefsel: Functie, beschadiging en herstel. Bohn Stafleu Van Loghum, derde druk, Houten

Diekstall P, Schulze W, Noack W (1995) Der Immobilisationsschaden. Sportverl Sportschad 9:35–43

Ellenbecker TS (1995) Rehabilitation of shoulder and elbow injuries in tennis players. Clin Sports Med 14:87–110

Dijs H, Mortier G, Driessens M et al. (1990) A retrospective treatment of tennis-elbow. Acta Belg Med Phys 13:73–77

Groppel JL, Nirschl P (1986) A mechanical and electromyographical analysis of the effects of various joint counterforce braces an the tennis player. Am J Sports Med 14:195–200

Goldie I (1964) Epicondylitis lateralis humeri. Acta Chirirgica Scandinavia, Suppl 339

Hay EM, Paterson SM, Lewis M et al. (1999) Pragmatic randomised controlled trial of local corticosteroid injection and naproxen for treatment of lateral epicondylitis of elbow in primary care. BMJ 319:964–968

Haake M, König IR, Decker T et al. (2002) Extracorporal shock wave therapy in the treatment of lateral apicondylitis: a randomised multicenter trial. J Bone Joint Surg 84A: 1982–1989

Jensen B, Bliddal H, Danneskiold-Samsoe B (2001) Comparison of two different treatments of lateral humeral epicondylitis-»tennis elbow«. A randomised controlled trial. Ugeskr Laeger 163:1427–1431

Jozsa L, Kannus P, Järvinen M et al. (1992) Denervation and immobilization induced changes in myotendinous junction: a comparative histological, histochemical and immunhistochemical study on the muscle-tendon units of humans and rats. Eur J Exp Muskuloskel Res 1:105–112

Kannus P, Jozsa L, Renström P et al. (1992) The effect of training, immobilization and remobilisation on musculoskeletal tissue. Part 1: Training and immobilization. Scand J Med Sci Sports 2:100–118

Kannus P, Jozsa L, Renström P et al. (1992) The effect of training, immobilization and remobilisation on musculoskeletal tissue. Part 2: Remobilization and prevention of immobilization atrophy. Scand J Med Sci Sports 2:164–176

Kaufmann RL (2000) Conservative chiropractic care of lateral epicondylitis. J Manipulative Physiol Ther 23:619–622

Kibler WB (1994) Clinical biomechanics of the elbow in tennis: implications for evaluation and diagnosis. Med Sci Sports Exerc 26:1203–1006

Kibler WB (1998) Shoulder rehabilitation: principles and practice. Med Sci Sports Exerc 30 [4 Suppl]:S40–50

Kibler WB (1998) The role of the scapula in athletic shoulder function. Am J Sports Med 26:325–337

Ko JY, Chen HS, Chen LM (2002) Treatment of lateral epicondylitis of the elbow with shock-waves. Clin Orthop 387:60–67

Kober L, Kröling P (1993) Therapeutische Wirksamkeit von Ultraschall. Phys Rehab Kur Med 3:22–29

Kraushaar B, Nirschl R (1999) Current concepts review; tendinosis of the elbow (Tennis elbow). J Bone Joint Surg 81A:259–277

Larsen NP, Forwood MR, Parker AW (1987) Immobilization and retraining of cruciate ligaments in the rat. Acta Orthop Scand 58:260–264

Leadbetter WB (1995) Anti-inflammatory therapie in sports inury. The role of nonsteroidal drugs and cortocosteroid injection. Clin Sports Med 14:353–410

Marshall RN, Elliott BC (2000) Long-axis rotation: missing link in proximal to distal segmental sequenzing. J Sports Sci 18:247–254

Nirschl RP, Pettrone FA (1979) Tennis elbow:the surgical treatment of lateral epicondylitis. J Bone Joint Surg 61A:832–839

Nirschl R (1988) Prevention and treatment of shoulder and elbow injuries in tennis players. Clin Sports Med 7:289–308

Noyes FR (1977) Functional properties of knee ligaments and alterations induced by immobilization: a correlative biomechanical and histological study in primates. Clin Orthop 123:210–242

Pienimaki TT, Tarvainen TK, Siira PT, Vanharanta H (1996) Progressive strengthening and stretching exercises and ultrasound for chronic lateral epicondylitis. Physiotherapy 82:522–530

Putnam CA (1993) Sequential motions of body segments in striking and throwing skills: descriptions and explanations. J Biomech 26 [Suppl 1]:125–135

Riek S, Chapmann A, Milner T (1999) A simulation of muscle force and internal kinematics of extensor carpi radialis brevis during backhand stroke: implications for injury. Clin Biomechanics 14:477–483

Rompe JD, Riedel C, Betz U, Fink C (2001) Chronic lateral epicondylitis of the elbow: a prospective study of low-energy shockwave therapy and low-energy shockwave therapy plus manual therapy of the cervical spine. Arch Phys Med Rehbil 82:578–582

Schauss S, Helwig U, Karpf M, Plitz W (2000) Effectveness of epicondylitis bandages from biomechanical viewpoint-an experimental study. Z Orthop Ihre Grenzgeb 138:492–495

Sevier TL, Wilson JK (1999) Treating lateral epicondylitis. Sports Med 28:375–380

Simunovic Z, Trobonjaca T, Trobonjaca Z (1998) Treatment of lateral and medial epicondylitis – Tennis and Golfer's elbow – with low level laser therapy: a multicenter double blind, placebo-controlled clinical study on 324 patients. J Clin Laser Surg 16:145–151

Smidt N, van der Windt DA, Assendelft WJ et al. (2002) Corticosteroid injections, physiotherapy, or a wait-and-see policy for lateral epicondylitis: a randomised controlled trial. Lancet 359:657–662

Sölveborn SA, Buch F, Mallmin H, Adalberth G (1995) Cortisone injections with anesthetic additives for radial epicondyalgia (tennis elbow). Clin Orthop 316:99–105

Stahl S, Kaufmann T (1997) The efficacy of an injection of steroids for medial epicondylitis. A prospective study ot sixty elbows. J Bone Joint Surg 79-A:1648–1652

Struijs PA, Smidt N, Arola H et al. (2001) Orthotic devices for tennis elbow (Cochrane Review). Cochrane Database Syst Rev 2:CD001821

Tidball JG (1984) Myotendinous junction: morphological and mechanical failure associated with muscle cell atrophy. Exp Molec Pathol 40:1–12

Tipton CM, Matthes RD, Maynard JA (1975) The influence of physical activity on ligaments and tendons. Med Sci Sports Exerc 7:165–175

van den Berg F, Cabri J (1999) Angewandte Physiologie: Das Bindegewebe der Bewegungsapparates verstehen und beeinflussen. Thieme, Stuttgart

van Wingerden BAM (1998) Bindegewebe in der Rehabilitation, überarbeitete Ausgabe. Scirpo, Vaduz

Verhaar JAN, Walenkamp GHIM, van Mameren H et al. (1995) Local corticosteroid injections versus Cyriax-type physiotherapy for tennis elbow. J Bone Joint Surg 77-B:128–132

Vincenzo B, Wright A (1995) Effects of a novel manipulative physiotherapy technique on tennis elbow: a single case study. Manual Therapy 1:30–35

Vogt W, Dubs B (2001) The value of shockwave therapy in treatment of humero-radial epicondylitis. Swiss Surg 7:110–115

Weineck J (1990) Optimales Training, 7. Aufl. Perimed, Erlangen

Wiggins ME, Fadale PD, Ehrlich MG, Walsh WR (1995) Effects of local injection of corticosteroids of the healing of ligaments. J Bone Joint Surg 77-A:1682–1692

Woo LY, Gomez MA, Seguchi Y (1983) Measurement of mechanical properties of ligament substance from a bone-ligament-bone preparation. J Orthop Res 1:22–29

Woo LY, Gomez MA, Woo YK, Akeson WH (1982) Mechanical properties of tendon and ligaments. 2. The relationship between immobilization and exercise on tissue remodelling. Biorheology 19:397–408

Druck: Saladruck, Berlin
Verarbeitung: Stein+Lehmann, Berlin

1 Einleitung

2 Anatomie

3 Biomechanik des Ellenbogengelenkes

4 Klinische Untersuchung und Diagnostik

5 Überlastungssyndrome

6 Instabilitäten

7 Bewegungseinschränkungen

8 Kompressionsphänomene

9 Behandlung und Rehabilitation

10 Zitierte und weiterführende Literatur